Groupfitness – Cardio Basics und Variationen

Hinweise

Aus Gründen der besseren Lesbarkeit wird bei Personenbezeichnungen die männliche Sprachform verwendet. Gemeint ist sowohl die männliche als auch die weibliche und die diverse Form. Selbstverständlich sind immer sowohl Übungsleiter und Übungsleiterinnen oder Teilnehmer und Teilnehmerinnen gemeint.

WO SPORT SPASS MACHT

Anke Haberlandt | Ilka Holst

GROUPFITNESS

Cardio Basics & Variationen

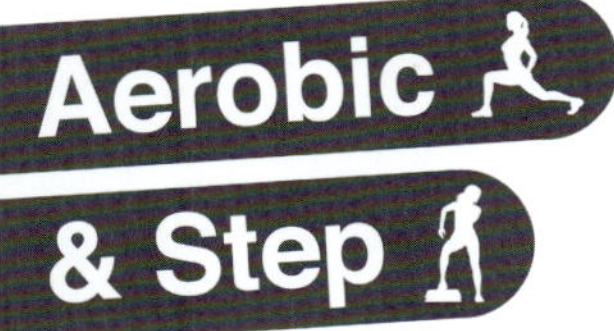

Meyer & Meyer Verlag

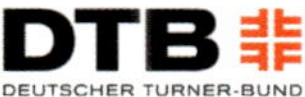

Groupfitness: Cardio Basics und Variationen

Bibliografische Information der Deutschen Nationalbibliothek

Die Deutsche Nationalbibliothek verzeichnet diese Publikation in der Deutschen Nationalbibliografie; detaillierte bibliografische Details sind im Internet über <http://dnb.d-nb.de> abrufbar.

Auckland, Beirut, Dubai, Hägendorf, Hongkong, Indianapolis, Kairo, Kapstadt, Manila, Maidenhead, Neu-Delhi, Singapur, Sydney, Teheran, Wien

Member of the World Sport Publishers' Association (WSPA)

Gesamtherstellung: Print Consult GmbH, München

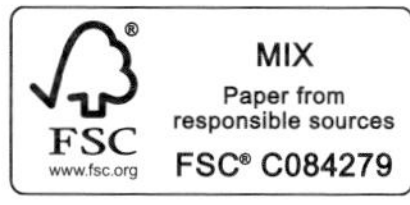

978-3-8403-7583-5

E-Mail: verlag@m-m-sports.com

www.dersportverlag.de

INHALT

1 EINFÜHRUNG ZUM BUCH

LIEBE LESERIN, LIEBER LESER,

unsere lang anhaltende Begeisterung für das Kursformat Groupfitness und eine Tätigkeit seit mehr als 20 Jahren in diesem Bereich hat uns dazu bewogen, nach der Veröffentlichung des Buchs *Groupfitness – Workout Basics & Variationen* (2017) ein neues Buchprojekt zu realisieren.

Wir bedanken uns für das Vertrauen, welches uns der Deutsche Turner-Bund und der Meyer & Meyer Verlag für das Projekt entgegengebracht haben.

Durch die Vielfältigkeit der Groupfitness und neue Impulse im Training ist es an der Zeit, ein neues Basisbuch, welches die Grundlagenthemen aus den Bereichen Aerobic und Step-Aerobic beleuchtet, zu schreiben. Dieses basiert auf den Grundlagen der Vorgänger *Das neue Aerobic-Training und DTB Step-Aerobic Arbeitshilfe für Übungsleiter/innen und Trainer/innen* und integriert neue Richtungen/Trends sowie Updates der sportwissenschaftlichen Erkenntnisse.

Zu den klassischen Basics wie die Systematik der Grundschritte wird das Know-how des Lesers durch umfassende Übungskataloge im Bereich Dehnen und Workout vervollständigt. Zudem wird ein Einblick gewährt in das Thema Entspannung in der Groupfitness (Release), welches in der Schnelllebigkeit des Alltags an Bedeutung gewonnen hat.

Eine Neuheit ist die Möglichkeit, über einen QR-Code zu kleinen Lehrvideos zu verschiedenen Themengebieten, unter anderem Schritte der Aerobic und Step-Aerobic, zu gelangen.

1.1 GROUPFITNESS – WIE ALLES BEGANN

Der Ursprung des Aerobic-Trainings liegt in den 1960er-Jahren mit dem US-Mediziner Kenneth H. Cooper. Sein Buch *Aerobic* feierte im März 2013 sein 45. Jubiläum. Selbst noch im hohen Alter ist ihm das Umdenken in der Medizin von Krankheitsbehandlung hin zu Krankheitsprävention wichtig. Als Großvater engagiert er sich leidenschaftlich im Kampf gegen Fettleibigkeit bei Kindern und treibt selbst noch Sport.

In den 1980er-Jahren gelang der weltweite Durchbruch durch die Aerobic-Ikone Jane Fonda. Mit ihrem ersten Video, das 1982 veröffentlicht wurde, löste sie eine nie gekannte Fitness-Hysterie aus. Weltweit begannen Hausfrauen, Teenager, Working-Moms, in ihrem Zuhause mit Aerobic zu schwitzen.

Mit der Aerobic-Sendung „Enorm in Form", welche das *ZDF* 1983 ausstrahlte, begann der Durchbruch des Aerobic-Trainings in den Vereinen und Sportstudios deutschlandweit. Damals bewegten sich sogar Männer und Frauen zu Aerobic-Bewegungen über den Bildschirm. Eine Neuheit! In der ehemaligen DDR wurde Aerobic als Popgymnastik bezeichnet und ebenfalls über das Fernsehen mit der Sendung „Medizin nach Noten" populär.

Ende der 1980er-Jahre kam es zum Einbruch des Aerobic-Booms. Zunehmend wurde über Verletzungen im Zusammenhang mit der Aerobic diskutiert. Es wurde mehr Wert auf die gelenkschonende Ausführung, auf Trainingsmethoden gelegt und die medizinischen und sportwissenschaftlichen Gesichtspunkte rückten immer mehr in den Fokus.

Der 1990er-Jahre-Trend Step-Aerobic setzte bereits die ersten Erkenntnisse der Wissenschaft und der Medizin in ein gesundheitsförderndes Fitnessprogramm um. Gin Miller entwickelte nach einer Knieverletzung das Step-Aerobic-Training und ist bis heute innovativ in der Fitness-Szene unterwegs. In den letzten Jahren wurden alle Gruppenkurse in den Bereichen Aerobic, Step-Aerobic und Workout unter dem Begriff Groupfitness zusammengefasst. Die Basis für viele Inhalte der heutigen Fitness-Stunden (Zumba®, Bodypump etc.) bilden weiterhin Aerobic und Step-Aerobic.

Seit den Anfängen der 1980er-Jahre bis heute zeigt sich, dass die Groupfitness wandlungsfähig ist sowie neue Bewegungsstrategien integrieren kann! Dies geht nur aufgrund einer gesundheitsorientierten Basis, der Anpassung an aktuelle trainingswissenschaftliche Erkenntnisse und einer kompetenten, motivierenden Vermittlung durch die Kursleiter in den Trainingsstunden.

2 ALLGEMEINES

Unter dem Thema *Allgemeines* finden sich Aufgabengebiete und Fertigkeiten des Groupfitness-Trainers sowie Informationen zum Aufbau einer Groupfitness-Stunde.

2.1 AUFGABEN DES GROUPFITNESS-TRAINERS

Ein Trainer hat verschiedenste Aufgaben zu erfüllen! Unabhängig davon, auf welchem Ausbildungslevel er sich befindet und ob er hauptberuflich oder nebenberuflich seiner Passion, Menschen in Bewegung zu bringen, nachgeht. Wenn auch die Aufgaben eines Unternehmers natürlich insgesamt umfassender sind, gilt: Für die Übungsstunden sind für alle Trainer die Anforderungen gleich!

Jeder schlüpft in seinem Trainerdasein in unterschiedliche Rollen hinein, damit ein harmonischer Ablauf der Stunde gewährleistet wird, die Teilnehmenden sich wahrgenommen, sicher und gut betreut wissen und der Trainer eine sichere Basis für seine geplanten Inhalte der Stunde vorfindet.

Es ergeben sich viele Vorteile, wenn der Trainer sich seiner verschiedenen Rollen gegenüber dem Verein und dem Studio sowie den Mitgliedern und den damit verbundenen Aufgaben bewusst ist. Die folgende Grafik gibt einen Überblick über die einzelnen Rollen des Groupfitness-Trainers:

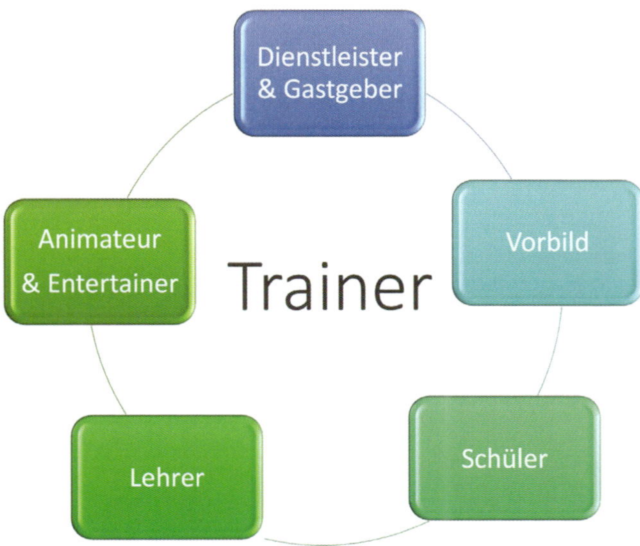

Aufgaben des Groupfitness-Trainers

Fürwahr sind es viele unterschiedliche Rollen, die sich manchmal voneinander trennen lassen und manchmal ineinandergreifen, sodass zum Beispiel die Rolle des Lehrers mit der Rolle des Gastgebers verschmelzen kann. Mit dem Einstieg ins Trainerdasein ist es ratsam, sich der einzelnen Aufgaben bewusst zu sein und diese nach und nach mit Empathie auszufüllen. Betrachten wir die einzelnen Rollen genauer.

Dienstleister und Gastgeber

Der Trainer stellt das Bindeglied zwischen dem Studio oder Verein zu den Mitgliedern dar. Lob und Kritik im Allgemeinen und Speziellen wird oftmals direkt vor oder nach der Stunde von den Mitgliedern geäußert. Der Trainer nimmt das Feedback auf und gibt die Informationen an die entscheidenden Stellen im Studio oder Verein weiter. Ohne diese wichtige Aufgabe entstünde eine Lücke in der Kommunikation, in der Informationsbeschaffung, in der Wertschätzung der Mitglieder.

Genauso, wie der Trainer Informationen vom Mitglied zum Studio und Verein weiterleitet, sollte der Trainer Übermittler interessanter Informationen vom Studio und Verein zu den Mitgliedern sein: Das nächste Sportevent, ein neues Kursformat oder die anstehende Vereinsversammlung können kurz und knapp „beworben" werden. Voraussetzung hierfür ist, dass der Trainer für die Teilnehmer vor, während und nach der Stunde mit voller Aufmerksamkeit und als Ansprechpartner zur Verfügung steht. Wird diese Aufgabe mit Herzblut erfüllt, stärkt sie das „Wir-gehören-zusammen-Gefühl"!

Seine Teilnehmer mit Namen zu kennen, sich über die Teilnahme jedes Einzelnen zu freuen, neue Teilnehmer in die Gruppe zu integrieren, sind zudem wichtige Pfeiler, auf denen ein „Wir-Gefühl" wachsen kann. Als Gastgeber die Mitglieder mit Aufmerksamkeit zu umsorgen, ihnen und letztendlich sich selbst, gute klimatische Verhältnisse zu schenken (Lüftung, Heizung) und einen guten, angenehmen Klang der Musikanlage und ggf. des Mikrofons zu gewährleisten, hebt die Freude am Tun ungemein.

Zuweilen einen Extraservice anzubieten, wie ein besonderes Stunden-Special oder eine Übungsbeschreibung zum persönlichen Verbleib, bindet die Teilnehmer an den Kurs und stellt eine schöne Möglichkeit der Wertschätzung dar. Während der Dienstleister mit eher sachlichen, klaren Sätzen die Teilnehmenden anspricht („Ich kann die Klimaanlage für unseren Kurs einstellen."), ist der Gastgeber mit dem Herzen zugewandt („Sage bitte Bescheid, wenn ich die Klimaanlage für dich einstellen soll. Du sollst dich wohlfühlen.").

Vorbild

Ein Schuster, der schlechte Schuhe trägt oder ein Kosmetiker, welcher eine ungepflegte Haut hat? Kaum vorstellbar. Um ein Vorbild in der Groupfitness sein zu können, heißt es für den Trainer, für eine sehr gute körperliche Fitness zu sorgen, um die Übungen vorbildhaft präsentieren zu können! Die körperliche Fitness des Trainers stellt zudem für die Teilnehmenden eine ansprechende Motivation dar, es ihm gleichzutun.

Von Trainer zu Trainer

Aerobic-Schuhe tragen durch ihre dämpfenden Eigenschaften im Ballen- und Fersenbereich sowie durch ihre Stabilisierung im Vorfuß- und Seitenbereich zum Erhalt der Gesundheit bei. Beim Kauf ist unbedingt auf eine gute Passform sowie auf gute Abrolleigenschaften des Schuhs zu achten.

Bei Nutzung des Aerobic-Schuhs während 2-3 Trainingsstunden in der Woche ist mindestens jährlich ein Wechsel zum neuen Schuh empfehlenswert. Für drehlastige Choreografien oder Schrittmuster ist im Vorfußbereich ein Drehpunkt sehr wichtig, damit eine Stabilisierung und Sicherung der Fuß- und Kniegelenke gelingen kann. In der Step-Aerobic-Stunde bieten die Schuhe Schutz vor Verletzungen durch den Step.

Sollte ein Barfußtraining angedacht sein, ist zu beachten, dass die Voraussetzungen in der Kraft und Stabilität der Teilnehmerfüße sehr unterschiedlich sein werden. Ein sicheres, verletzungsfreies Training mit „ungeübten Füßen" ist nur mit Schuhwerk möglich.

Dieser Vorbildcharakter wird durch funktionelle, atmungsaktive sowie körpernahe Kleidung, welche den Teilnehmern eine gute Sicht auf die Bewegungen, Gelenk- und Wirbelsäulenpositionen ermöglicht, zusätzlich unterstützt. Gut dämpfendes, stabilisierendes Schuhwerk gehört zum Trainerdasein dazu und unterstreicht die Professionalität.

Schüler

In jeder Stunde, die ein Groupfitness-Trainer gibt, ist er selbst ein Schüler! Er erlebt und lernt, ob und wie das Erdachte tatsächlich von den Teilnehmern aufgenommen und umgesetzt werden kann und zieht seine Schlüsse für die nachfolgenden Stunden. Kritik der Teilnehmenden nimmt der Trainer an, überdenkt sein Vorgehen in der Stunde, wie z. B. die Methodik im Aufbau von Schritten oder das verbale Cueing, und entwickelt einen anderen Weg der Vermittlung.

Selbstverständlich ist die stetige Weiterbildung des Trainers in Form von Tages-, Wochen- oder Wochenendfortbildungen unerlässlich, um auf aktuellem Niveau zu bleiben und ein Professionalitätskriterium! Neugierig auf Trends zu sein, neugierig auf Veränderungen in Teilbereichen, wie z. B. im Dehnen oder Intervalltraining, zu bleiben, versteht sich von selbst.

Lehrer

Stunden vorzubereiten, mit Auswahl der Musik, Planung der Schrittmuster und Armbewegungen, der Methoden sowie der Organisationsformen ist Teil dieser Rolle. Unter dem Hut „Lehrer" teilt der Trainer sein Fachwissen vor, während und nach der Stunde mit den Teilnehmern in angemessener Art und Weise:

- Welche Muskulatur wird gerade trainiert?
- Wie wird die Intensität gesteuert?
- Wie atmet man beim Workout?

Mit einfachen Formulierungen, welche die Inhalte für alle inhaltlich verständlich machen, trägt der Lehrer zum immer größeren Verständnis und Wissen über das Training jeder einzelnen Person bei und legt damit den Grundstein für ein Grundverständnis des Körpers und seiner Funktionsweise. Die Bindung und das Vertrauen vom Mitglied zum Trainer wird gestärkt.

Animateur & Entertainer

Der Animateur ist gut gelaunt, fröhlich und schafft es, Freude zu vermitteln. Er entlockt seinen Teilnehmern ein Strahlen, ein Mitzählen, ein Antworten, ein Anfeuern mit verbalen („Zähle mit!") wie nonverbalen Mitteln (kraftvolle, dynamische Bewegungen, Spiel der Augen, Mitklatschen). Der Animateur fördert so die Kommunikation innerhalb der Gruppe und zwischen sich und den Teilnehmern.

Der Entertainer verbindet seine Übungen mit Geschichten, „malt" Bilder mit seinen Formulierungen, unterhält sein Publikum. Frei nach dem Motto „Jeder Mensch hat Witz und Begeisterungsfähigkeiten" setzt er seine eigene authentische Art ein! Der Animateur sowie der Entertainer im Trainer ist sich bewusst, dass er die Freizeit seiner Teilnehmer mitgestaltet. Diese soll schöne, freudvolle Erlebnisse bereithalten.

Als Animateur und Entertainer braucht man eine gewisse Öffnung nach außen; man präsentiert einen Teil seines Ichs und dies beinhaltet in gewissem Maß ein „Sich-Hergeben". Wie weit das Hergeben geht, bestimmt jeder Trainer selbst! Von einem „übergestülpten" Handeln, dass von Menschen sehr schnell als unecht empfunden wird und es ja auch ist, ist abzuraten.

Ein kurzer Ausflug: Betrachten wir das Beispiel der zu kalten Trainingshalle. Der Entertainer tritt mit seiner Gruppe eine kleine Reise an, in der es darum geht, von einem kühlen Ort im Norden bis in die Sahara zu gelangen und unterhält so seine Teilnehmer bei den Übungen und regt deren Fantasie an.

Der Gastgeber würde der Gruppe sein Bedauern über die Kälte im Raum aussprechen und beruhigen, indem er deutlich macht, über diesen Missstand Bescheid zu geben, damit es eine einmalige Einschränkung bleibt und nach dem Kurs, wenn die Möglichkeit gegeben ist, zu einem Tee oder Kaffee an der Getränkeausgabe einladen.

Der Lehrer wird kurz über den Hintergrund informieren, dass durch Bewegung im Körper Wärme erzeugt wird, während er das Aufwärmen beginnt und damit den Trainierenden zeigen, dass sie in guten Händen sind.

Als Animateur & Entertainer steht man auf der Bühne, nimmt sein Publikum mit, initiiert „verrückte Dinge", wie Mitsingen oder Mitsprechen, und gibt „sein letztes Hemd" für diesen Moment.

Je nach Situation und Wirkungskreis setzt ein guter Trainer den „passenden Hut" auf. Die Arbeit mit Herzblut, die Bereitwilligkeit, zu lernen und die Verbesserung der vielfältigen Aufgaben des Groupfitness-Trainers sowie zu guter Letzt die Freude am Unterrichten zeichnen einen guten Trainer aus; in all seinen Facetten!

2.2 STRUKTUR UND PROFILE EINER GROUPFITNESS-STUNDE

Jede Sport- und Trainingsstunde ist in verschiedene Phasen eingeteilt. Im Allgemeinen gibt es eine dreiteilige Gliederung:

- Stundenbeginn,
- Hauptphase (Stundenschwerpunkt) und
- Stundenabschluss.

Doch erfordern unterschiedliche Sportarten auch unterschiedliche Trainingsinhalte, deshalb gilt es zu differenzieren.

Zur effektiven Planung und Durchführung einer Groupfitness-Stunde muss sich der Trainer mit den Trainingszielen, dem Aufbau und den entsprechenden Inhalten der einzelnen Stundenphasen beschäftigen. So kann er die Trainingseinheiten sicher und zielgerichtet für seine Zielgruppe gestalten.

Die Struktur einer Groupfitness-Stunde

Vorrangig werden heute in einer Groupfitness-Stunde folgende Trainingsinhalte trainiert:

- Ausdauer,
- Kraft,
- Beweglichkeit,
- Koordination und
- Haltung.

In speziellen Stundenprofilen wie HIIT oder anderen Intervallformen wird zusätzlich die Komponente Schnelligkeit trainiert.

Man unterscheidet im Stundenaufbau **flexible** und **konstante** Stundenphasen. Das Warm-up, Balance & Stability, Active Recovery, Cool-down und Post-Stretch sind von ihrem zeitlichen Umfang her konstant **(konstante Phase)**. Die Hauptphasen (Main Exercise), die Cardio-Phase (Herz-Kreislauf-Training) und das Workout (Krafttraining) können, je nach zeitlichem Umfang und Trainingsschwerpunkt, variieren **(flexible Phase)**.

Eine Sonderstellung nimmt die Entspannungsphase (Release) ein! Es gibt Stunden mit oder ohne Entspannung am Stundenende. Das Angebot einer Entspannungssequenz ist also eher vom Stundenschwerpunkt und von der Zielgruppe abhängig. Die Gestaltungsmöglichkeiten und die Zeitspanne dieser Phase sind sehr unterschiedlich. Deshalb zählen wir diese ebenfalls zu den flexiblen Phasen einer Stunde.

So entstehen je nach Schwerpunkt und Gesamtdauer verschiedene Stunden mit unterschiedlicher Anzahl von Stundenphasen.

Das Stundenprofil mit einem Schwerpunkt kommt wohl am häufigsten im Groupfitness-Bereich vor. Hier unterscheidet man reine Cardio-Stunden von Stunden mit dem Hauptziel Muskelkräftigung. Nur die Dauer von Main Exercises variiert dabei in Abhängigkeit von der Gesamtstundenlänge.

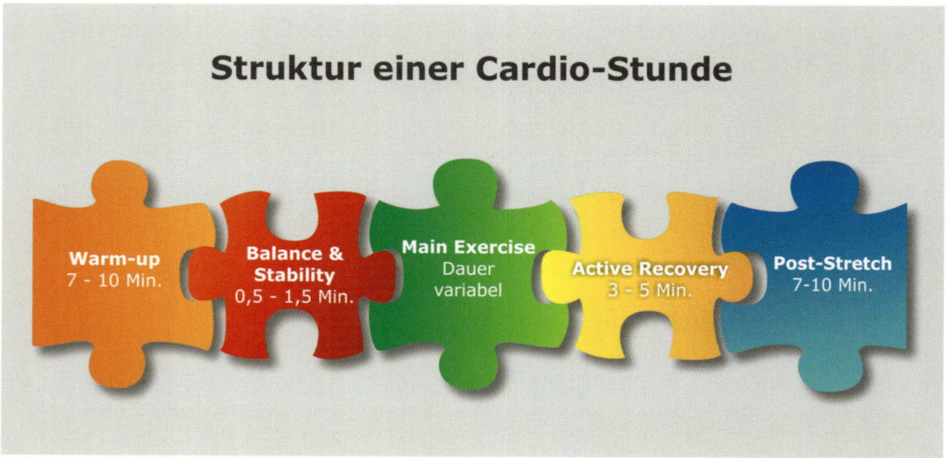

Kursteilnehmer, die nur 1-2-mal pro Woche Zeit finden, um Sport zu machen, müssen ihre Trainingszeit sinnvoll nutzen, um rundum ihre Fitness zu trainieren. Um alle wichtigen Fähigkeiten im Training anzusprechen, bieten sich Stundenprofile mit zwei Main Exercises an. Durch eine unterschiedliche Gewichtung der Hauptteile (Main Exercises) ergeben sich viele, anders aufgeteilte Stundenprofile.

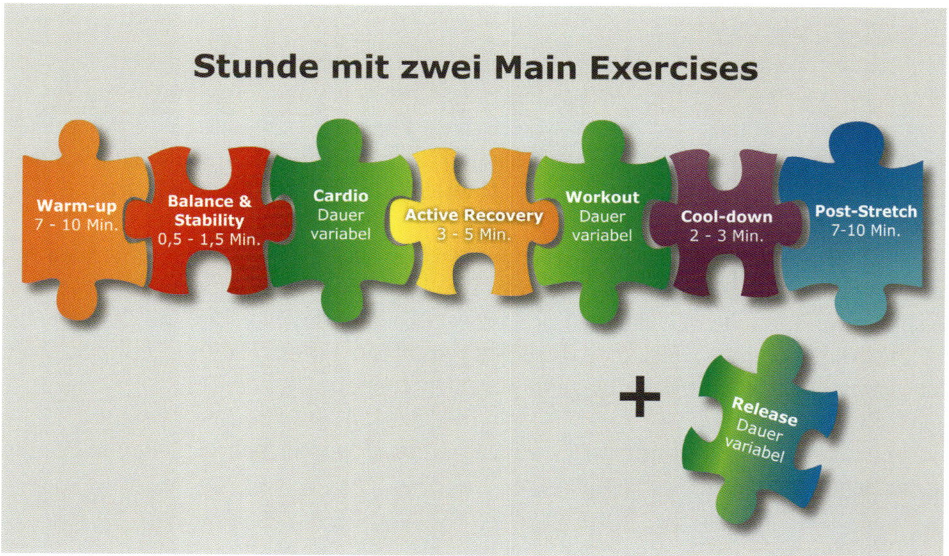

Bei einer gleich gewichteten 60-Minuten-Stunde dauern die beiden Hauptteile in etwa 15-20 Minuten. Verschiebt sich allerdings der zeitliche Schwerpunkt zugunsten eines Main Exercises, muss die zweite Hauptphase entsprechend zeitlich gekürzt werden. Bei der Integration eines Entspannungsteils (Release) am Ende der Groupfitness-Stunde ist der zeitliche Gesamtrahmen einer Stunde ebenfalls zu bedenken. Empfehlenswert ist dann eine Gesamtlänge von mehr als 60 Minuten, damit jede flexible Phase ausreichend Zeit erhält, um die entsprechenden Ziele und Inhalte umzusetzen.

Von Trainer zu Trainer

Das am häufigsten angebotene Stundenprofil mit zwei Hauptphasen legt zumeist den Schwerpunkt auf das Herz-Kreislauf-Training. Nach dem Warm-up ist der Teilnehmer sowohl konzentriert als auch im Besitz seiner vollen Kräfte – die Cardio-Phase findet in diesem Fall unter besten Voraussetzungen statt.

Die Belastung in der Cardio-Phase reicht jedoch aus, um eine Ermüdung hervorzurufen, die sich negativ auf die Leistung im Workout auswirkt. Der Trainer hat davon auszugehen, dass der Teilnehmer sowohl muskulär als auch von der Koordination im Workout Abstriche in Kauf nehmen muss. Somit liegt die Aufmerksamkeit im Stundenablauf auf der ersten Hauptphase (Main Exercise).

Ein Nachteil bei dieser Reihenfolge ist die Tatsache, dass der Teilnehmer oft nach einer schweißtreibenden Cardio-Phase schnell auskühlt, besonders dann, wenn Bodenübungen ein Teil des Workouts sind. Eine lohnende Alternative bietet die Reihenfolge Workout vor Cardio!

Tab.: Gleichgewichtetes Stundenprofil mit Schwerpunkt Workout vor Cardio

Warm-up	7-10 Minuten
Balance & Stability	0,5-1,5 Minuten
Workout	Ca. 10-15 Minuten
Active Recovery mit ansteigendem Belastungsverlauf	3-5 Minuten
Cardio	Ca. 10-15 Minuten
Active Recovery	3-5 Minuten
Post-Stretch	7-10 Minuten

Startet die Stunde mit dem Workout als erstem Schwerpunkt, hat das unter anderem positive Auswirkungen auf Übungsqualität und auf das Durchhaltevermögen der Trainierenden. Allerdings wird jetzt die Cardio-Phase im Anschluss ermüdet durchgeführt. Das bedeutet einen Abstrich sowohl vonseiten der Intensität als auch im Bereich der Koordination.

Ein großer Vorteil dieses Formats ist allerdings der Spannungsverlauf der Stunde. Nachdem zu Beginn der Stunde konzentriert und mit großer Muskelspannung die Übungsqualität des Kräftigungsteils im Vordergrund steht, wird im zweiten Hauptteil der Stunde das Auspowern und die Dynamik der Schritte in den Fokus gerückt.

Heute begeistert die Kursteilnehmer eine Groupfitness-Stunde, bei der dynamische Bewegungen, Schwitzen und unkomplizierte Bewegungsfolgen in den Mittelpunkt des Trainings gestellt werden (in Anlehnung an Slomka et al., 2015).

„Um eine Reihenfolge der Main Exercises festzulegen, verschaffe dir zuerst Klarheit über das Hauptziel deiner Stunde und berücksichtige die Ziele und das Leistungslevel deiner Kursteilnehmer. Je nach Fokus wähle dann das klassische oder das alternative Stundenprofil."

2.3 ZIELE UND INHALTE DER STUNDENPHASEN

2.3.1 Warm-up

Die Schlüsselstelle jeder Groupfitness-Stunde ist die Aufwärmphase, das Warm-up. Die Gestaltungsmöglichkeiten des Warm-ups sind vielfältig, je nach Stundenschwerpunkt(en). Allen ist aber gemeinsam, den Körper des Sportlers langsam auf die sich anschließende Belastung im Hauptteil der Stunde vorzubereiten.

Die Dauer eines Warm-ups in der Groupfitness bewegt sich zwischen 7 und 10 Minuten. Für die zeitliche Länge und Dosierung der Intensität des Warm-ups spielen folgende Faktoren eine beachtliche Rolle:

- **Fitnesslevel der Teilnehmer:** Bei fortgeschrittenen Teilnehmern bewegt sich das Warm-up an der oberen Zeitgrenze. Die ökonomische Arbeit des Herz-Kreislauf-Systems und der Muskulatur aufgrund des guten Trainingszustands führt zu einer langsam ansteigenden Anpassung an die Belastung. Auch die größere Muskelmasse, die in der Regel bei gut Trainierten vorzufinden ist, verlangt nach einer längeren Erwärmung. Die Intensität der Bewegungen kann im Verlauf des Warm-ups allerdings schneller gesteigert werden.
- **Alter der Teilnehmer:** Für ältere Menschen empfiehlt es sich, das Warm-up auszudehnen und mit geringerer Intensität und einfachen Bewegungen zu arbeiten, um eine allgemeine Überforderung zu vermeiden.
- **Tageszeit:** Es empfiehlt sich, am Morgen langsamer und länger aufzuwärmen.

- **Umgebungstemperatur:** Bei niedriger Raumtemperatur bewegt sich das Warm-up an der oberen Zeitgrenze. Die Intensität in den ersten Minuten wird niedrig gehalten.

Das Warm-up hat verschiedene Wirkungen auf Muskulatur, Gelenke, Herz-Kreislauf-System, Nervensystem und dient damit der psychischen Einstimmung und physischen Vorbereitung der Teilnehmer auf das Training.

Erhöhung der Körpertemperatur

Durch die Bewegung von möglichst vielen Muskeln entsteht Wärme, was zur Erhöhung der Muskeltemperatur führt. Diese Wärme wird über das Blut abgeleitet, hierbei steigt die Körpertemperatur um 1-2 Grad Celsius an. Bei den erhöhten Temperaturen laufen viele Stoffwechselvorgänge (Metabolismus) im Muskel besser ab.

Durch die Weitstellung der Kapillargefäße sowie die Öffnung bisher in Ruhe verschlossener Kapillare wird die Muskulatur mehr durchblutet. Sauerstoff und andere energieliefernde Stoffe werden besser antransportiert und Stoffwechselendprodukte besser abtransportiert. Die Restwärme wird über die Haut abgeleitet. Der Sportler fängt an zu schwitzen.

Erhöhung der Herzfrequenz

Um die Arbeitsmuskulatur ausreichend mit Blut zu versorgen, steigt die Herzfrequenz (Anzahl der Herzschläge pro Minute). Das Schlagvolumen des Herzens erhöht sich, das heißt, durch eine kräftigere Kontraktion des Herzens wird pro Kontraktion mehr Blut in den Körperkreislauf ausgeworfen. Das führt zum Anstieg des Herzminutenvolumens (HMV).

Herzminutenvolumen (HMV) = Schlagvolumen (SV) x Herzfrequenz (HF)

Auch das Atemvolumen (AVM) steigt an. Durch eine schnellere (Atemfrequenz) und eine tiefere Atmung (Atemzugvolumen) wird der Muskulatur durch das Blut mehr Sauerstoff zugeführt.

Atemminutenvolumen (AVM) = Atemfrequenz (AF) x Atemzugvolumen (AZV)

Zusätzlich findet eine Umverteilung der zirkulierenden Blutmenge statt. Die Durchblutung von Organen, wie zum Beispiel Nieren, Magen oder Darm usw., wird zugunsten der Arbeitsmuskulatur eingeschränkt.

Wissenswertes

Oft fragen ambitionierte Teilnehmer nach kleinen Tipps zum Thema Ernährung: „Wann, was und warum darf ich essen vor dem Training?" Generell gilt, wer Leistung erbringen möchte, benötigt die richtigen Nahrungsmittel in der idealen Menge und zum richtigen Zeitpunkt. Experten aus Sport und Ernährung propagieren im Allgemeinen folgende Fakten:

1. Essen vor dem Sport ist sinnvoll.
2. Das Essen sollte leicht verdaulich sein.
3. 2-3 Stunden sollten zwischen dem Essen und der sportlichen Trainingseinheit liegen.
4. Ideal ist die Abstimmung der Mahlzeit auf das sportliche Ziel, wie zum Beispiel Muskelaufbau oder Training der Grundlagenausdauer. Dabei spielen folgende Punkte für ein erfolgreiches Training eine besondere Rolle:
   - → mehr Energie beim Training;
   - → Muskelabbau verhindern;
   - → bessere Regeneration.

Zum Ersten: Kohlenhydrate füllen die körpereigenen Glykogenspeicher auf, die den Körper während des Trainings mit Energie versorgen. Sie bilden damit einen elementaren Bestandteil einer Mahlzeit vor dem Sport.

Zweitens: Intensives Training mit hohen Lasten bzw. knackige Ausdauereinheiten bringen den Körper in einen katabolen Zustand, dabei wird Muskelmasse ggf. abgebaut, um Energie für das Training zu ziehen.

Die richtigen Nährstoffe verhindern den Abbau von Muskelmasse. Sie unterstützen auch die Regeneration nach dem Training. Generell versorgen alle Makronährstoffe (Fette, Proteine, Kohlenhydrate) den Körper mit Energie. Diese unterscheiden sich allerdings in ihren unterschiedlichen Verdauungsgeschwindigkeiten, was wieder die Zusammenstellung einer Mahlzeit vor dem Training beeinflusst:

Fette → circa 6-8 Stunden;
Proteine → 3 Stunden;
Kohlenhydrate → 2-3 Stunden.

Diese allgemeinen Richtwerte dienen der Orientierung, die tatsächliche Zeit der Verdauung (bis die Nahrungsmittel den Dünndarm erreichen) der unterschiedlichen Nahrungsmittel hängt von ihrer genauen Zusammensetzung ab. Daraus lässt sich ableiten und zu den oben genannten Fakten ergänzen: Die Mahlzeit vor dem Training sollte Proteine und Kohlenhydrate enthalten, allerdings ballaststoffarm sowie fettarm sein.

Produktion von Synovialflüssigkeit

Bei der Be- und Entlastung durch große Bewegungen des Gelenks im unbelasteten Zustand wird mehr Gelenkflüssigkeit (Synovialflüssigkeit) von der Kapselinnenhaut produziert. Dadurch nimmt der Reibungswiderstand zwischen den Gelenkflächen ab. Zum Teil saugt sich der Gelenkknorpel wie ein in Wasser getauchter Schwamm mit Gelenkflüssigkeit voll und wird dadurch dicker, das heißt, seine Pufferfunktion bei Druckbelastungen verbessert sich. Auch die Elastizität der Bandstrukturen der Gelenke nimmt zu.

Wirkungen auf das Zentralnervensystem und die Psyche

Durch die erhöhte Muskeltemperatur erhöht sich die Erregbarkeit der Motoneurone in der Muskulatur und den Sehnen. Die Leitgeschwindigkeit der Nervenimpulse wird gesteigert. Dadurch verbessert sich wiederum die Kontraktionsgeschwindigkeit sowie die Reaktionsgeschwindigkeit der Muskulatur. Die koordinative Leistungsfähigkeit des Sportlers nimmt zu.

Das Aufwärmen führt zu einer Aktivierung bestimmter Gehirnstrukturen. Es kommt zu einem erhöhten Wachzustand und zu einer verbesserten optischen Wahrnehmung. Die Teilnehmer lenken ihre Aufmerksamkeit weg von den Anforderungen des Alltags, hin zur Bewegung und der sportlichen Belastung.

Durch eine gute Kommunikation fördert der Trainer Spaß und Vorfreude. Er baut das Vertrauen der Teilnehmer zu sich und deren Selbstvertrauen auf. Es entsteht eine motivierende Atmosphäre durch den Einsatz passender Musik und verschiedener Motivationstechniken des Trainers.

Tab.: Positive Wirkungen und Inhalte des Warm-ups

Herz-Kreislauf-System	• Erhöhung der Herzfrequenz • Erhöhung des Herzminutenvolumens • Erhöhung des Atemminutenvolumens • Blutumverteilung	Ganzkörperbewegungen
Muskulatur	• Erhöhung der Körpertemperatur durch Erhöhung der Muskeltemperatur • Verbesserte Stoffwechsellage • Verbesserte Elastizitätseigenschaften	Ganzkörperbewegungen
Gelenke	• Vermehrung der Synovialflüssigkeit • Verbesserte Pufferfunktion von Knorpelstrukturen • Verbesserte Elastizität der Bandstrukturen	Gelenkmobilisationen
Zentralnervensystem	• Erhöhte Erregbarkeit des Nervensystems • Verbesserte Nervreizleitung • Verbesserte Koordination • Abspeichern von Bewegungsmustern	Ganzkörperbewegungen Einfache koordinative Bewegungen (Pre-Stretch)
Psyche	• Erhöhte Aufmerksamkeit • Verbesserte optische Wahrnehmung • Selbstvertrauen • Spaß und Vorfreude • Ablenkung von Alltagsanforderungen	Ganzkörperbewegungen

Von Trainer zu Trainer

Möchte man der Groupfitness-Stunde gegebenenfalls einen weiteren Schwerpunkt zuordnen, wie zum Beispiel eine Stunde mit Elementen aus dem „Functional Training" oder eine Stunde unter dem Fokus „Faszientraining", ist es sinnvoll, nach dem Warm-up noch ein themenspezifisches Aufwärmen anzuschließen.

Die positiven Wirkungen des Warm-ups auf das Herz-Kreislauf-System, die Muskulatur, die Gelenke wie auch auf das Nervensystem und die Psyche werden durch folgende Inhalte hervorgerufen.

Ganzkörperbewegungen

Ganzkörperbewegungen sind Bewegungsmuster, bei denen mehr als ein Siebtel bis ein Sechstel der gesamten Skelettmuskelmasse bewegt wird. Der Einsatz der Bein- und Gesäßmuskulatur erfüllt bereits diese Vorgabe. Hierzu lautet die Empfehlung, zunächst mit kleineren, weniger intensiven Bewegungen zu beginnen und dann langsam die Bewegungsintensität im Laufe des Warm-ups zu steigern. Für eine sinnvolle Intensitätssteigerung im Verlaufe des Warm-ups stehen dem Trainer unter anderem folgende methodische Mittel zur Verfügung:

- die Bewegungsamplitude vergrößern;
- den Körperschwerpunkt heben und senken sowie
- die Hebelveränderungen von klein zu groß.

Zusätzlich gilt es, geeignete Schrittmuster und passende Armbewegungen auszuwählen. Kraftvolle Armbewegungen über Kopfhöhe, zum Beispiel Overhead Press, sind erst im letzten Drittel des Warm-ups angebracht. Auch im Warm-up bei der Step-Aerobic kann die Intensität mit den gleichen Mitteln gesteigert werden.

Besonderheit des Warm-ups bei der Step-Aerobic

Da im Hauptteil mit dem Step gearbeitet wird, sollte der Trainer die Kursteilnehmer mit dem Step vertraut machen. Diese Gewöhnung an das Gerät betrifft die Beschaffenheit des Steps, seine Höhe und seine Längenmaße. Damit ein sinnvoller Belastungsverlauf (Intensitätssteigerung) des Warm-ups gewährleistet ist, sollte erst im letzten Drittel des Warm-ups vollständig auf den Step auf- und abgestiegen werden.

Schrittmuster, die nur mit einem Teil des Fußes auf den Step tippen (z. B. Touch Step) oder die den Körperschwerpunkt vor dem Step lassen, wie zum Beispiel Mambo oder Stomp, dürfen auch bereits von Beginn an in das Warm-up integriert werden.

Gelenkmobilisation

In einer Groupfitness-Stunde werden die großen Gelenke des Körpers umfangreich belastet. Um sie optimal vorzubereiten, müssen die Bewegungsmuster präzise und zielgerichtet ausgewählt werden.

Gelenke, die einer speziellen Vorbereitung bedürfen, sind:

- Sprunggelenk,
- Kniegelenk,
- Hüftgelenk und
- Schultergelenk.

In Workout-Stunden, faszienorientierten Stundenbildern und im Dehntraining wird eine Mobilisation der Wirbelsäule in ihren verschiedenen Bewegungsrichtungen empfohlen, um die passiven Strukturen der Wirbelsäule auf die nachfolgende Belastung vorzubereiten.

- Wirbelsäule

Wie zuvor besprochen, können wir durch Gelenkbewegungen Einfluss auf die Produktion von Gelenkflüssigkeit nehmen und damit die Puffereigenschaften im Gelenk verbessern. Das Durchbewegen eines Gelenks in seinem vollen Radius nennt man Gelenkmobilisation. Wichtig für die Gelenkmobilisation im Warm-up ist, dass sie im unbelasteten Gelenkzustand durchgeführt wird.

Zum Beispiel: Das Kniegelenk wird optimal mit einem Leg Curl mobilisiert. Das Gelenk wird dabei durch Muskelführung aktiv ohne Druckbelastung gebeugt und gestreckt. Im Gegensatz dazu wird mit einem Squat das Kniegelenk unter erhöhter Druckbelastung gebeugt und wieder gestreckt.

Zur Gelenkmobilisation werden unter anderem folgende Bewegungsmuster empfohlen:

» Sprunggelenk:
  - Side to Side (Step Tap side)

» Kniegelenk:
  - Leg Curl, Step Leg Curl

» Hüftgelenk:
  - Knee Lift, Step Knee Lift
  - Side Leg Lift, Step Side Leg Lift

- Schultergelenk:
  - Variantenreiche Armbewegungen, z. B.: Front Raise, Lateral Raise, Upright Row, Biceps Raise, Schultergelenkrotationen usw.

- Wirbelsäule:
  - Rotationsbewegung der Wirbelsäule
  - Flexions- und Extensionsbewegung der Wirbelsäule
  - Lateralflexion der Wirbelsäule

Alle Bewegungen der Wirbelsäule werden dabei gegebenenfalls mit Grundschritten kombiniert.

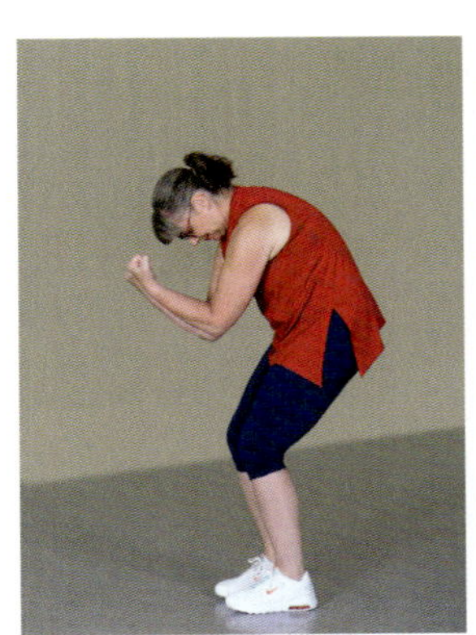

Wirbelsäulenflexion

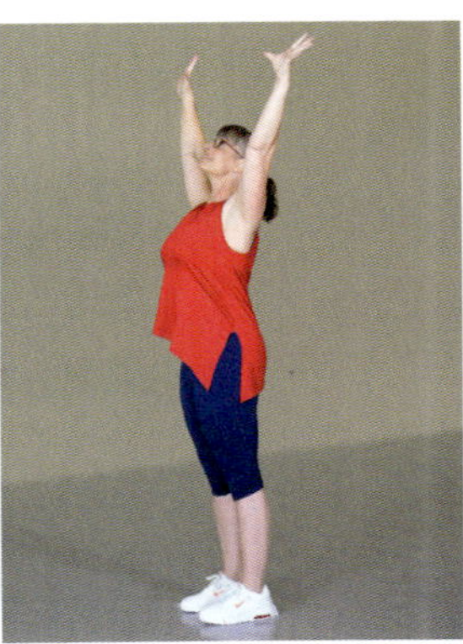

Wirbelsäulenextension

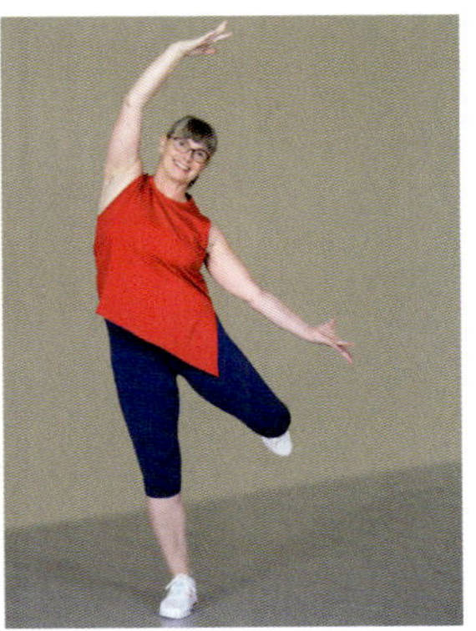

Lateralflexion

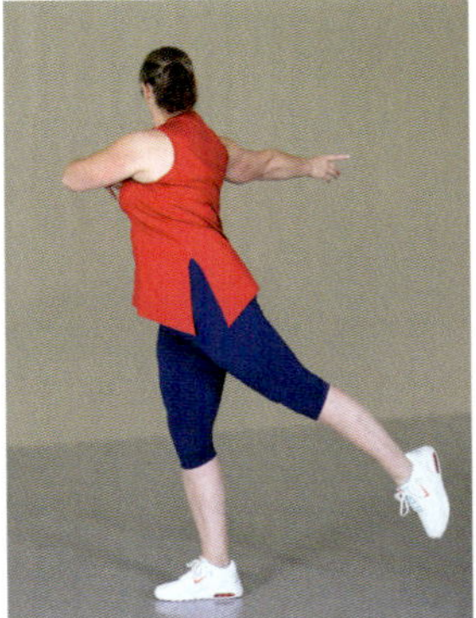

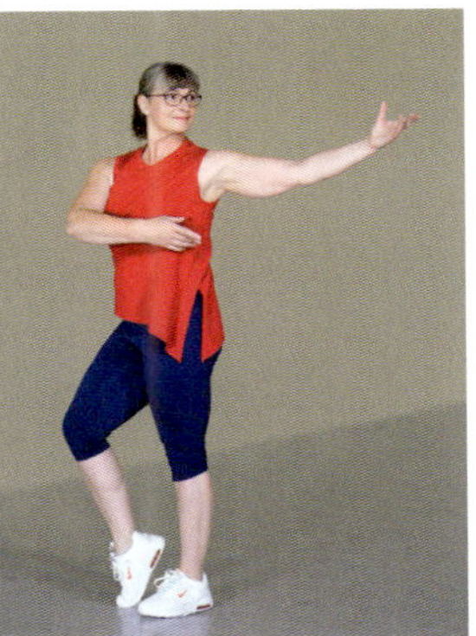

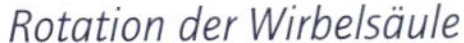

Rotation der Wirbelsäule

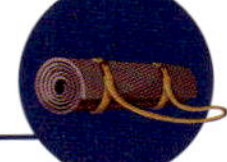

Wissenswertes

Pre-Stretch
Die sogenannten *Vordehnungen* sind empfehlenswert, wenn im Hauptteil der Kursstunde, speziell in der Cardio-Phase, Bewegungen ausgeführt werden, welche maximale Bewegungsradien erreichen. In diesem Fall werden im letzten Drittel des Warm-ups gezielt Muskeln vorgedehnt **(Pre-Stretch)**.

Die entsprechend ausgewählten Pre-Stretches werden dynamisch und maximal über eine Dauer von 10 Sekunden (16 Beats) durchgeführt, um den Aufwärmcharakter aufrechtzuerhalten. Maximal zwei Pre-Stretches sollten dabei hintereinander ausgeführt werden.

Danach folgen wieder Ganzkörperbewegungen, um die positiven Wirkungen des Warm-ups wie zum Beispiel die Erhöhung der Pulsfrequenz zu erhalten. Anschließend kann gegebenenfalls ein weiterer Pre-Stretch durchgeführt werden. Die Übergänge zwischen Ganzkörperbewegungen und den Pre-Stretch-Positionen sind stets fließend zu gestalten.

2.3.2 Balance & Stability

In diesem Stundenabschnitt geht es vorrangig um den Aufbau der Grundspannung der Muskulatur (Haltungsaufbau) sowie um die Aktivierung der Tiefenmuskulatur, welche die Wirbelsäule und andere Gelenke stabilisiert.

In fitnessorientierten Kursen gelingt dies durch Übungen, die durch äußere Störreize (Perturbation) wie Irritationsbewegungen von Armen und eines Beins oder durch Einsatz einer instabilen Unterlage (zum Beispiel ein Balancekissen oder ein Aero Step®) die Voraktivierung von lokalen und globalen Stabilisatoren bewirken. Diese Phase hat eine Dauer von 30-90 Sekunden.

Wissenswertes

Was sind **Perturbationen**?

Grundsätzlich versteht man hierunter von außen auf den Körper einwirkende, unerwartete Stimuli unterschiedlicher Stärke, die die motorische Stabilität und/ oder Bewegungsausführung stören. In unserem Falle werden die Störreize durch Irritationsbewegungen von Armen und/oder der Beine, durch Verkleinerung der Unterstützungsfläche (Ballenstand) oder durch zusätzliche Bewegungen des Kopfs erzeugt.

In anderen Stundenformaten kann dies aber auch ein unerwartetes Anticken der übenden Person mit unterschiedlicher Stärke sein oder das Zuwerfen eines Balls, den es in einer gleichgewichtsfordernden Position zu fangen gilt.

Zum anderen sind dies aber auch Krafteinflüsse, die auf eine Person wirken, wenn sie sich in verschiedenen Ausgangspositionen auf instabilem Untergrund befindet, oder Bewegungen auf instabilen/labilen Hilfsmitteln ausführt, oder Trainingsmaterialien in der Hand oder am Körper trägt, die in sich wiederum instabil sind (vgl. „Das Ran Rücken-Programm" von MISPEX NETWORK, Teilnehmerunterlagen, S. 10).

2.3.3 Cardio

Das wichtigste Ziel der Cardio-Phase ist die Verbesserung der Leistungsfähigkeit des Herz-Kreislauf-Systems (s. Kap. 8.1). Darüber hinaus werden die koordinativen Fähigkeiten sowie die Körperkomposition verbessert. Durch regelmäßiges Ausdauertraining und gesunde Ernährung verändert sich die Körperzusammensetzung zugunsten der Magermasse des Körpers. Der Körperfettanteil des Körpers wird reduziert.

2.3.4 Active Recovery

Das Hauptziel dieser 3-5 Minuten umfassenden Phase liegt in der Senkung der Herz-Kreislauf-Aktivität. Dabei arbeitet das Herz-Kreislauf-System in einer niedrig-intensiven, aeroben Stoffwechsellage weiter. Diese aktive Erholungsphase wird durch die Reduktion der Belastungsintensität bestimmt. Folglich wird die Herzfrequenz langsam gesenkt. Die Stoffwechselprodukte werden durch die Blutzirkulation abtransportiert. Dies alles führt zu einer körperlichen Erholung.

Gleichzeitig sollte auch der Anspruch an die Koordination reduziert werden. Dies gelingt meistens durch einfache Low-Impact-Schritte unter der Zielsetzung, dass Bewegungsradien und Hebel sich langsam verringern. Auch die Verwendung von anderen Stilrichtungen, wie zum Beispiel Bewegungen aus den Bereichen Salsa, Funk sowie tänzerisch-fließende Bewegungen zur Musik im Dreivierteltakt, bilden eine schöne Bereicherung.

Die Phase bereitet Körper und Psyche auf den Post-Stretch (Stundenprofil mit einer Main Exercise) und gegebenenfalls auf den zweiten Hauptteil einer Stunde mit zwei Main Exercises vor.

Wissenswertes

Eine Sonderstellung nimmt die Active-Recovery-Phase in einer Stunde mit zwei Main Exercises ein. Wird eine Workout-Phase vor der Cardio-Phase durchgeführt, ist die Regenerationsphase mit einem ansteigenden Belastungsverlauf zu unterrichten.

Zu Beginn werden die Muskeln durch Schütteln oder weich fließende Bewegungen und Mobilisation gelockert. Dann wird das Herz-Kreislauf-System durch den Einsatz von Ganzkörperbewegungen wieder angeregt. Der Übergang zur Cardio-Phase erfolgt fließend (vgl. Kap. 2.1).

2.3.5 Workout

Im Workout zielt das Training vorrangig auf eine Verbesserung der Haltung sowie auf eine Verbesserung der Kraftfähigkeiten der Muskulatur. Je nach Zielsetzung und Trainingsschwerpunkt wird vorrangig die Kraftausdauerfähigkeit der Muskulatur trainiert oder sogar ein Hypertrophietraining durchgeführt. Zusätzlich dient ein regelmäßiges Workout-Training der Vorbeugung von Osteoporose, der Erhöhung des Kalorienverbrauchs durch Muskelaufbau, der Verletzungsprophylaxe und dem gezielten Problemzonentraining.

Dabei werden Übungen im Stand, sitzend oder in verschiedenen Lagepositionen am Boden oder am Step durchgeführt. Es wird mit dem eigenen Körpergewicht, mit Zusatzlasten oder mit elastischen Widerständen gearbeitet. Der gezielte Einsatz von Zusatzgeräten kann dabei die Trainingsqualität im Workout erhöhen.

2.3.6 Cool-down

Diese Phase dient vorrangig der Regeneration der Muskulatur nach dem Workout. Nach den Kräftigungsübungen im Stand oder am Boden wird in der jeweiligen Position durch sanfte Mobilisation, lockere Bewegungen oder kleine Schüttelbewegungen der Muskulatur der Abtransport und Abbau von Stoffwechselendprodukten unterstützt. Eine schnellere Regeneration ist gewährleistet. Das Cool-down dauert 2-3 Minuten, dabei wird neben dem Körper auch die Psyche auf den Ausklang der Stunde vorbereitet.

2.3.7 Post-Stretch

Zum Beweglichkeitserhalt werden vor dem allgemeinen Stundenabschluss die Muskelgruppen der Pflichtdehnbereiche gedehnt. In einer Workout-Stunde werden zuzüglich Muskeln, welche konzentrisch während der Stunde beansprucht wurden, in das Nachdehnprogramm mit einbezogen.

Das Dehnrepertoire kann mit unterschiedlichsten Dehnungsmethoden in der 7-10 Minuten dauernden Phase durchgeführt werden. Eine entsprechende Musikauswahl unterstützt die Ausführungen der Dehnübungen und trägt damit zur allgemeinen Erholung bei. Je nach Stundenprofil endet die Groupfitness-Stunde mit dem Post-Stretch.

2.3.8 Release

Allerdings kann je nach Schwerpunkt und Zielpublikum auch eine Entspannungsphase für Körper und Geist den Abschluss einer Groupfitness-Stunde bilden. Eine beruhigende Atmosphäre entsteht durch langsame, entspannende Musik, angenehmes Licht und die ruhige Stimme des Trainers. Angenehme Raumtemperaturen und passende Bekleidung unterstützen das Erreichen der körperlichen und geistigen Entspannung.

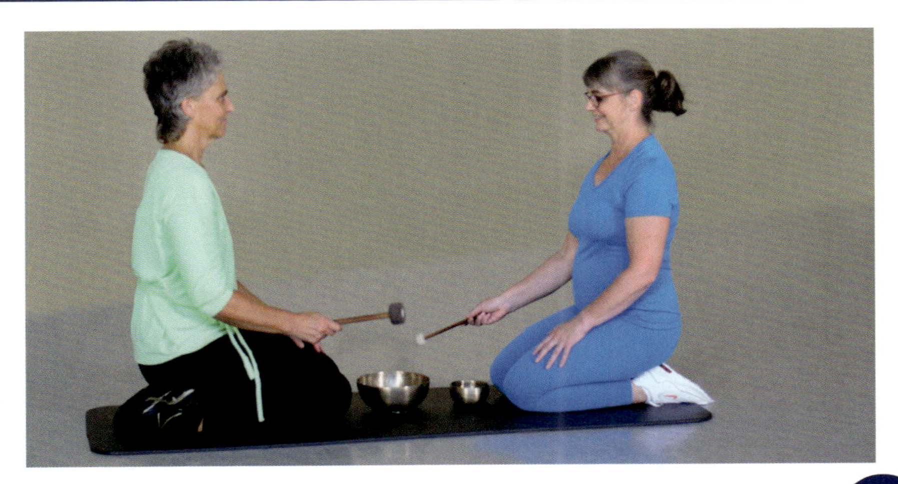

2.4 MUSIK

Die Musik und die Gestaltung einer Groupfitness-Einheit sind untrennbar miteinander verbunden: Dabei spielt die Musikrichtung, wie zum Beispiel Rock, Pop oder rein instrumentale Musik, ebenso eine entscheidende Rolle wie die Musikgeschwindigkeit und die entsprechende Abstimmung auf den Stundenschwerpunkt und die einzelnen Stundenphasen als auch die Beachtung der Zielgruppe. Das Elixier „Musik" gibt den Bewegungsrhythmus vor, motiviert zum Durchhalten oder fördert die Entspannung.

2.4.1 Grundstrukturen der Musik

In der Groupfitness hat sich der Einsatz von Musik bewährt, die ihre gleichmäßige Struktur durch die fortlaufende Aneinanderreihung von Musikbögen erhält.

Ein **Musikbogen** besteht aus 32 Taktschlägen (Beats) und verfügt meist über einen zu- und abnehmenden Spannungsverlauf. Der Musikbogen umfasst 4 Phrasen von jeweils 8 Beats. Jede musikalische Phrase besteht damit aus 8 Taktschlägen, wobei auch diese eine Struktur in sich besitzt, die sich aus Down-Beats (betonte Taktschläge) und **Up-Beats** (schwächer betonte Taktschläge) zusammensetzt.

Die Taktschläge 1, 3, 5 und 7 einer Phrase sind **Down-Beats** und die Taktschläge 2, 4, 6 und 8 sind Up-Beats. Den ersten Down-Beat einer Phrase bezeichnet man als „kleine Eins". Der Beginn eines Musikbogens ist durch die deutliche Betonung des ersten Down-Beats, der „großen Eins", gekennzeichnet (Haberlandt & Holst, 2017, S. 42/43).

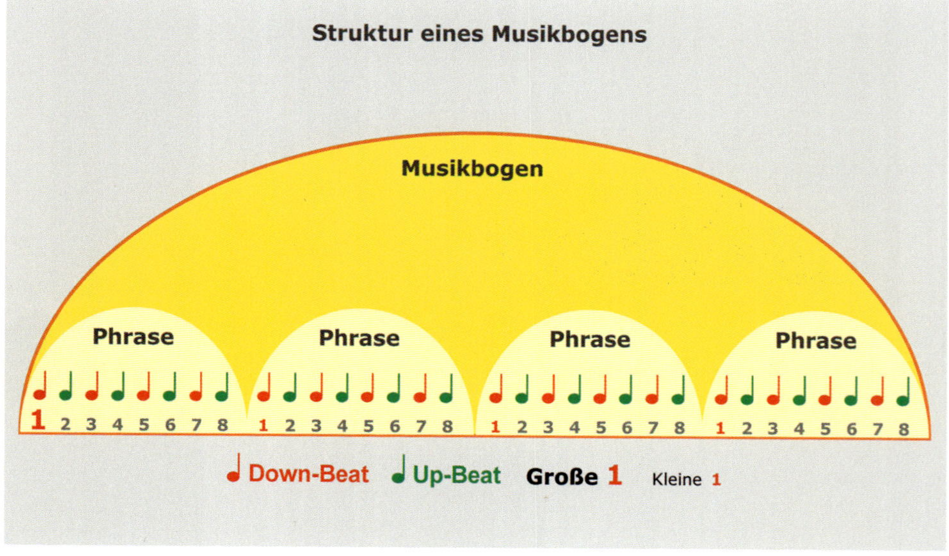

Zwischen den hörbaren Taktschlägen gibt es noch den sogenannten *Off-Beat*, 1 „und" 2. Dieser spielt bei einigen Schrittmustern wie Triple Step und Cha-Cha-Cha etc. eine Rolle. Hier wird auch der Off-Beat zwischen einen Down- und Up-Beat mit einer Bewegung besetzt. Bei Moves aus dem HipHop wird dieser Off-Beat mehr akzentuiert und in den Vordergrund gerückt.

Tab.: Darstellung des Off-Beats

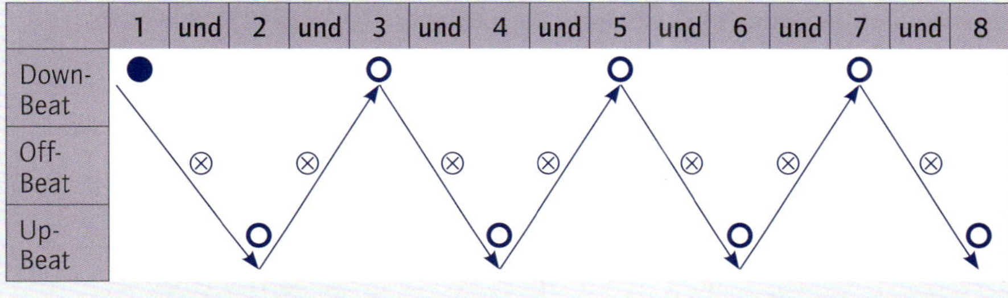

2.4.2 Arbeit mit der Musik

In jedem Musikstück werden die Taktschläge (Beats) in weiteren Einheiten zusammengefügt, dem sogenannten ***Takt***. Diese formale Einheit ordnet die Grundschläge in Gruppen (Takt) von zwei, drei oder mehr Taktschlägen.

Am häufigsten ist in der Musik der Viervierteltakt verbreitet. Diese Taktart passt hervorragend zu den verschiedenen Aerobic- und Step-Aerobic-Schrittmustern. Die meisten Aerobic-Schrittmuster umfassen zwei oder vier Beats, Step-Aerobic-Grundschritte gehen meist über 4 oder sogar 8 Beats und passen daher wunderbar zur Musik im Viervierteltakt.

Von Trainer zu Trainer

Möchte man als Trainer zum Beispiel im Dreivierteltakt arbeiten, muss man die Schrittmuster entsprechend anpassen. Einige wenige Schrittmuster, wie zum Beispiel der Stomp, umfassen von ihrer Grundstruktur bereits nur drei Beats und eignen sich daher als gute Basis.

Die musikalische **Phrase** ist die nächstgrößere Einheit, diese wird aus zwei Viervierteltakten gebildet und umfasst 8 Beats. Dabei ist der erste Taktschlag (Down-Beat) des ersten Viervierteltaktes mehr betont, als der erste Down-Beat des zweiten Taktes. Dieser stärker betonte Down-Beat wird als „kleine Eins" bezeichnet. Trainer nutzen diesen zum Countdown (siehe Kap. 2.5.1) und zum anschließenden Bewegungsbeginn auf die **kleine Eins**.

Wie bereits zu Beginn beschrieben, ist der größte musikalische Baustein der **Musikbogen**, bestehend aus vier Phrasen von jeweils acht Beats. Dieser Bogen beginnt ebenfalls mit einem noch stärker betonten ersten Down-Beat, der **großen Eins**.

„Die Arbeit mit dem Musikbogen ist ein besonderer Anspruch für fortgeschrittene Trainer und bedeutet, dass jede Wiederholung von bereits erarbeiteten Schrittfolgen oder der ganzen Choreografie mit der 1 von 32 beginnt. Zudem kann die Motivation der großen Eins beim Erarbeiten neuer Schrittmuster oder -folgen während des Choreografieaufbaus genutzt werden, indem das neue Bewegungsmuster auf die große Eins gestartet wird. Die Zeit des Wartens auf den Einsatz der Musik wird mit der Wiederholung eines Schrittmusters oder einer Teilschrittfolge, dem bewussten Einsatz von motivierenden Anweisungen oder von Cueing genutzt" (vgl. Slomka et al., 2015, S. 65).

Wissenswertes

Wird mit speziell für den Groupfitness-Bereich produzierter Musik gearbeitet, kann auf die Regelmäßigkeit der beschriebenen Musikstrukturen vertraut werden. Diese Struktur der Musik garantiert den Bewegungsfluss und ermöglicht eine strukturierte Planung von Choreografien.

Ausgewählte Originaltitel für den Endablauf einer Choreografie können jedoch dieses System durchbrechen. Beispielsweise kann eine Phrase plötzlich nur aus sechs Grundschlägen bestehen oder ein Musikbogen aus mehr oder weniger als vier Phrasen.

Diese Unregelmäßigkeiten in der Musikstruktur bezeichnet man als **Brüche (Breaks)**. Diese sind vom Komponisten gewollt, um die Musik spannender und reizvoller zu machen. Als Trainer bedarf es bei Nutzung solcher Musikstücke einer genauen Vorbereitung durch eine Musikanalyse. Die musikalischen Abweichungen müssen dann auch in der choreografischen Abfolge bedacht werden.

Auch im Workout wird die Musikstruktur durch den Trainer sinnvoll genutzt. So verleiht die muskuläre Arbeit auf den akzentuierten Down-Beat einer Bewegung mehr Spannkraft und wirkt gleichzeitig motivierend. Der Groupfitness-Trainer setzt diesen Akzent bewusst ein, um den konzentrischen Arbeitsweg der Muskulatur zu betonen. Weitere Besonderheiten der musikalischen Arbeit im Workout sind im Buch *Groupfitness – Workout Basics & Variationen* (Haberlandt & Holst, 2017) beschrieben.

2.4.3 Musiktempo

Die Kursschwerpunkte, deren Inhalte und die Phasen der Groupfitness-Stunde bestimmen die Geschwindigkeit, das Tempo der Musik. Diese wird in **„Beats per Minute" (bpm)**, das heißt, durch die Anzahl der Taktschläge pro Minute, gemessen. Folgende Geschwindigkeitsbereiche werden für die einzelnen Stundenphasen empfohlen:

Tab.: Musikgeschwindigkeiten in den Stundenphasen (verändert nach Slomka et al., 2015, S. 67)

Stundenphasen	Taktschläge pro Minute (bpm)		Charakter der Musik
	Anfänger	Fortgeschrittene	
Warm-up	124-136 bpm	124-136 bpm	Motivierend
Balance & Stability	124-136 bpm	124-136 bpm	Impulsgebend
Cardio-Phase: Low Impact	128-146 bpm	136-152 bpm	Impulsgebend
Cardio-Phase: Mixed Impact	140-146 bpm	140-152 bpm	Impulsgebend
Cardio-Phase: Step-Aerobic	124-132 bpm	128-136 bpm	Impulsgebend
Active Recovery	Bis 136 bpm	Bis 136 bpm	Lockernd, beschwingt und anregend bei Stundenschwerpunkt Workout vor der Cardio-Phase
Workout	100-132 bpm	100-132 bpm	Klarer Beat, bewegungs-unterstützend
Cool-down	Bis 132 bpm	Bis 132 bpm	Lockernd
Post-Stretch & Entspannung	Musik mit Entspannungscharakter, bis 100 bpm		Fließend, ruhig, entspannend

Eine Besonderheit stellen die Musikstücke für choreografierte Finals dar, hier variieren gegebenenfalls die Beats-per-Minute-Angaben:

- Finals (Low Impact) 136-152 bpm
- Finals (Mixed Impact) 140-156 bpm
- Finals (Step-Aerobic) maximal 140 bpm

Von Trainer zu Trainer

Ein weiterer Aspekt bei der Auswahl der Musik ist der Musikstil. Durch verschiedene Musikrichtungen wie House, Latin, Disco, Funk oder Rock wird entscheidend der Unterrichtsstil der Moves (Bewegungen) beeinflusst. Das kann eine schöne Abwechslung darstellen, ist aber auch eine Herausforderung beim Unterrichten. Allerdings spielt auch die Zusammensetzung der Teilnehmergruppe eine Rolle.

So sollte sich jeder Goupfitness-Trainer die Fragen stellen:

- Ist die Musik für die Zielgruppe 50plus geeignet?
- Welche Musik begeistert eine jüngere Zielgruppe?

Aber neben den Teilnehmern wird auch die Stimmung und Motivationsfähigkeit des Trainers durch die Musik beeinflusst. Das macht manchmal einen Kompromiss notwendig. Aber auch die technischen Rahmenbedingungen nehmen Einfluss: So spielen auch die Qualität der Musikanlage bzw. der Abspielmöglichkeiten sowie die Regulierung der Musikgeschwindigkeit über eine „Pitch Control" oder entsprechende Musik-Apps eine große Rolle für den richtigen Sound und eine entsprechend stimmige Stundenatmosphäre.

Heute gibt es bereits Möglichkeiten über entsprechende Musik-Apps (zum Beispiel von Move-Ya), selbst die Reihenfolge und Geschwindigkeit von ausgewählten Musikstücken zu bestimmen. Auch das Thema GEMA-Pflicht nimmt Einfluss auf die Trainertätigkeit. So bieten Musikhersteller für Fitness-Musik sowohl „GEMA-freie" als auch „GEMA-pflichtige" Musikstücke für die Anwendung im Präsenzunterricht an.

Möchte der Trainer nicht nur live unterrichten, sondern seine Choreografien oder Workouts auch in den sozialen Medien oder anders präsentieren, sollte er sich über die aktuellen Rechte und Pflichten bei Verwendung von Musik bei On-Demand-Angeboten oder für Videoplattformen wie beispielsweise YouTube® informieren.

2.5 KOMMUNIKATIONSFÄHIGKEITEN DES GROUPFITNESS-TRAINERS

Ein Trainer vermittelt während der Trainingseinheit unter anderem Schrittmuster, Bewegungsfolgen und Übungen – er lobt und spornt die Teilnehmer an, aber er korrigiert auch Körperhaltung und Bewegungsausführung, er gibt Feedback und vermittelt Wissen. Auch die Teilnehmer agieren mit bzw. auf den Trainer: Sie zeigen ihre Freude an der Bewegung, sie lachen, sie geben Rückmeldung auf Fragen und vieles mehr. Das alles ist Kommunikation!

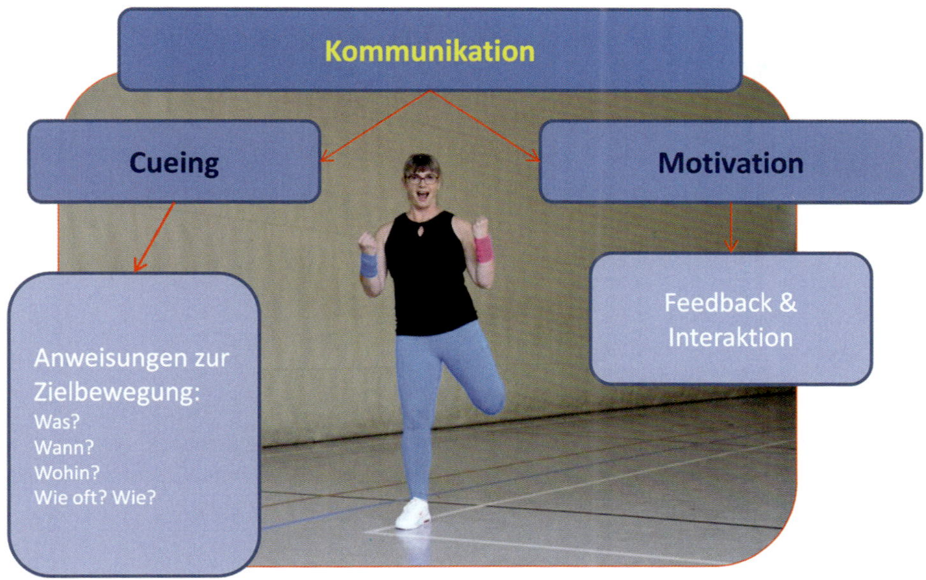

Kommunikation

2.5.1 Cueing

Ein gelungener Unterricht beruht neben einer guten Stundenplanung auf einem strukturierten Aufbau von Bewegungsfolgen sowie von Übungen und einem klaren sowie rechtzeitigen Cueing.

Als **Cueing** bezeichnet man die Fachsprache und Handzeichen eines Trainers, mit denen er sich gegenüber seinen Teilnehmern verständlich macht.

Wissenswertes

Aus dem Englischen, bedeutet Cue (kju:) Stichwort, Hinweis. „A cue is something said or done by a performer that is a signal for another performer to begin speaking or to begin doing something. If you say that something that happens is a cue for an action, you mean that people start doing that action when it happens" (www.collinsdictionary.com).

Das Cueing in der Groupfitness umfasst zwei Bereiche:

- verbales Cueing (alles, was wir sagen);
- nonverbales Cueing (alles, was wir tun).

Verbales Cueing

Das verbale Cueing umfasst alle sprachlichen Hinweise und stimmlichen Möglichkeiten zur Vermittlung von Informationen. Es gibt Cues zur Ausführung einer Bewegung, wie häufig oder in welche Richtung eine Bewegung ausgeführt wird und wann die Bewegung startet.

- Was? → Schrittmuster, Armbewegung, Workout-Übung, Bewegungsabfolge etc.
- Wann? → Zeitpunkt des Bewegungsbeginns (Countdown)
- Wohin? → Richtung, Raumweg
- Wie oft? → Anzahl
- Wie? → Technik, Rhythmus, Geschwindigkeit, Intensität, Stil etc.

Wichtig für die optimale Wirkung der Cues ist deren rechtzeitiger Einsatz. Erste Priorität erhält die Information, die aus Sicht des Teilnehmers am wichtigsten ist, um dem Unterrichtsgeschehen folgen zu können. Der Trainer entscheidet dann situationsbedingt, welche Inhalte und in welcher Reihenfolge diese kommuniziert werden.

Beispielsweise ist bei der Einführung eines neuen Schrittmusters zuerst vielleicht die Schrittbezeichnung und das Führungsbein für den Teilnehmer wichtig, als Nächstes folgen gegebenenfalls Informationen zur Technik und Armbewegung. Der Trainer muss situativ auf die Teilnehmergruppe reagieren und entscheiden.

Sind Bewegungsabfolgen (Choreografien) in ihrem Ablauf gefestigt, kann das Cueing reduziert werden. Oftmals genügt dann ein prägnantes „Schlüsselwort" wie das Schrittmuster oder der Raumweg, um als Gedächtnisstütze zu fungieren.

Die Stimme als Ausdrucksmittel

Auch die Wortwahl und Formulierung des Inhalts hat entscheidenden Einfluss auf das Gelingen einer Bewegung, ebenso, wie es gesagt wird. So gilt es, die verschiedenen Ausdrucksmittel der eigenen Sprache zu nutzen, um die Aufmerksamkeit der Teilnehmer hochzuhalten, um sie zu motivieren und das Lernen zu fördern.

- **Sprachmelodie** → „Mache deine Worte durch die Nutzung verschiedener Tonlagen lebendig."
- **Sprachtempo** → „Spreche angepasst, mache auch Sprechpausen."
- **Aussprache** → „Artikuliere deine Worte deutlich."
- **Lautstärke** → „Spreche mal laut, mal leise – an die Situation angepasst, so kannst du unterschiedliche Wirkungen erzielen."
- **Betonungen** → „Hebe Schlüsselwörter hervor."
- **Stimmlage** → „Variiere mit hohem und tiefem Sprechen. Eine tiefere Stimmlage kann zum Beispiel beruhigend wirken."
- **Satzlänge** → „Formuliere die Informationen kurz und prägnant."

Diese Ausdrucksmittel sollten variabel und situationsbedingt im Unterricht eingesetzt werden. Die Stimme sollte klar und deutlich sein, die Intensität sollte dem Inhalt entsprechen: Im Workout kann die Stimme betont den Rhythmus der Bewegung begleiten, im Cardio-Part kann sie laut und energiegeladen sein, um Bewegungsweite zu unterstützen. Im Stundenausklang passt der Trainer seine Stimme wiederum an, die Stimmlage wird tiefer und die Sprechweise ist ruhig und leise.

Von Trainer zu Trainer

Die Stimme ist ein wertvolles Gut! Der permanente Einsatz von zu lauter Musik, das Arbeiten in sehr großen Räumen kann sehr belastend für deine Stimme sein. Hier gilt es, vorbeugend zu arbeiten:

- Wärme deine Stimmbänder vor Kursbeginn, zum Beispiel durch Summen und kleine Sprechübungen, auf.
- Arbeite mit einem Kopfmikrofon (Headset).
- Trinke ausreichend.
- Nutze alle Ausdrucksmittel deiner Sprache.
- Reduziere deine verbalen Cues auf ein vertretbares Minimum und verwende zusätzlich nonverbale Cues.

Nonverbales Cueing

Neben dem verbalen Cueing setzt der Trainer bewusst die Körpersprache (Mimik, Gestik, Körperspannung und Haltung, präzise Bewegungsausführung, Dynamik und Intensität der Bewegung, Blickkontakt, spezielle Handzeichen) ein. Diesen Bereich der Kommunikation bezeichnet man als nonverbales Cueing. In der Groupfitness haben sich standardisierte Handzeichen etabliert, diese Cues unterstützen die Kommunikation zwischen Trainer und Teilnehmer.

Von Trainer zu Trainer

Unsere Körpersprache lässt sich kaum im Gegensatz zur Sprache manipulieren. So zeigen wir ungefiltert mit Mimik und Haltung unsere Emotionen und unser Befinden. Nur wenn das „Gesagte" mit der Körpersprache übereinstimmt, ist es glaubhaft.

Sätze wie: „Hallo zusammen, schön, dass ihr da seid!" Oder: „Ich freue mich, dass du da bist", wirken nur glaubhaft, wenn sie ehrlich gemeint und die Freude durch eine entsprechende Mimik und Körpersprache unterstützt wird. Eine technische Anweisung wie: „Mache den Mambo größer", wirkt nur motivierend und auffordernd, wenn du das Schrittmuster als Trainer auch größer demonstrierst.

Alle Cueing-Zeichen müssen **rechtzeitig** und **deutlich**, wenn möglich **über Kopfhöhe**, **ruhig** und **klar** ausgeführt werden. So wird gewährleistet, dass auch Teilnehmer in den hinteren Reihen diese noch erkennen können. Durch den konsequenten Gebrauch derselben Cues steigt der Wiedererkennungswert und Teilnehmer reagieren schneller und können sicherer dem Unterricht folgen. Die standardisierten Zeichen sollten immer unverändert angewendet werden, damit die Teilnehmer problemlos in verschiedenen Stundenformaten und bei verschiedenen Trainern teilnehmen können.

Countdown

Alle Cues müssen rechtzeitig erfolgen! Eine besondere Rolle nimmt hier der Countdown ein. Dieser kündigt den Teilnehmern eine Veränderung zum optimalen Zeitpunkt an. Dabei zählt der Trainer innerhalb der Musikstruktur rückwärts, um den rechtzeitigen Wechsel zum Beispiel von einem Schrittmuster zum nächsten mit der Eins der nächsten Phrase (vgl. Kap. 2.4) zu gewährleisten. Dies kann sowohl verbal als auch nonverbal bzw. in Kombination ausgeführt werden.

Tab.: Countdown 1

Beats	>	1	>	2	>	3	>	4	>	5	>	6	>	7	>	8
Countdown	Noch	4			Noch	3			Noch	2			Noch	1		

> = Off-Beat, 1, 3, 5, 7 = Down-Beat, 2, 4, 6, 8 = Up-Beat

Von Trainer zu Trainer

Im Groupfitness-Training wird der letzte Count nicht mehr mit „noch eins" bezeichnet, sondern beispielsweise durch die Nennung des Schrittmusters oder durch ein Startkommando ersetzt. Oft wird dies mit einem nonverbalen Cue verknüpft. Das erleichtert den reibungslosen Übergang von einer Bewegung in die nächste.

Tab.: Countdown 2

Beat	>	1	>	2	>	3	>	4	>	5	>	6	>	7	>	8
Countdown Beispiel 1	Noch	4			Noch	3			Noch	2				Step		Touch
Countdown Beispiel 2	Noch	4			Noch	3			Noch	2		Step		Touch		Rechts
Countdown Beispiel 3	Noch	4			Noch	3			Noch	2		Alles		von		Anfang

> = Off-Beat, 1, 3, 5, 7 = Down-Beat, 2, 4, 6, 8 = Up-Beat

Im Folgenden werden zuerst allgemeine, nonverbale Handzeichen abgebildet, danach folgen die Zeichen für die Schrittmuster der Aerobic und Step-Aerobic.

Countdown

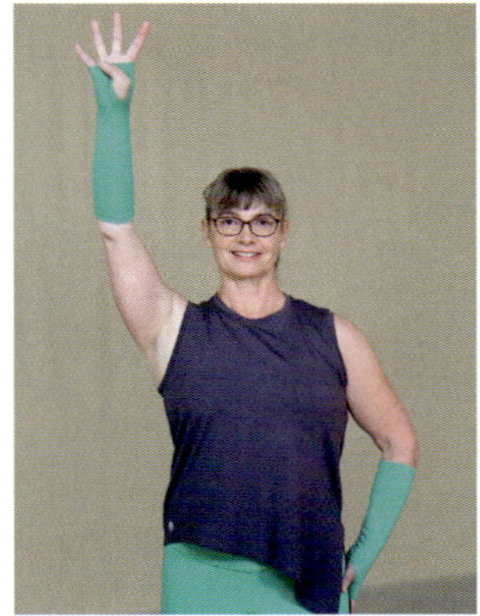

Noch vier

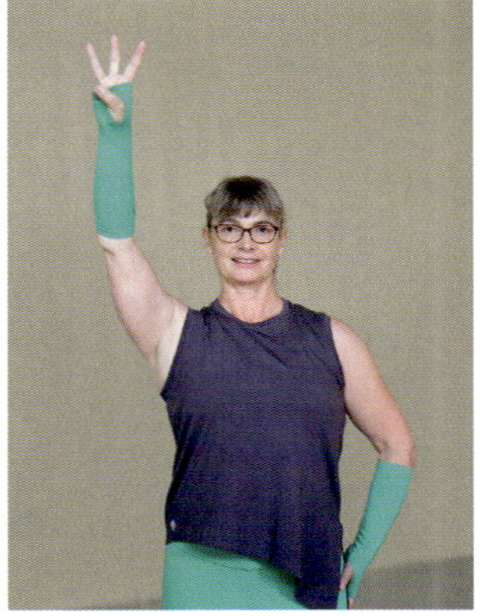

Noch drei

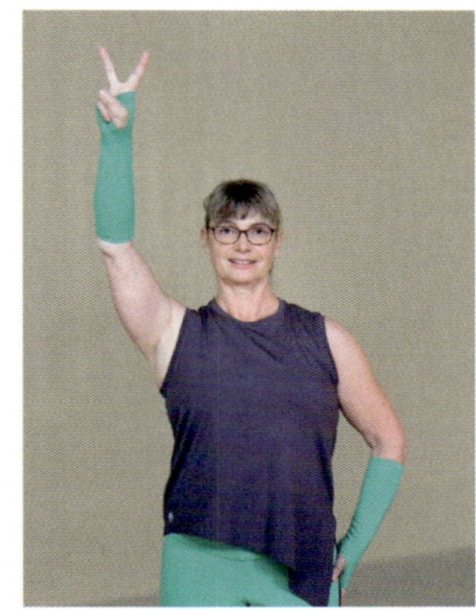

Noch zwei

Richtungsanzeigen

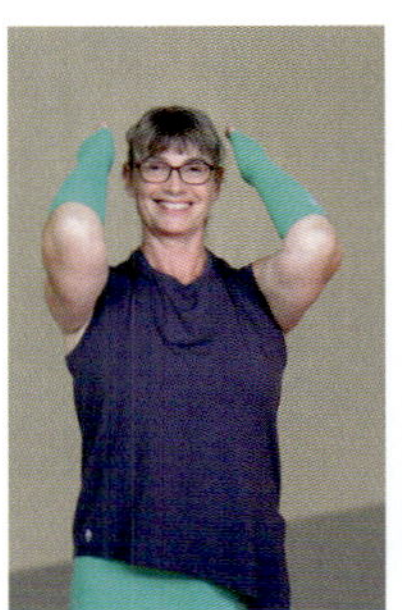

Vorwärts

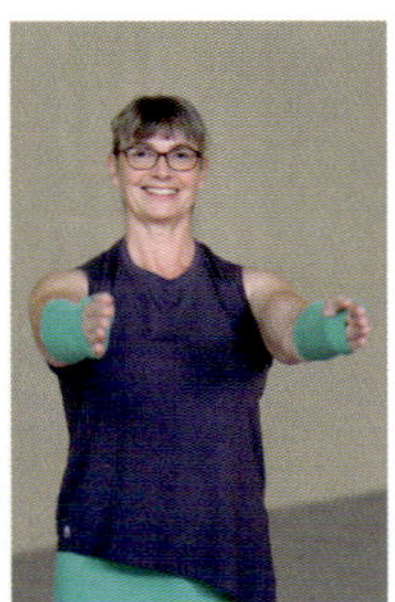

Rückwärts

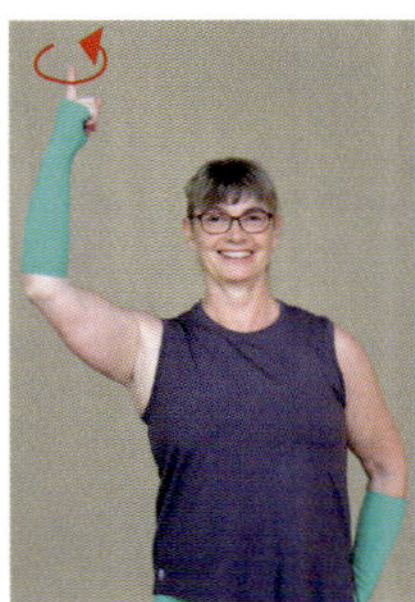

Circle/Drehung

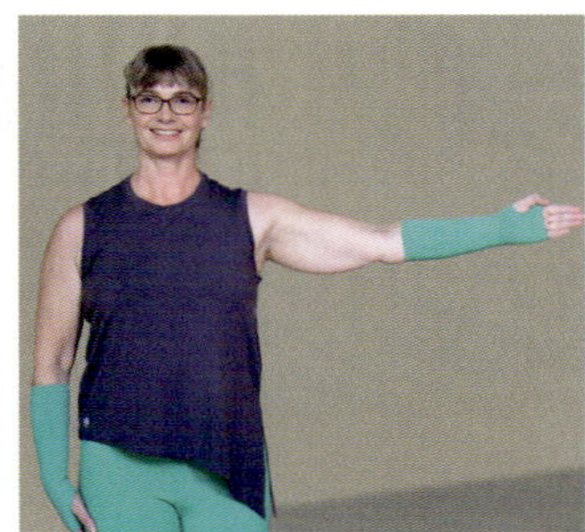

Richtungsanzeige nach rechts

Allgemeine Handzeichen

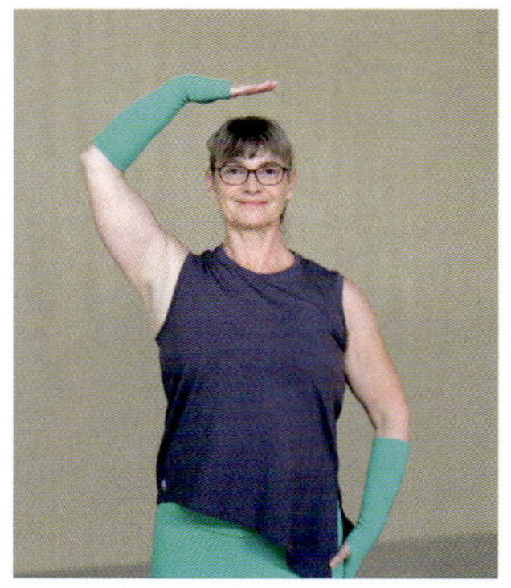

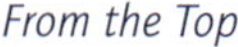

From the Top

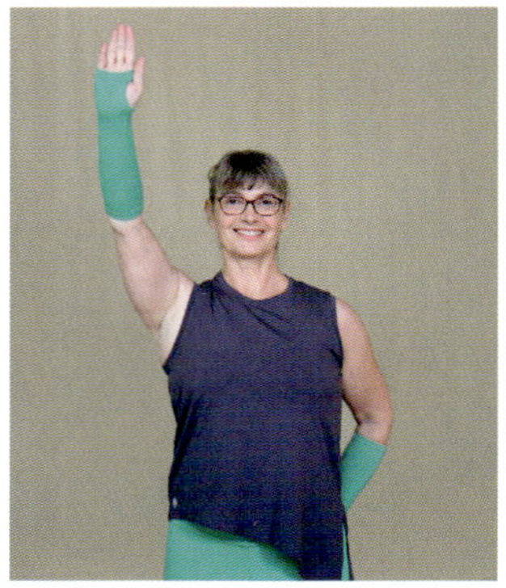

Hold

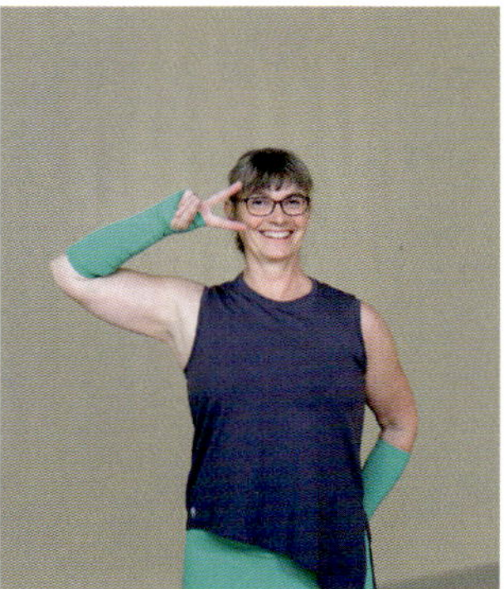

Visual Preview

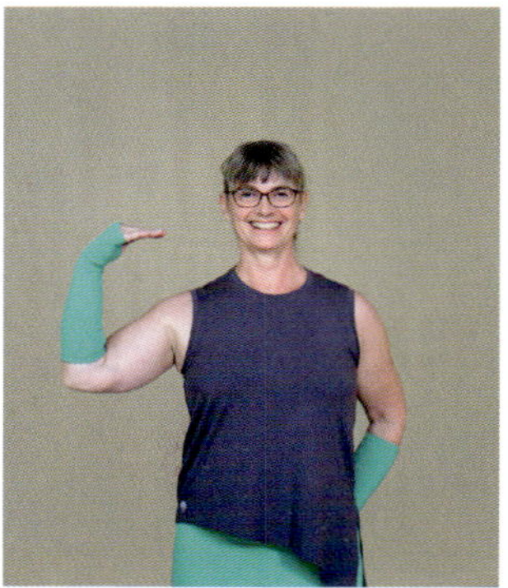

Low Impact

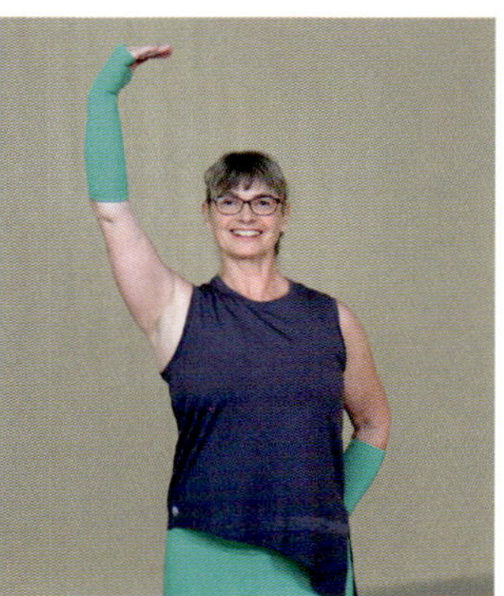

High Impact

Single-Single-Double

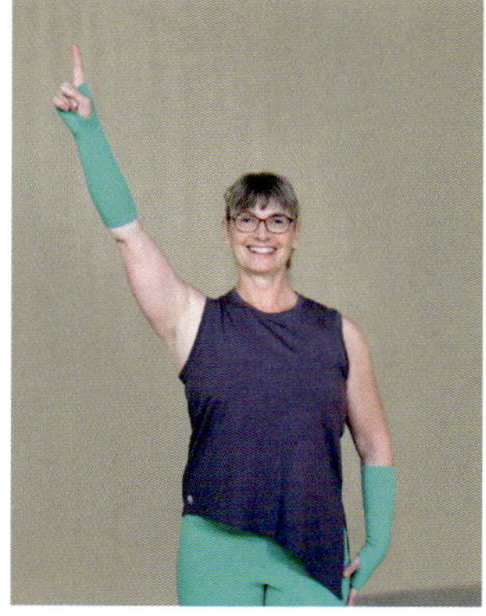

Single links

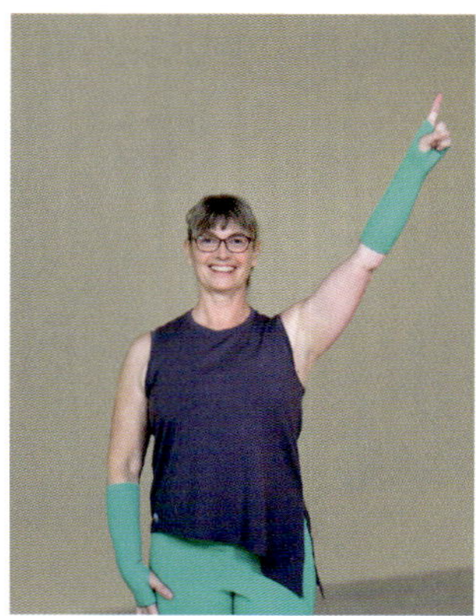

Single rechts

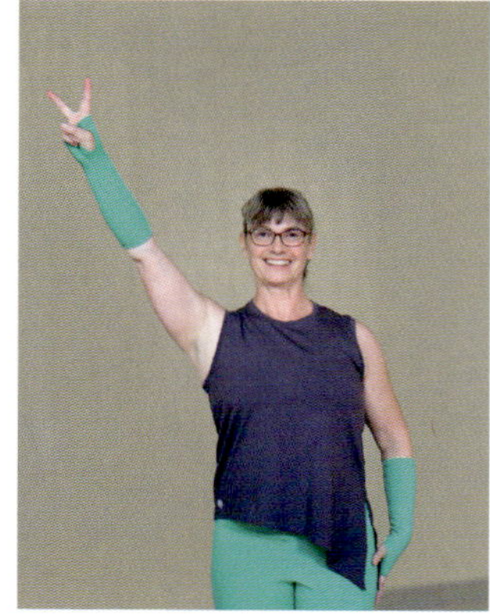

Double links

Anzahl

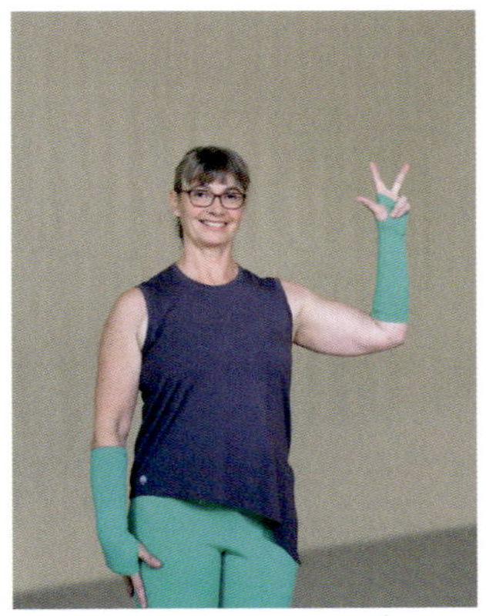

Anzahl „3"

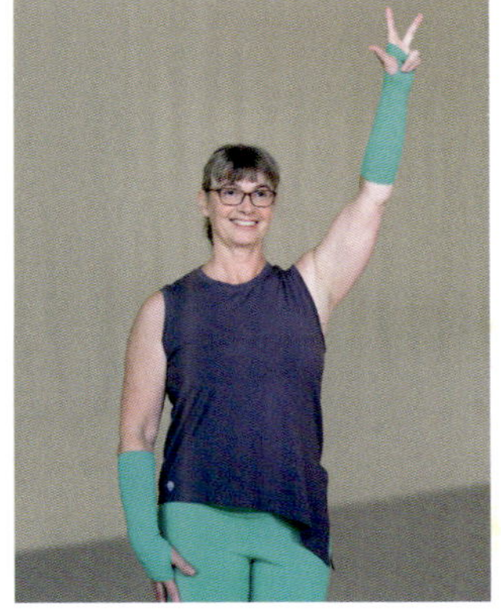

Anzahl „3"

Schrittzeichen Aerobic & Step-Aerobic

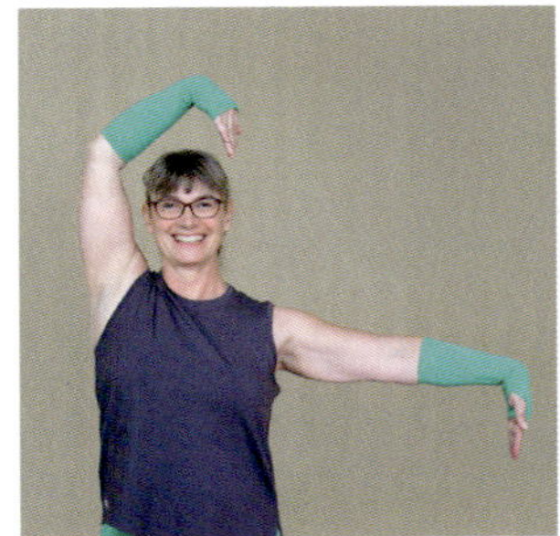

Step Touch rechts

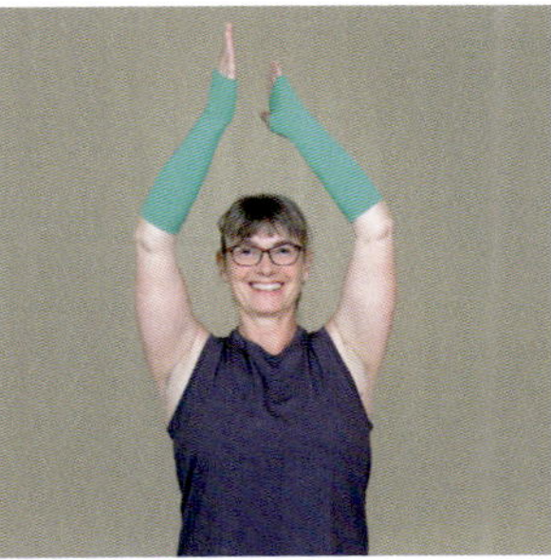

March

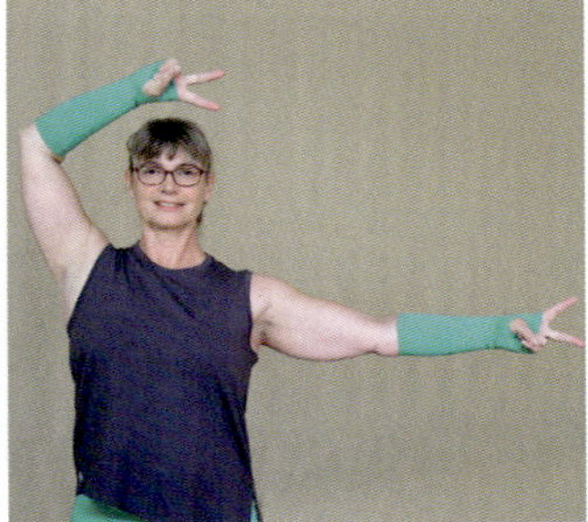

Double Step Touch

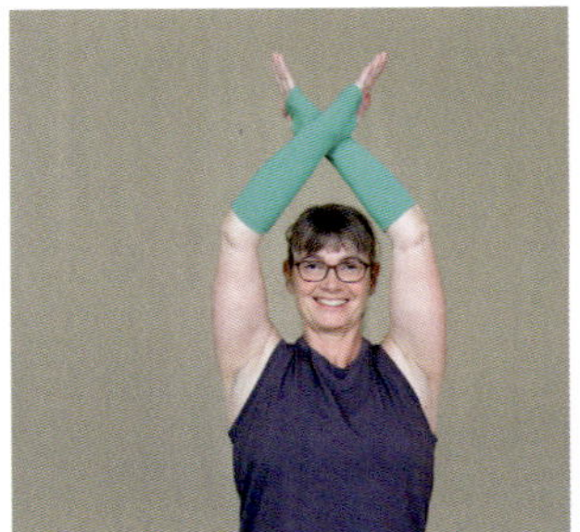

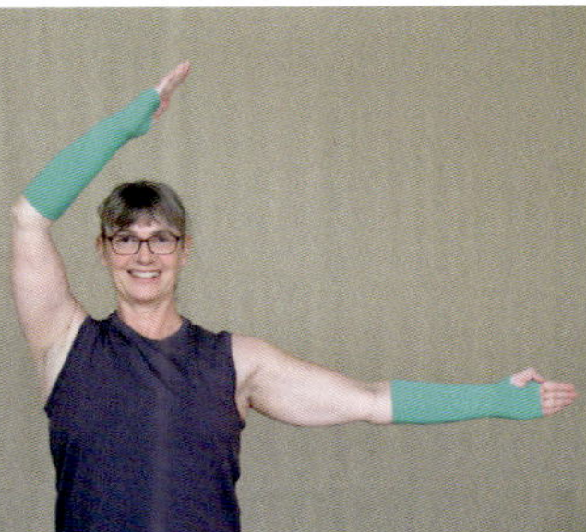

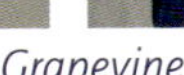

Grapevine

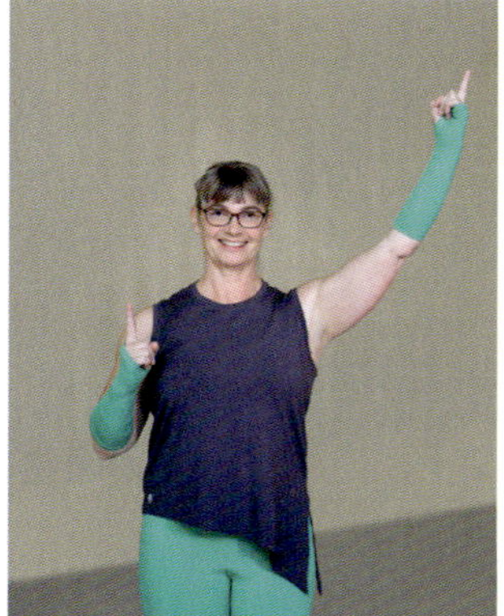
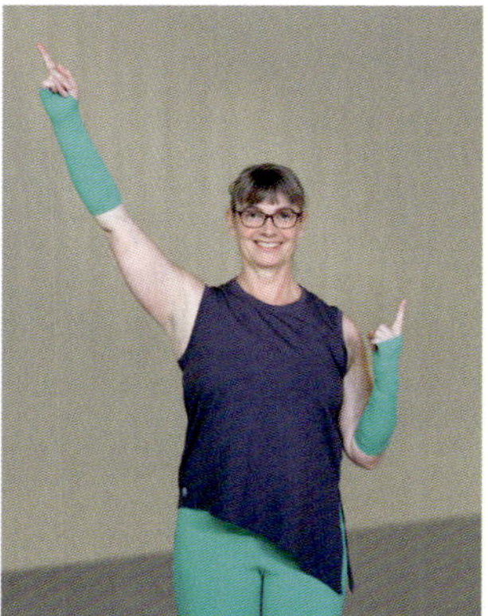

Step Knee Lift/Step Knee Lift & March im Wechsel

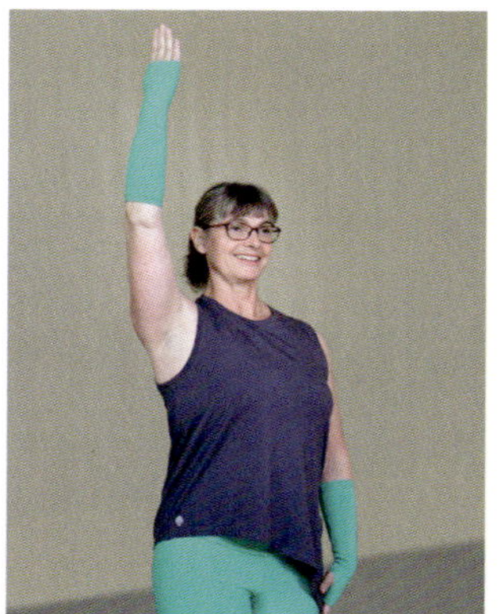
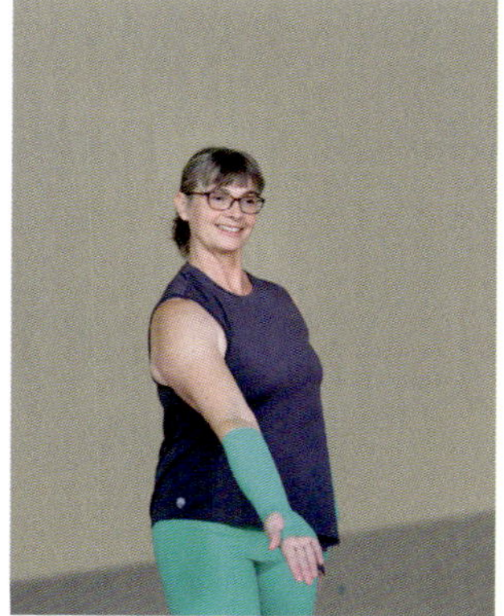

Mambo

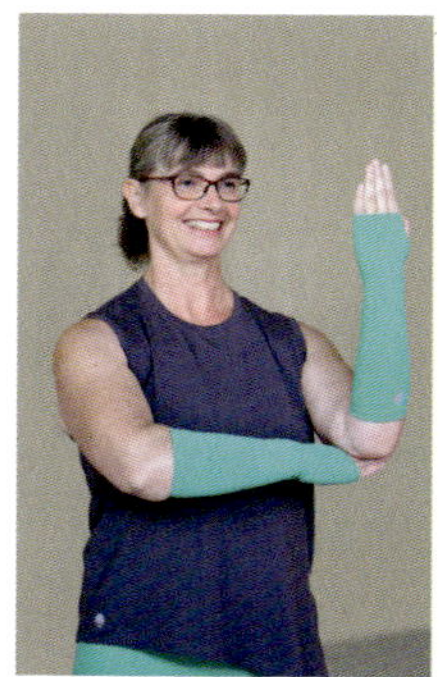

Step Leg Curl/ Step Leg Curl & March

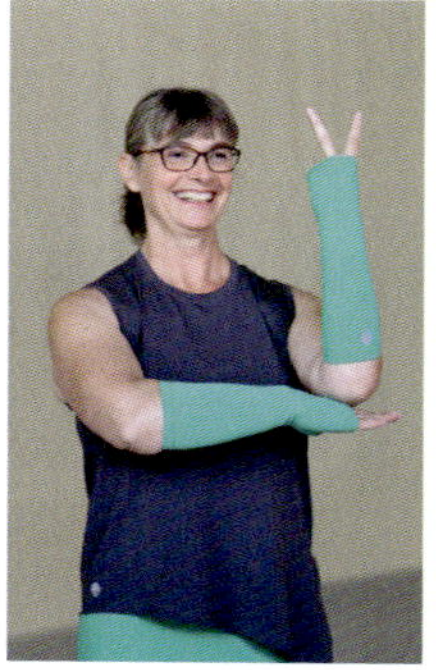

Double Step Leg Curl/ Double Step Leg Curl & March

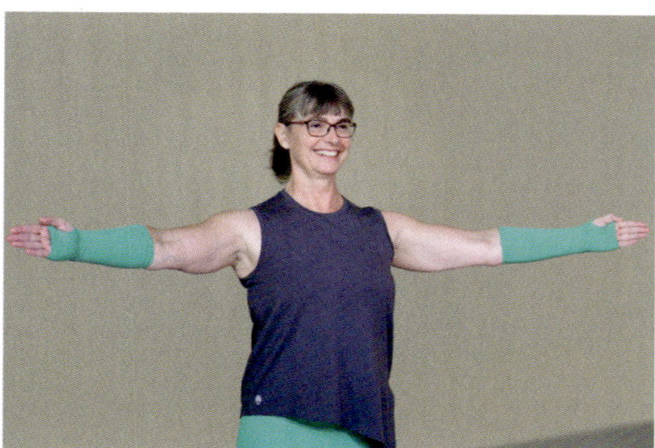

Step Side Leg Lift & March

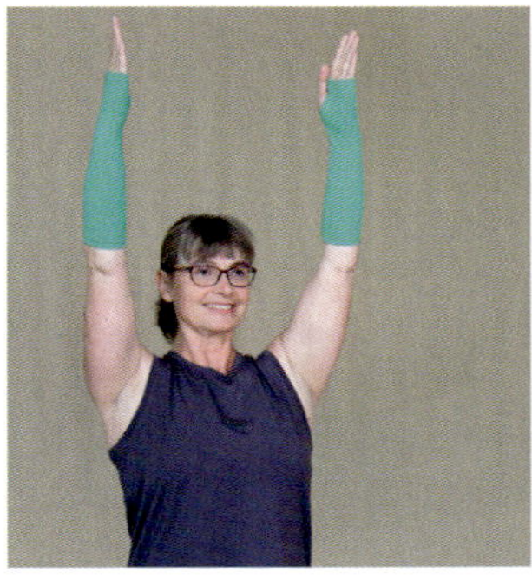
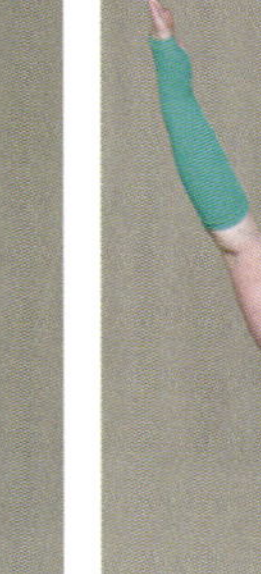

Basic Step

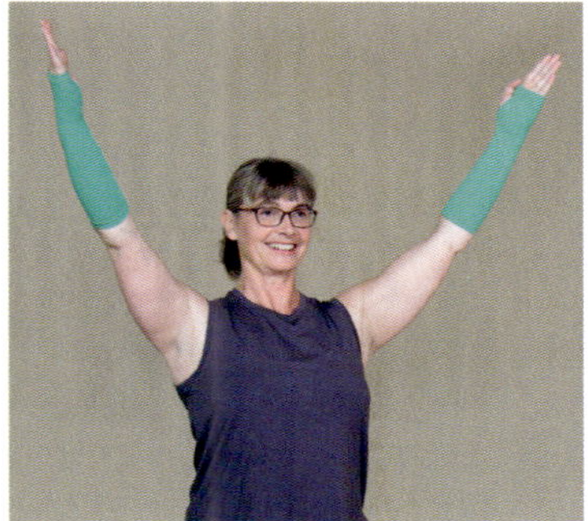

V-Step

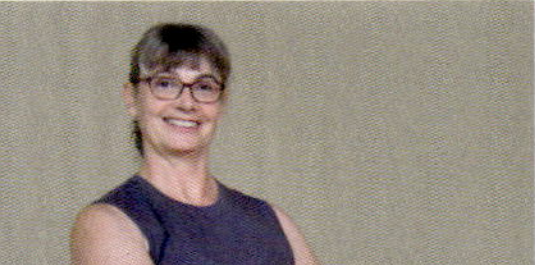

Single Stomp

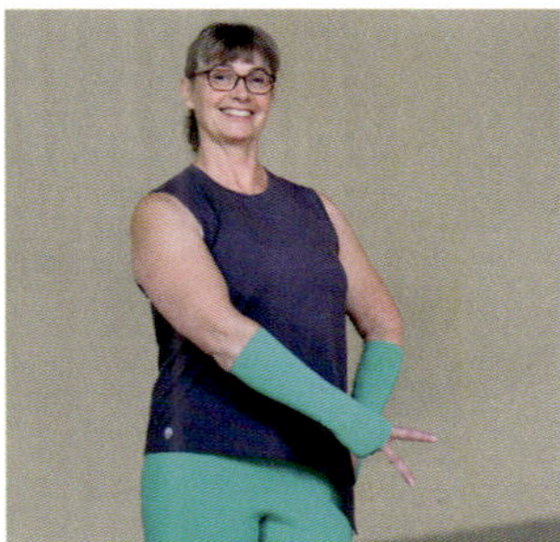

Double Stomp

2.5.2 Motivation

Entscheidend für Motivation, Spaß und Lernerfolg der Teilnehmer sind Rückmeldungen und individuelle Informationen zum Lernfortschritt sowie Lob und Korrektur. Es gibt viele Möglichkeiten, dabei verbal und nonverbal **Feedback** zu vermitteln:

- Neutrales Feedback → „Heute hast du 20 Wiederholungen geschafft."
- Lob/Wertäußerung → „Gut gemacht! Gute Abrolltechnik!"
- Persönliche Korrektur → „Halte deine Knie bei der Beinbewegung leicht gebeugt."

Die Anwendung aller Kommunikationsmittel soll den Lernprozess der Teilnehmer unterstützen und optimieren. So gibt der Trainer dem Teilnehmer neben Anweisungen zur Ausführung auch Feedback zur eigenen Umsetzung, in Form von **Korrektur** oder Lob.

Spannenderweise nehmen Menschen das Wörtchen „nicht" nicht richtig wahr, weshalb sich verbale Korrekturen, was der Teilnehmer nicht machen soll, kontraproduktiv auswirken können – schon mal nicht an den rosa Elefanten gedacht? Deshalb formulieren wir im Unterricht unsere Korrekturanweisungen immer positiv, wir beschreiben also, wie eine Bewegung ist bzw. was der Teilnehmer tun soll.

Folgende Gründe sprechen für eine positive Formulierung einer Korrekturanweisung:

- Das Unterbewusstsein verarbeitet eine positive Formulierung wesentlich besser.
- Positive Formulierungen sind rein akustisch besser wahrnehmbar, da häufig ein **nicht** oder **kein** überhört wird.
- Eine positive Korrektur fühlt sich für den Teilnehmer besser an und führt zu einem schnelleren Lernerfolg.
- Sie schafft eine bessere Gruppenatmosphäre. Zum Beispiel unterstützen wertfreie Aufforderungen, wie: „Gestalte die Belastung so, dass es sich wie ein Training anfühlt. Mit oder ohne Armbewegung" (Idee: Chris Harvey, 2021).
- Durch eine negative Formulierung erfährt der Teilnehmer noch keine Lösung, das heißt, er hört nur, was er falsch macht, aber nicht, wie und was er besser machen kann!

Tab.: Gegenüberstellung von positiven Formulierungen und negativen Formulierungen (angelehnt an Haberlandt & Holst, 2017)

Negative Formulierung	**Positive Formulierung**
Drücke das Knie **nicht** durch!	Halte das Knie leicht gebeugt!
Rolle den Fuß **nicht** über den Fußballen ab!	Rolle den Fuß von der Ferse zur Fußspitze ab!
Führe die Arme beim Heben **nicht** hinter den Körper!	Lasse die Arme beim Heben im Blickfeld!
Mache **keinen** Rundrücken!	Verlängere deine Wirbelsäule! Hebe dein Brustbein!

Betrachten wir den **Korrekturweg** genauer:

Beginne mit dem ersten Schritt, gibt es keine Verbesserung, gehe zum nächsten Schritt über und so weiter. Jede Verbesserung des Teilnehmers sollte mit positivem Feedback bestätigt werden!

Erster Schritt: Zuerst Ansage der allgemeinen Korrektur zur ganzen Gruppe.

Zweiter Schritt: Blickkontakt zum Teilnehmer aufnehmen und die allgemeine Korrektur wiederholen.

Dritter Schritt: Über Umwege zum entsprechenden Teilnehmer gehen und persönliche Korrektur verbal und/oder nonverbal anweisen.

Vierter Schritt: Nach Rückfrage taktil, das heißt, mit Körperkontakt korrigieren. Diese taktile Korrektur sollte immer wertschätzend und achtsam ausgeführt werden. Dabei sind knöcherne Kontaktpunkte des Körpers wie Schulterblatt, Ellbogen, Schädelbasis etc. zu bevorzugen.

Die **Interaktion** mit der Gruppe ist ein herausragendes Mittel einer motivierenden Kommunikation (vgl. Kap. 2.1). Es ist für einen Trainer ein wunderbares Gefühl, wenn Teilnehmer aktiv Rückmeldungen geben bzw. ihre Begeisterung mit dem Trainer lautstark teilen. Von Trainern gefürchtet sind Stunden, in denen man keinerlei Rückmeldung erhält oder immer nur die gleichen Teilnehmer sich äußern. Andere sind vielleicht zu schüchtern und unsicher, um sich vor Gruppe und Trainer zu Wort zu melden.

Daher empfiehlt es sich, mit der Gruppe Zeichen als Antwort auf bestimmte Fragen zu vereinbaren. So erhalten alle die Möglichkeit, „mitzusprechen", wenn es zum Beispiel um Wiederholungen geht. So kann man schon zu Beginn der Stunde im Warm-up die Zeichen für das Antworten festlegen und mit den Teilnehmern üben.

So könnte das Zeichen *From the Top* als Symbol für das nochmalige Wiederholen einer Bewegungsabfolge oder Übung stehen. Ein *Daumen hoch* steht für alles okay, weiter im Programm.

Eine Interaktion kann aber auch durch die Auflösung der üblichen Blockaufstellung im Gruppentraining unterstützt werden. Eine Aufstellung im Kreis ist zwar herausfordernd, aber durch den Blickkontakt aller Teilnehmer zueinander entsteht sofort eine gelöstere, motivierende Atmosphäre, was die Interaktion zwischen Teilnehmern als auch zwischen Teilnehmern und Trainer begünstigt.

Eine weitere Möglichkeit der Interaktion entsteht, wenn der Trainer sich in der Gruppe platziert und mit den Teilnehmern gemeinsam zum Beispiel die erarbeitete Choreografie durchläuft (vgl. Kap. 7.6).

3 WISSENSWERTES ZUR KÖRPERHALTUNG UND TECHNIK

Die Basis aller Bewegungen, Körperpositionen und -haltungen bildet die Grundhaltung im aufrechten Stand. Der Sinn und Zweck dieser **Grundhaltung** besteht in der physiologischen Ausrichtung aller passiven Strukturen und in einer harmonischen Muskelansteuerung zur Aufrichtung des Körpers und zum Schutz der Gelenke. Eine gute, aufrechte Grundhaltung bildet somit die Basis für ein gesundheitsorientiertes und effektives Training.

3.1 PHYSIOLOGISCHE AUSRICHTUNG DER KÖRPERHALTUNG

Zunächst gilt es, zu verstehen, was eine „gute Haltung" überhaupt ausmacht. Dazu betrachten wir bestimmte Körperbereiche und Gelenke, sowie deren Ausrichtung zu- bzw. übereinander.

- **Fußposition**
  Die Füße stehen in der Grundposition hüftgelenkschmal auseinander, dabei zeigen die Fußspitzen nach vorne und etwas nach außen. Das Körpergewicht ruht mit der **Drei-Punkte-Belastung** auf den Füßen, es verteilt sich dabei gleichmäßig auf Großzehenballen, Kleinzehenballen und Ferse. Zusätzlich wird die Ausrichtung der Fußstellung von der Standbreite beeinflusst. Bei einem mehr als schulterbreiten Stand zeigen die Füße in Abhängigkeit vom geöffneten Hüftwinkel weiter nach außen.

- **Kniegelenke**
  Die Kniegelenke sind zur besseren Stabilisation leicht gebeugt. Bei gestreckten Knien wird das Gelenk vorrangig über die Straffung der Seitenbänder stabilisiert. Das Hauptziel der optimalen Grundhaltung ist es, die passiven Strukturen, damit alle Gelenke, über eine muskuläre Ansteuerung zu stabilisieren und zu schützen. Erst bei leicht gebeugten Knien kann die kniestabilisierende Muskulatur ihre Funktion erfüllen.

- **Neutrale Beckenstellung**
  Die Beckenkämme, das heißt, die oberen Beckenränder der Beckenknochen, stehen nahezu waagerecht. Das Becken befindet sich in einer Balance. Das Kreuzbein steht dabei in einem 30-Grad-Winkel zur Körperachse. Mit anderen Worten, es zeigt nicht gerade nach unten, dadurch ist die Beckenstellung leicht um circa 12 Grad gekippt. Diese Beckenkippung beeinflusst die weitere Ausrichtung der Wirbelsäule und sorgt für eine gesunde Stellung der Hüftgelenke.

- **Wirbelsäule**
  Die Wirbelsäule zeigt eine individuelle, natürliche Schwingung (Doppel-S-Form). Dabei sind Nacken (Halswirbelsäule) und unterer Rücken (Lendenwirbelsäule) im Verhältnis zur Körpervorderseite konkav gewölbt (Lordose), während sich der mittlere Rücken (Brustwirbelsäule) und das Kreuzbein konvex ausbuchten (Kyphose). In dieser Form ist die Wirbelsäule anatomisch am stabilsten, die Belastung der Bandscheiben durch eine gleichmäßige Druckbelastung ist optimal.

- **Schultergürtel**
  Hier liegt der Fokus auf der Ausrichtung der Schulterblätter. Diese liegen flach an der Rückseite des Rumpfs und werden sanft mit muskulärer Spannung in Richtung Beckenkämme gezogen. Die Arme hängen entspannt seitlich neben dem Oberkörper. Eine bewusste Außenrotation der Arme in den Schultergelenken kann die Aufrichtung des Körpers positiv unterstützen.

- **Kopf**
  Der Kopf hat durchschnittlich ein Gewicht von circa sieben Kilogramm und sein Schwerpunkt liegt leicht vor der Körperlotlinie. Das macht eine optimale Ausrichtung des Kopfs sehr anspruchsvoll. Eine Längsspannung in der Wirbelsäule im Besonderen der Halswirbelsäule ist wichtig. Dabei sollte der größtmögliche Abstand zwischen Ohren und Schultern angestrebt werden.

3.2 DAS KÖRPERLOT

Die Körperhaltung lässt sich durch das **Körperlot** (Lotrechte) in der Grundhaltung überprüfen. Das Körperlot ist eine senkrechte Linie, die im Stand in der Seitansicht des Körpers von der Öffnung der Ohrmuschel mittig durch die Schulter, das Hüftgelenk, die Mitte des Knies und des Knöchels (Sprunggelenk) verläuft.

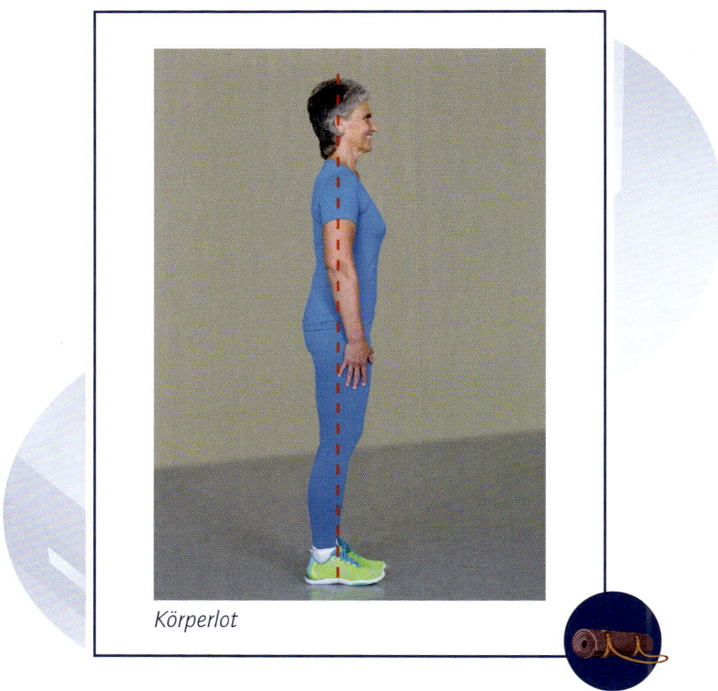

Körperlot

Auch von vorne betrachtet, sollte der Körper eine Symmetrie aufzeigen, dabei sind die rechte und linke Körperhälfte gleichmäßig belastet. Die vier Körperhöhlen (Becken, Bauch, Brustkorb, Kopf) sind ausgewogen zueinander ausgerichtet. Man kann sie sich auch als übereinandergestapelte, unterschiedlich große Bälle vorstellen.

Wissenswertes

Die anatomische Struktur der Wirbelsäule erklärt, wie sich der Rücken bzw. die Wirbelsäulenabschnitte bewegen: Zwischen den einzelnen Wirbelsäulenkörpern und deren seitlichen Fortsätzen (außer C1 und C2) liegen Bandscheiben und Wirbelbogengelenke.

Die Bandscheiben schaffen den für die Bewegung benötigten Raum zwischen den Wirbelknochen. Die Wirbelbogen- oder auch Facettengelenke hingegen sind knöcherne Verbindungen, die die Bewegungsrichtung festlegen. Sie sind in den einzelnen Wirbelsäulenabschnitten unterschiedlich ausgerichtet.

- **Halswirbelsäule (HWS)**
  Hier sind die oben genannten Facettengelenke fast horizontal ausgerichtet. Dadurch ist besonders viel Bewegung möglich – die HWS kann beugen, strecken, sich zur Seite neigen und drehen und das alles auch in Kombination.

- **Brustwirbelsäule (BWS)**
  Die Facettengelenke sind fast vertikal ausgerichtet. Das erlaubt besonders viel Rotation, im geringeren Maße auch Beugung (Flexion), aber nur wenig Streckung (Extension).

- **Lendenwirbelsäule (LWS)**
  Hier ist vor allem Beugen und Strecken durch die vertikale Ausrichtung möglich. Drehen und Seitneigen dagegen nur im geringen Ausmaß.

Wo unterschiedlich ausgerichtete Wirbelbogengelenke aufeinandertreffen, sind besonders viele Bewegungsrichtungen möglich, aber entsprechend hoch ist auch das Verletzungspotenzial: Die klassischen Brennpunkte für Bandscheibenvorfälle (Bandscheibenprolaps) sind C7/T1; T12/L1 und L5/S1.

Diese allgemeinen Merkmale der Grundposition gelten nicht ausschließlich für das Aerobic-Training, sondern lassen sich auch auf das Step-Aerobic-Training übertragen. Allerdings gibt es eine Besonderheit zu beachten:

Die Körpervorlage im Step-Aerobic-Training

Beim Aufsteigen auf den Step entsteht eine sanfte Körpervorlage. Diese entwickelt sich aus dem Sprunggelenk heraus und verlängert sich nach vorne oben bis zur Schädelbasis (vgl. Kap. 6).

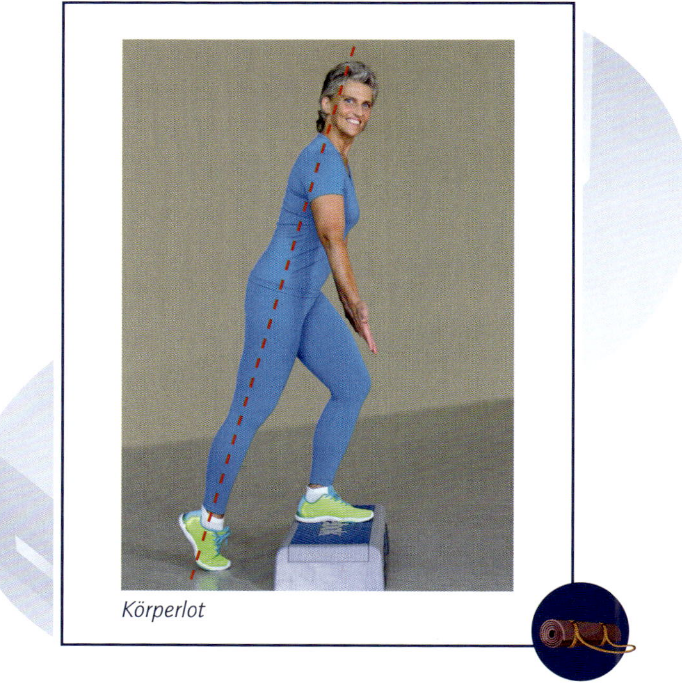

Körperlot

Von Trainer zu Trainer

Als Trainer beobachtet man häufig Teilnehmer, die beim Aufsteigen auf den Step die leichte Vorlage des Körpers verlieren und dabei den Oberkörper aus dem Hüftgelenk nach vorne beugen. Oft geht dies mit einem Verlust der Körperspannung oder einer Beugung des Oberkörpers einher.

Neben einer guten Anweisung: „Hebe dein Brustbein – richte die Wirbelsäule auf", kann die Auswahl der Armbewegung Einfluss auf die Aufrichtung des Körpers nehmen. Empfehlenswert sind Armbewegungen wie zum Beispiel Front Raise, die die Aufrichtung und die Ansteuerung der aufrichtenden Muskulatur unterstützen. Armbewegungen, die zur Folge haben, dass sich der Oberkörper beugt bzw. rundet, sollten vermieden werden.

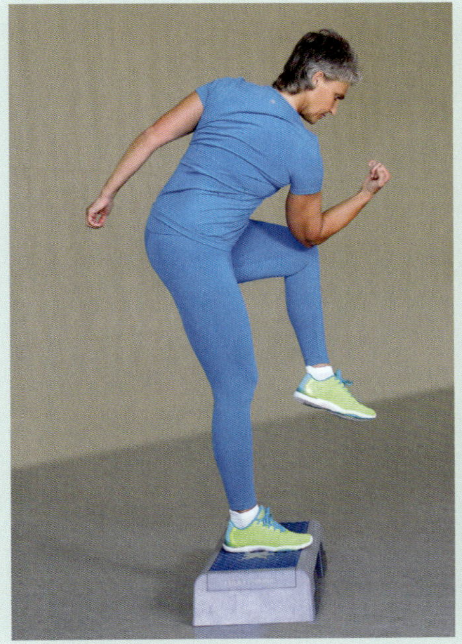

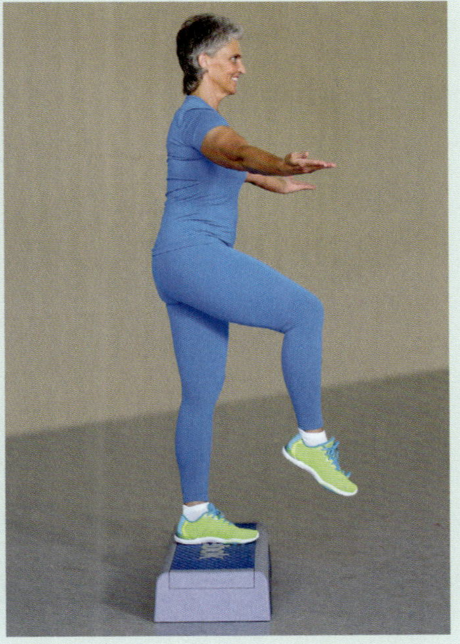

Aus all diesen Punkten lassen sich weitere Faktoren für eine optimale Körperhaltung und für eine gesunde Bewegungsausführung ableiten.

3.3 ACHSENGERECHTE UND WINKELGERECHTE BEWEGUNGSAUSFÜHRUNG

Die Beinlinie

Eine muskelgeführte Beinarbeit bezüglich des Kniegelenks ist ein Qualitätskriterium einer technisch korrekten Bewegungsausführung bei Schrittmustern und auch bei Kräftigungsübungen. Die Beinlinie verbindet Hüftgelenk, Kniegelenk und Sprunggelenk miteinander.

Eine optimale Ausrichtung der Beinlinie vom vorderen oberen Darmbeinstachel über das Kniegelenk bis zum zweiten, großen Zehengelenk sorgt für eine optimale Gelenksicherung, wenn das Bein in dieser Stellung mit Körpergewicht belastet wird. Dabei verteilen sich alle einwirkenden Kräfte gleichmäßig auf die drei Gelenke und ihre Knochenpartner.

Eine Abweichung aus dieser Achse zum Beispiel bei X-Beinstellung lässt Scherkräfte auf das Kniegelenk wirken, diese können mit der Zeit zu Überlastungsschäden, wie beispielsweise Arthrose, führen. Die korrekte Beinlinie passt sich der Standbreite der Füße an.

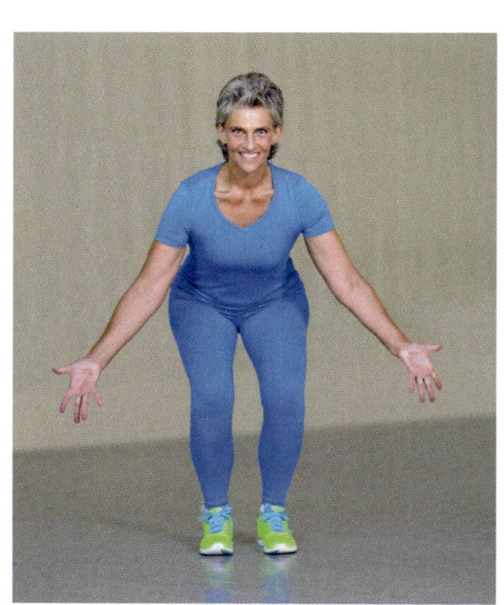

Beinlinie – Squat im hüftgelenkbreiten Stand

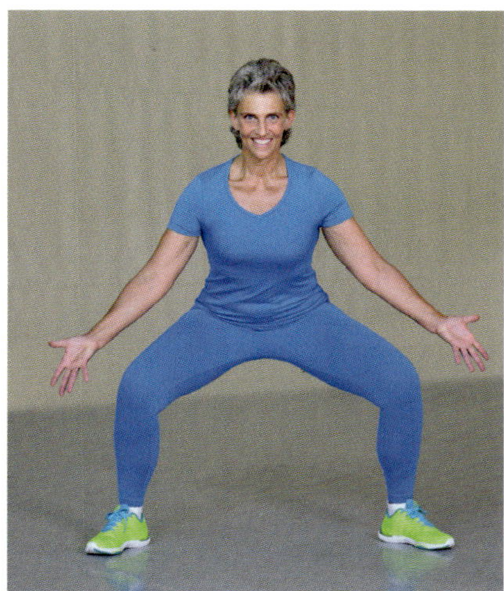

Beinlinie – Squat im überschulterbreiten Stand

Der Kniewinkel

Es gilt zu unterscheiden, ob es sich um ein unbelastetes oder belastetes Bein in der Bewegung handelt. Ein unbelastetes Bein kann prinzipiell durch den vollen Bewegungsumfang geführt werden. Grundsätzlich gilt, eine große Bewegungsamplitude im unbelasteten Gelenk regt die Produktion der Synovialflüssigkeit an, sorgt für eine vermehrte Knorpelversorgung und puffert damit das Gelenk ab (Slomka et al., 2015).

Beim **Leg Curl** beispielsweise darf damit das Spielbein so im Kniegelenk gebeugt werden, dass die Ferse des Fußes bis oberhalb 90 Grad in Richtung Gesäß gebracht wird. Es werden dabei stets geführte Bewegungen, das heißt, ohne Schwung, mit entsprechender Muskelspannung ausgeführt. Die mit Körpergewicht belasteten Beine im Squat (Schrittmuster) sollten im Kniegelenk maximal bis 90 Grad gebeugt werden.

Bei der dynamischen Bewegungswiederholung im Rhythmus der Musik ist auf eine gute Bewegungskontrolle Wert zu legen, um eine optimale Ausführung zu gewährleisten. Durch den zunehmenden Knieinnendruck unterhalb von 90 Grad und durch die Erhöhung des Anpressdrucks der Kniescheibe (Patella) ist von Squat-Positionen tiefer als 90 Grad in der Cardio-Phase abzuraten.

Der Schultergürtel und das Schultergelenk

Durch Gewohnheitshaltungen, wie ein gerundeter Rücken beim Sitzen oder mangelnde Kraft der aufrichtenden Rückenmuskulatur, beobachten wir viele Teilnehmer mit einer übermäßigen Rundung in der Brustwirbelsäule. Diesen gilt es, durch entsprechende Korrekturen und Anweisungen entgegenzuwirken. Eine aktive Brustbeinhebung sorgt für eine Streckung in der BWS und begünstigt eine optimale Ausrichtung des Schultergürtels. Diese wiederum nimmt Einfluss auf die technisch korrekte und gelenkschonende Ausführung von Armbewegungen.

Das Schultergelenk ist ein Kugelgelenk und erlaubt eine Vielzahl von Bewegungen. Eine Besonderheit des Schultergelenks sind zwei durch das Gelenk verlaufende Sehnen (die Sehne des M. biceps brachii und des M. supraspinatus). Eine Außenrotation des Oberarms schafft mehr Raum für die Sehnen bei seitlichen Armbewegungen.

Die Gelenkpfanne ist so ausgerichtet, dass sie in einem 30-Grad-Winkel zur Frontalebene nach vorne zeigt. Deshalb müssen alle Armbewegungen zur Seite etwa 30 Grad vor der Frontalebene durchgeführt werden. Beim Heben des Arms (Abduktion) beginnt der Innendruck des Gelenks ab 80 Grad zu steigen und das Gleitlager der Supraspinatussehne verengt sich.

Bei 90 Grad findet sich die höchste Gelenkbelastung für alle passiv beteiligten Strukturen. Darüber hinaus nimmt der Druck ab, die Sehne kann wieder besser gleiten.

Daraus leitet sich ab, dass die Armbewegung Lateral Raise in einem Winkel von 30 Grad vor der Frontalebene und höchstens bis kurz unterhalb der Waagerechten mit einer leichten Außenrotation ausgeführt wird (vgl. Kap. 4.1).

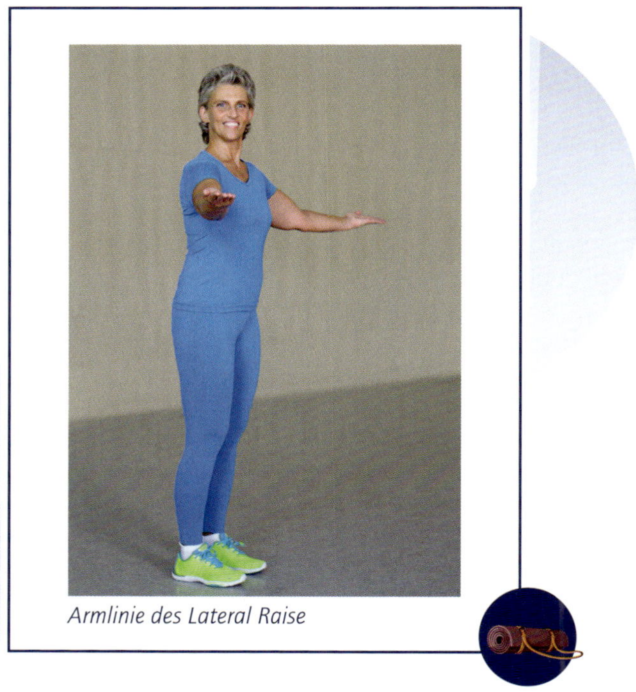

Armlinie des Lateral Raise

Wissenswertes

Stand im Überhang mit Beckenschub

Eine Haltungsform ist der Überhang mit Beckenschub im Stand. Eine Haltungsschwäche, die durch aktive Ausrichtung und Muskelansteuerung ausgleichbar ist. Der Überhang beschreibt eine Haltung, bei der die Brustwirbelsäulenkrümmung (Kyphose) verstärkt hinter das Körperlot wandert. Das Brustbein ist eingesunken und die Schultergelenke sind innenrotiert.

Die Passivität der aufrichtenden und außenrotierenden Muskulatur im Oberkörper setzt sich im Unterkörper fort. Das Becken schiebt vor die Körperlotlinie. Häufig wird der Beckenschub nicht muskulär, sondern erst durch die Bewegungsbegrenzung der passiven Strukturen begrenzt.

Der Kopf des Oberschenkelknochens schiebt sich in der Gelenkpfanne vor. Diese punktuell gesteigerte Gelenkbelastung des Hüftgelenks kann in weiterer Folge zur Gelenkarthrose führen. Oft ist diese Haltung mit einer Überstreckung in den Kniegelenken verbunden.

Für die Muskulatur zieht dieser Stand im Überhang mit Beckenschub eine Passivität bzw. Fehlansteuerung im großen Gesäßmuskel (M. glutaeus maximus), in den Stabilisatoren der Wirbelsäule (M. erector spinae, im Speziellen M. multifidus) und in den Außenrotatoren des Schultergelenks nach sich. Die Gelenke der Wirbelsäule (Facettengelenke), das Kreuz-Darmbein-Gelenk (ISG) und das Hüftgelenk und gegebenenfalls das Kniegelenk sind extrem belastet (erweitert nach Slomka et al., 2015, S. 31).

Eine positive Beeinflussung der oben beschriebenen Haltungsschwäche gelingt durch:

- eine gleichmäßige Gewichtsbelastung der Füße;
- leicht gebeugte Knie mit aktiver Muskelansteuerung;
- den Aufbau der Körperlängsspannung durch Streckung der BWS und Heben des Brustbeins;
- eine Aktivierung der Muskelfunktionsgruppe – der Extensoren, der Außenrotatoren und Abduktoren.

Von Trainer zu Trainer

Diese und andere Haltungsformen können dir im Unterricht begegnen. Sie fordern von dir eine gute Beobachtungsgabe und Analyse, damit dir mit passenden Anweisungen (verbal, nonverbal, taktil) eine positive Korrektur der Haltung deiner Teilnehmer gelingt. Eine hilfreiche Anweisung bei starker Hüftbeugung mit Oberkörpervorlage ist: „Wachse über deinen Scheitelpunkt in Richtung Decke mehr in die Länge und aktiviere deine Gesäßmuskulatur" (vgl. Kap. 2.5).

3.4 OPTIMALE AUSFÜHRUNG VON ARMBEWEGUNGEN

Genauso wie die Einhaltung des Körperlots Vorteile für die funktionale Ausführung der Übungen bietet, die Stabilität und Aufrichtung des Körpers begünstigt, stellt die Ausübung der Armbewegungen unter Berücksichtigung der anatomischen Gegebenheiten eine wichtige Säule zur Gesunderhaltung des Schultergelenks dar.

Obwohl das Schultergelenk streng genommen aus zwei Gelenken besteht, dem Kugelgelenk (Articulatio glenohumeralis) zwischen Oberarmkopf und Schulterpfanne sowie dem Schultereckgelenk (Articulatio acromioclavicularis) zwischen Schlüsselbein und Schulterdach, wird im Allgemeinen von dem Kugelgelenk gesprochen, wenn vom Schultergelenk die Rede ist. Für die Betrachtung der Armbewegungen in der Groupfitness spielen beide Gelenke eine Rolle!

Das Schultergelenk zählt wie das Hüftgelenk zu den sogenannten *Kugelgelenken*. Durch seine Form erlangt es Bewegungsmöglichkeiten in sechs Richtungen: nach vorne (Anteversion/Beugung), nach hinten (Retroversion/Streckung), nach außen (Abduktion/Abspreizung), nach innen (Adduktion/Heranziehen), Drehung nach außen (Außenrotation) und Drehung nach innen (Innenrotation). Diese unterschiedlichen Bewegungsrichtungen ermöglichen eine Vielzahl an Armbewegungen.

Zunächst ist festzustellen, dass in der Aerobic- und Step-Aerobic-Stunde Armbewegungen wie Front Raise, Upright Row, Chest Press oder z. B. auch Lateral Raise viele Male hintereinander ausgeführt werden. Diese hohe Wiederholungszahl macht es unabdingbar, auf eine gute funktionale Technik zu achten.

Beachtung muss hier die Stellung des Schulterblatts leicht diagonal nach vorne finden. Die Armbewegungen zur Seite werden „im Blickfeld" und somit „30 Grad" vor der Frontalebene ausgeführt! Hierdurch wird eine abnutzungsarme Gelenkbewegung erlangt und es wird auf die Position des Oberarmkopfs (Humerus) in der kleinen und flachen Fläche des Schulterblatts (Scapula) optimal eingegangen.

Zusätzlich ist zu beachten, dass im zweiten Gelenk der Schulter, dem Schultereckgelenk, eine „Engstelle" entsteht, wenn der Arm auf 90 Grad zur Seite angehoben wird. Genau in dieser Höhe ist der Druck auf den Schleimbeutel und die Sehne (M. supraspinatus) am stärksten. Bei häufigem Training der Arme „parallel zum Fußboden" kann es zu einer Reizung der Sehne und des Schleimbeutels (Entzündung) als Überreizungssyndrom kommen. Eine sehr unangenehme und schmerzhafte Verletzung, die es zu vermeiden gilt.

Wenn die Armbewegungen entweder bis knapp unter die Schulterhöhe (kleiner als 90 Grad, circa 80 Grad) oder oberhalb der Schulterhöhe (größer als 90 Grad) ausgeführt werden und seitliche Armbewegungen im Blickfeld bleiben, kann eine Überanstrengung des Schultergelenks vermieden werden. Hinzu kommt, dass die Arbeit in der Groupfitness mit heterogenen Teilnehmern erfolgt, deren Unterschiedlichkeiten im Schultergelenk nicht im Einzelnen Beachtung finden können, wie es zum Beispiel im Personal Training möglich ist.

Das Wissen um die anatomischen Gegebenheiten und die daraus beschriebenen Schlussfolgerungen für die Ausführung bieten eine gute Möglichkeit, um funktional und damit gesunderhaltend zu trainieren, gerade bei großen Wiederholungszahlen wie im Cardio-Training.

Eine weitere wichtige Komponente zum Schutz vor Verletzungen und Überlastungen stellt die Arbeit mit muskulär geführten Bewegungen – „ohne Schwung" – in allen an einer Armbewegung beteiligten Gelenken dar. Durch den Einsatz der Muskulatur und die damit einhergehende Kontrolle der Bewegung werden passive Strukturen geschützt und die aktiven Strukturen wie die Muskulatur in ihrer zugedachten Aufgabe gefordert.

Eine geführte Bewegung macht eine klare, deutliche Demonstration der Bewegungen vom Anfangspunkt bis zum Endpunkt der Bewegung erst möglich und sollte vom Trainer im Sinne seiner Rolle als Vorbild unbedingt angestrebt werden!

Über die Anspannung der Arme und der Hände bis in die Fingerspitzen wird die gesamte Spannung im Oberkörper vergrößert und die Möglichkeit geschaffen, (mehr) Dynamik in allen Bewegungen zu erzielen. Die Hände können unter Spannung verschiedene Positionen einnehmen. Kap. 4.2 beschäftigt sich mit diesem Thema.

Von Trainer zu Trainer

Klare Anweisungen helfen den Teilnehmern, die optimale Armposition und Gelenkposition einzunehmen. Der Trainer sollte das gewünschte Ergebnis mit seiner Wortwahl beschreiben und sogenannte *positiv ausgerichtete Formulierungen* verwenden: „Halte deine Ellbogengelenke leicht gebeugt", „Führe die Armbewegung bis unter Schulterhöhe", wie auch: „Lasse deine Arme im Blickfeld und strecke die Finger bis in die Spitzen."

Die Formulierung „fast gestreckter Arm" legt den Fokus für den Zuhörenden auf die Streckung. Zielführender ist es, zu sagen: „Leicht gebeugter Arm" oder: „Soft Elbow".

Um weitere Hinweise zur Kommunikation zu erhalten, empfiehlt es sich, Kap. 2.5 zu lesen.

Wichtig zu erwähnen ist, dass ein nach außen rotierter Arm mehr Raum im Schultergelenk entstehen lässt. Der Arm selbst führt diese Außenrotation in den letzten Graden vor der „90-Grad-Engstelle" selbsttätig durch. Um nun im Groupfitness-Training den Vorteil wirklich dauerhaft zu nutzen, werden die Armbewegungen, die seitlich ausgeführt werden (z. B. Lateral Raise), mit nach außen rotiertem Arm durchgeführt.

Der zweite Vorteil, der sich aus der Außenrotation ergibt, liegt in ihrem Impuls der Aufrichtung, hier die Aufrichtung des Schultergürtels. Die Außenrotation unterstützt die zuvor beschriebenen Effekte der Gesunderhaltung des Schultergelenks.

Eine Armbewegung beginnt in der Regel mit dem Down-Beat der Musik am Anfang einer Phrase, der sogenannten *Großen Eins* oder *Kleinen Eins*.

Ein Beispiel: Die Armbewegung Biceps Curl (Kap. 4.1) hat ihre Ausgangsposition mit dem Arm am Körper mit leicht gebeugtem Ellbogen („Soft Elbow"), also unten. Auf dem „Beat 1" der Phrase findet die Hebephase bis etwa auf Schulterhöhe statt. Mit den „Beat 2" geschieht das Absenken in die Ausgangsposition zurück. Fortgeführt heißt es, „Beat 3" heben und „Beat 4" senken, „Beat 5" heben und „Beat 6" senken und so fort.

Für die nachfolgende Armbewegung ist zu beachten, dass ihre Ausgangsposition ebenso unten ist. Unter anderem kommen Lateral Raise, Inhale & Exhale und Front Raise in Betracht sowie jede Armbewegung „ohne Namen", die der Trainer kreativ entwickelt und deren Ausgangsposition unten ist.

Von Trainer zu Trainer

Plane den Einsatz der Armbewegungen damit, dass

a) die Übergänge von Arm- zu Armbewegung möglich und fließend sind;
b) die Armbewegung die Beinbewegung und Raumbewegung unterstützt, z. B. bei Drehungen oder komplexeren Beinbewegungen, wie Grapevine;
c) die koordinative Herausforderung an die Teilnehmer angepasst werden kann;
d) die Intensität, die durch den Einsatz der Armbewegungen beeinflusst wird, der Gruppe angemessen bleibt und angepasst werden kann;
e) der Verlauf vom Leichten zum Schweren, vom Einfachen zum Komplexen und vom Bekannten zum Unbekannten einfließen kann.

Einen guten Übergang zu finden, ist manchmal schwierig. Helfen kann an dieser Stelle das **aktive Einstützen** der nach außen rotierten Arme seitlich am Becken oder am Oberschenkel (abhängig von der Ausrichtungsmöglichkeit des Schultergelenks nach hinten unten). Das aktive Einstützen darf und sollte außerdem eingenommen werden, wenn die Schrittkombination zu komplex für eine Armbewegung ist, wenn die angestrebte Trainingsintensität durch das Schrittmuster ausreichend erreicht wird und wenn eine kleine Gedankenpause oder „Schulter-Pause" eingelegt werden soll.

Die klare Anwendung des Beginns der Armbewegung auf der „Eins" in der Musik schafft an der einen oder anderen Stelle eine koordinative Herausforderung. So ist es aus koordinativer Sicht herausfordernder, die Hebephase des „Biceps Curls" (Beat 1) mit dem Seitschritt des Step Leg Curls (Beat 1, Schrittmuster) zu kombinieren, als bei dem Seitschritt des Step Leg Curls (Schrittmuster, Beat 1) eine Pause der Armbewegung zu haben und erst beim „Curl" des Beins (Beat 2) die Hebephase des Unterarms durchzuführen (Beat 2) und beim nächsten „Step" des Step Leg Curls (Beat 1) die Absenkphase des Biceps Curls durchzuführen.

Zu beachten ist, dass bei der anspruchsvolleren koordinativen Variante die Armbewegung mit dem Ende des Schrittmusters zu Ende geführt werden kann. Dies ist in dem weniger anspruchsvollen koordinativen Beispiel nicht möglich. Die Absenkphase des letzten Biceps Curls wird fehlen. Entscheidend ist, ein Bewusstsein für das zu entwickeln, was inhaltlich im Training getan wird! Kreativität und Wissen werden so zu Schöpfern von Vielfalt und nehmen die ganze Gruppe mit.

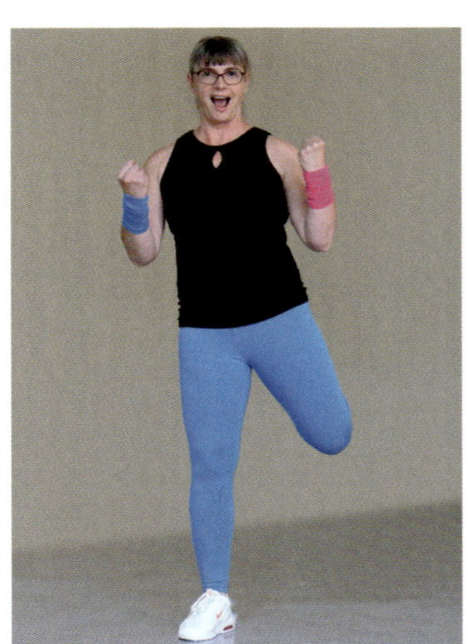

Beugung des Beins und des Arms zur gleichen Zeit

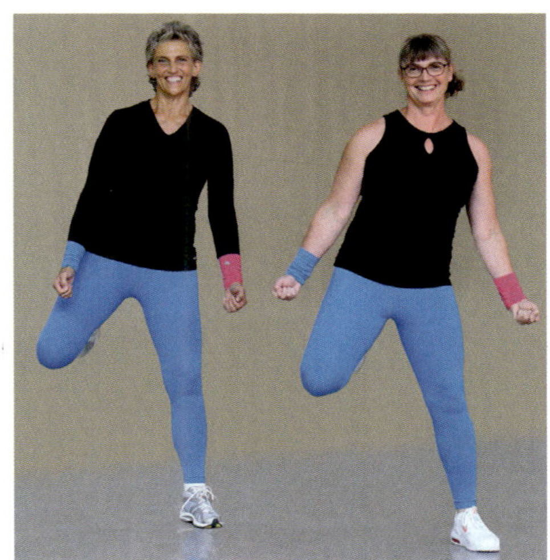

Beugung des Beins und Streckung der Arme

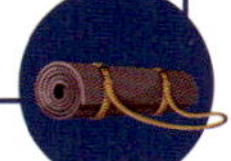

Die folgende Grafik zeigt eine Übersicht der Armbewegungen, die einen festen Namen besitzen und häufig in der Groupfitness verwendet werden und gibt eine Übersicht, in welchem Raum die Armbewegungen ausgeführt werden: vor oder hinter dem Körper, über Kopfhöhe, auf Brustkorbhöhe, von ganz oben bis nach ganz unten, von unter Schulterhöhe bis nach unten.

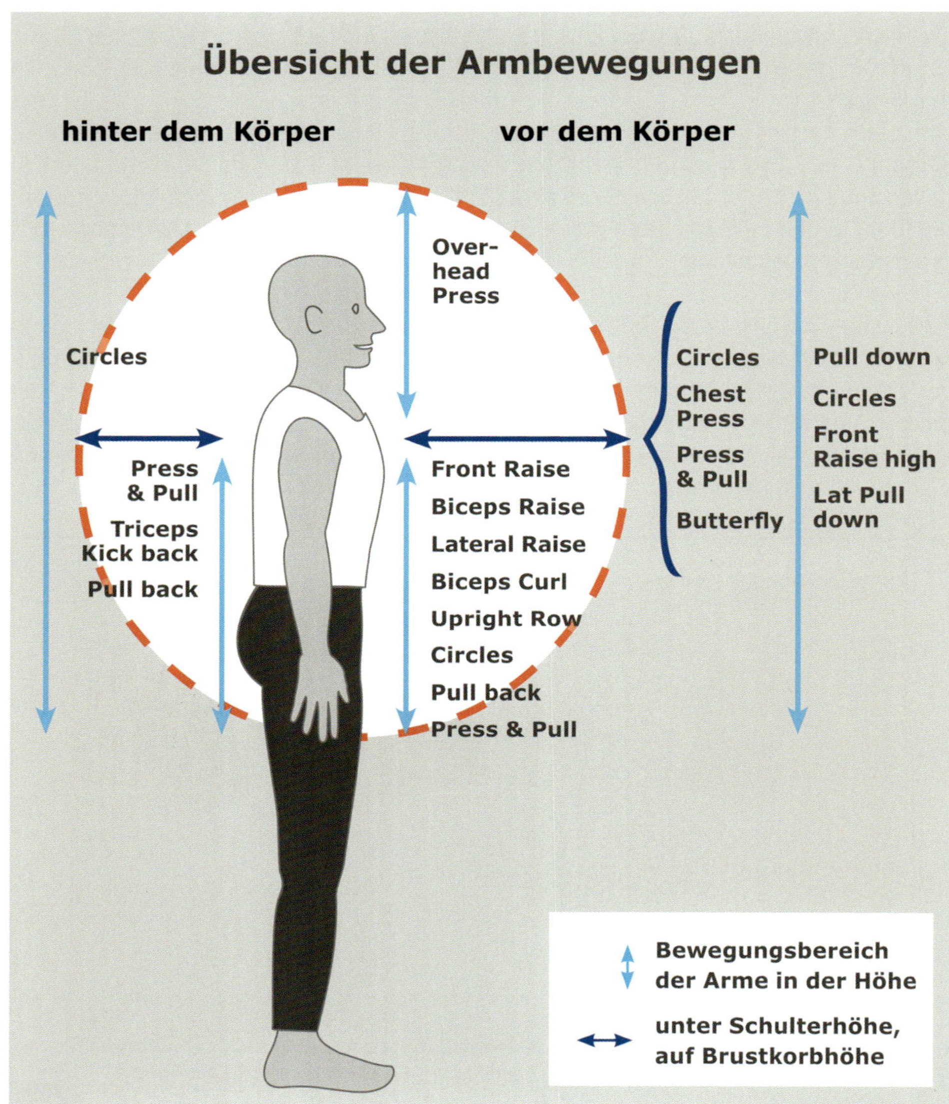

Übersicht der Armbewegungen

Nachdem die Armbewegungen in diesem Kapitel beleuchtet wurden, wird im folgenden Kapitel Grundsätzliches zu den Schrittmustern erläutert.

3.5 ALLGEMEINES ZUR AUSFÜHRUNG UND TECHNIK VON SCHRITTMUSTERN

In Kap. 2.1 wurde die Facette des Vorbildes vorgestellt. Hier in diesem Kapitel zur Technik und Bewegungsausführung beleuchten wir die Möglichkeiten, die sich aus der Umsetzung der Rolle „Vorbild" ergeben. Zunächst ist die Frage zu klären, warum eine gute Technik wichtig ist und welche Vorteile aus der Ausübung einer guten Technik erwachsen.

Ein hohes Maß an Können in der eigenen Technik bietet mehrere Vorteile:

1. **Visuelles Cueing:** Die Positionierung des eigenen Körpers sowie dessen Bewegung zeigt bzw. „erklärt" oft mehr als eine (längere) Erläuterung (verbal) und ist ein wichtiger Teil des Cueings (siehe Haberlandt & Holst, 2017, S. 37ff.). Der Anteil der visuell Lernenden ist in einer Trainingsstunde oftmals sehr hoch und sollte vom Trainer gut beachtet und bedient werden.

2. **Motivation:** Die Präzision und der Krafteinsatz einer Bewegung bilden den Ansporn für die Teilnehmer.

3. **Verletzungsprophylaxe:** Durch die Berücksichtigung der Funktionalität der Bewegungen, die Inanspruchnahme der Muskulatur und das In-der-Balance-Sein von starker und weniger starker Beanspruchung wird das Verletzungsrisiko zum Beispiel der Achillessehne maßgeblich vermindert.

4. **Intensität:** Erst mit einer guten Technik kann die Intensität beeinflusst und zugleich intensives wie gelenkschonendes Training entstehen.

5. **Dynamik:** Das Wort „Dynamik" kann auch mit „Tatkraft" umschrieben werden. Tatkraft braucht eine gute Technik, ein gutes Abgestimmtsein im Fluss der Bewegungen, um eine größere Bewegungsweite und eine Schwerpunktverlagerung möglich zu machen.

6. **Aufrichtung:** Eine gute Abrolltechnik der Füße, das Einnehmen der Beinlinie oder die neutrale Beckenstellung nehmen positiven Einfluss auf die aufrechte Haltung eines jeden Trainierenden.

7. **Vorbild:** Wenn der Trainer ausführt, was er den Teilnehmern in Bezug auf die Durchführung von Bewegungen und Gesundheit sagt und empfiehlt, kann er ganz seiner Vorbildfunktion gerecht werden. Hierzu braucht der Trainer eine gute Technik.

8. **Körperspannung:** Was ist zuerst da? Die Technik oder die Körperspannung? Ohne Körperspannung lässt sich z. B. das Abrollen der Füße nicht durchführen. Ohne oder zu geringe Spannung „platschen" die Füße auf den Boden und geben laute Geräusche von sich. Dieses „Hineinfallen" in den Schritt führt, von unten nach oben betrachtet, zu weniger Körperspannung. Das „Nicht-gespannt-Sein" führt sich fort. Zugleich ist es gegeben, dass durch eine gute Technik, welche die Prinzipien der Gelenkachsen und des Körperlots einhält, Körperspannung leichter und überhaupt entstehen kann; durch das bessere Zusammenspiel der Muskulatur, die bessere „Kommunikation" der an der Bewegung beteiligten Körperstrukturen.

Eine gute Technik beginnt bei der Fußabrolltechnik, die dem natürlichen Bewegungsfluss des Alltags entspricht. Kommt der Fuß von oben, wird im Training von der Fußspitze bis zur Ferse abgerollt, wie bei dem Schrittmuster Knee Lift oder auch Jog.

Wird der Fuß von hinten nach vorne bewegt, wie es bei der natürlichen Gangbewegung (Walk) geschieht oder beim Basic Step am Step („Beat 1" und „Beat 2" von insgesamt „4 Beats"), rollt der Fuß von der Ferse zur Fußspitze ab.

Bewegungen zur Seite werden in zwei Bereiche eingeteilt:

a) bis Schulterbreite und
b) über Schulterbreite.

Bis zur Schulterbreite kommt der Fuß eher von oben und wird von der Fußspitze bis zur Ferse abgerollt. Darüber hinaus rollt der Fuß von der Ferse zur Fußspitze ab. In jedem Fall beachten wir die Landung im Drei-Punkte-Stand (wie in Kap. 3.1 beschrieben), der wiederum die Aufrichtung und das Körperlot maßgeblich beeinflusst und die Einhaltung der Beinlinie.

Durch das aktive, muskulär geführte Abrollen der Füße kann das Schienbeinkantensyndrom, eine Achillessehnenreizung und andere Überlastungen der Füße und Unterschenkel verhindert werden.

In diesem Zusammenhang ist es wichtig, über die sogenannte *Beinlinie* zu sprechen. Die Einhaltung dieser beeinflusst die Stellung der Füße im Bereich Längs- und Quergewölbe positiv und ebenso umgekehrt wird die Beinlinie oft erst möglich, wenn Einfluss auf die Fußstellung genommen wird. Mit beiden Faktoren erfahren die an der Bewegung beteiligten Gelenke Fuß, Knie und Hüfte weniger Verschleiß!

Der Aufprall (Impact) einer Bewegung wird durch die Abrolltechnik der Füße und ein muskulär geführtes Nachgeben der Knie „abgefedert". Es wird eine erkennbare Landetechnik möglich, die, gerade auch bei den sogenannten *High-Impact-Bewegungen*, wie zum Beispiel Scoop, Pony, Jump oder Pendulum, sehr wichtig ist.

Verletzungen insbesondere der Knie und der Wirbelsäule können so vermieden werden. Beinbewegungen sollen wie die Armbewegungen einen deutlich erkennbaren Anfangs- und Endpunkt haben und kraftvoll und kontrolliert ausgeführt werden.

Die Stabilisierung des Körpers durch den aktiven Bewegungsapparat ist das Ziel. Dabei ist die Stabilität im Mittelkörper eine weitere wichtige Basis für eine gute Technik. Alle Bewegungen der Extremitäten hängen unmittelbar mit dem Bewegungszentrum zusammen und machen eine hohe Stabilität unbedingt notwendig.

Diese erreicht der Groupfitness-Trainer mit Anweisungen wie: „Ziehe deinen Bauchnabel nach innen oben ein." Durch diese Anweisung wird die tief liegende Bauchmuskulatur, der M. transversus abdominis, welcher als lokaler Stabilisator fungiert, angesprochen und kann seine Wirkung als stabilisierendes „Korsett" erfüllen (Haberlandt & Holst, 2017, S. 72ff.).

Im gesamten Körper werden die Gelenke in leichter Beugung muskulär stabilisiert. Sprachlich kann der Trainer diesen Zustand mit den Ausdrücken **„Soft Knee"** oder **„Soft Elbow"** beschreiben, sofern vorab die Teilnehmer informiert worden sind, welche Körperaktion sich dahinter verbirgt und dadurch wissen, was sie tun sollen.

Beschreibungen wie: „Deine Knie sind leicht gebeugt." Und: „Dein Hüftgelenk ist leicht gebeugt", erfüllen ebenso den Zweck in Richtung geführter, kontrollierter Bewegungen.

Schrittmuster, die ihre Bewegungsrichtung zur Seite haben, wie der Step Touch oder Grapevine, brauchen eine gute Stabilität des Beckens in seiner neutralen Position (vgl. Kap. 3.1), durch welche die richtige Ansteuerung der Gesäßmuskulatur erst möglich wird. Zu wenig Bauchspannung und zu wenig Spannung im Beckenraum bei den Abduktoren des Hüftgelenks führen zu einem sich absenkenden Becken auf einer Seite und oft zu Problemen des Rückens genauso wie eine zu große Schrittweite zur Seite (individuelle Hüftgelenkbeweglichkeit) Probleme bereiten kann. Bei der korrekten Ausführung unter Spannung bleibt das Becken in seiner neutralen Position bei leicht gebeugtem Hüftgelenk; die richtige Ansteuerung des Gesäßmuskels wird durch diese Position erst möglich. Eine Ausnahme können hier Stundenformate im „Latino-Style" oder „Street-Style" bilden, in denen das Becken explizit mit einer Vor- und Rückbewegung oder auch einer Rechts- und Linksbewegung in den verwendeten Schrittmustern bewegt wird. Dennoch wird hier muskulär geführt gearbeitet!

Die Richtlinien zur Einhaltung einer guten Technik und Bewegungsausführung gelten sowohl im Aerobic-Training sowie im Step-Aerobic-Training.

Drehungen stellen den Trainierenden durch die Dringlichkeit der Orientierung im Raum vor eine besondere Herausforderung und fordern den haltungsgebenden Muskeln viel ab. Um wirklich „in der Bahn zu bleiben", ist die Rumpfspannung, auch Core-Spannung genannt, sehr wichtig. Ein Drehen auf dem ganzen Fuß würde zu einer hohen Fehlbelastung des beteiligten Sprunggelenks und Kniegelenks führen.

Aus diesem Grund werden Änderungen der Richtung, Änderungen des Raumwegs in der Step-Aerobic und Aerobic durch einen Hop, den Sprung auf einem Bein in die Luft und Landung auf demselben, durchgeführt. In der Flugphase des Hops verändert der Trainer von der bisherigen Bewegungsrichtung hin zur gewünschten neuen Richtung die Körperposition und landet ausgerichtet in der neuen Richtung. Ebenso kann eine Drehung auf der Fußspitze durchgeführt werden.

Beispiele dazu finden sich in den Schrittmustern Step Cross und im Pivot Turn. Unterstützend für die gelenkschonende Ausführung sind hier die Drehpunkte des Schuhwerks, wie in Kap. 2.1 erläutert.

In der Step-Aerobic tragen Hersteller des Geräts mittlerweile dem möglichen Verletzungsrisiko Sorge, indem sie auf der Plattform des Steps glattere Flächen für Drehbewegungen einbauen und mit diesen Flächen für weniger Scherkräfte sorgen, die negativ auf die Gelenke wirken können. Die komplexe Bewegung „Drehung" kann aus diesen Gründen nur im Hauptteil einer Stunde zum Einsatz gelangen.

Von Trainer zu Trainer

Der Trainer muss sich bewusst sein, dass ein Sprung (Schrittmuster mit Flugphase) den Körper um ein Vielfaches mehr belastet, als ein Schrittmuster, bei dem immer ein Fuß am Boden verbleibt, im sogenannten *Low Impact*.

„Aufgrund des Aufpralls bei der Landung, in der ein Vielfaches des Körpergewichts abgefangen wird, sind die Schritte der Familie Jump und Hop naturgemäß belastender für den passiven Bewegungsapparat als ein Low-Impact-Schritt" (Slomka et al., 2015, S. 56).

Um den Trainierenden vor Überlastung zu schützen, sollten folgende Maßnahmen bei der Planung und Durchführung der Stunde ergriffen werden:

1. Eine Mischung von Low- und High-Impact-Schrittmustern balanciert die Belastung des Körpers. Diese Erkenntnis setzt der Trainer nicht nur innerhalb der gesamten Hauptphase ein, sondern auch bei der Einführung eines neuen Schrittmusters, indem er nach der maximalen Anzahl der Landungen oder schon früher einen Low-Impact-Schritt einfügt, diesen für mindestens 4 Beats durchführt und danach in die nächste Übungsphase des High-Impact-Schritts geht.

2. Eine Limitierung der Flugphasen direkt hintereinander auf maximal 16 Landungen (entspricht 16 Beats in der Musik) bei Gewichtsverlagerung auf beide Beine (50:50) und maximal 8 Landungen (entspricht 8 Beats in der Musik) bei Verlagerung des Impacts auf ein Bein (100:0), wie beim Schrittmuster Hop.

Zu springen, macht Freude und darf gerne eingesetzt werden. Den Sprung als erste Wahl zur Intensitätssteigerung zu wählen, wie es viele Trainer heutzutage immer noch bevorzugen, macht aus den genannten Gründen wenig Sinn. Zumal in vielen Fällen die Körperspannung sowie die Technik der Trainierenden und des Trainers zu wünschen übrig lässt und die erhoffte Steigerung der Intensität dadurch entfällt; der Körper aber größeren Belastungen ausgesetzt ist.

Der Trainer sollte andere Möglichkeiten zur Intensitätssteuerung kennen, von größerer Schrittweite zu stärkerer Körperspannung, vermehrtem Einsatz von Muskulatur und Schwerpunktverlagerung, um einige zu nennen und diese in seinem Tun einsetzen. High Impact gehört genau wie Drehungen immer in das Main Exercise der Stunde!

Eine Besonderheit unter den Schrittmustern ist die „Bewegung", genannt **Freeze**. Bewegung in Anführungszeichen, weil man unter dem Begriff Freeze eine kleine Zeitspanne versteht, in der eine Bewegung in ihrem Ablauf unterbrochen und eingefroren wird, also keine wirkliche Bewegung stattfindet.

So, als würde der Trainingsraum schockgefroren werden, verharrt der Trainer mit seiner Gruppe für maximal 4 Beats in einer Bewegung und führt danach die Bewegung zu Ende.

Die Variante schafft ein Highlight im Stundenverlauf und kann auch zum Auffüllen des Musikbogens genutzt werden und den Übergang zu einem neuen Schrittmuster bilden. In der Kürze des Freeze liegt die Würze und der Erhalt des Intensitätsniveaus.

Der Aufstieg auf den Step ist eine Besonderheit im Step-Aerobic-Training. Durch die Bewegung nach vorne oben auf den Step entsteht eine leichte Körpervorlage, die aus dem Sprunggelenk entsteht und sich in den ganzen Körper fortführt, erkennbar in einer leichten diagonalen Ausrichtung des Körpers. Durch dieses **Aufsteigen** in die leichte Körpervorlage wird der gesamte Körperschwerpunkt nach oben auf den Step gehoben.

„So, als würde dein Kopf in Richtung des Basketballkorbs gehen", könnte eine Beschreibung der Bewegung heißen oder: „Nimm dein ganzes Gewicht nach vorne oben hoch." Selbstverständlich ist die Beibehaltung der Aufrichtung des Körpers während des Aufsteigens.

Die Schrittmuster Stomp mit allen Repeater-Varianten, Mambo, Pivot Turn, Triple Step und Cha-Cha-Cha & March bilden hier insofern eine Ausnahme, dass der Körperschwerpunkt weniger oder etwas mehr vor dem Step-Gerät verbleibt. Zusätzlich zum Gehen kann auch ein Sprung in Form eines Jumps oder Leaps den Trainierenden auf den Step führen.

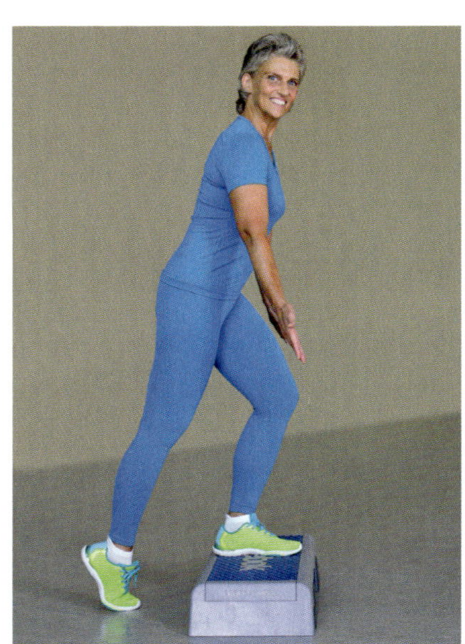

Aufstieg auf den Step mit korrekter Körperlinie

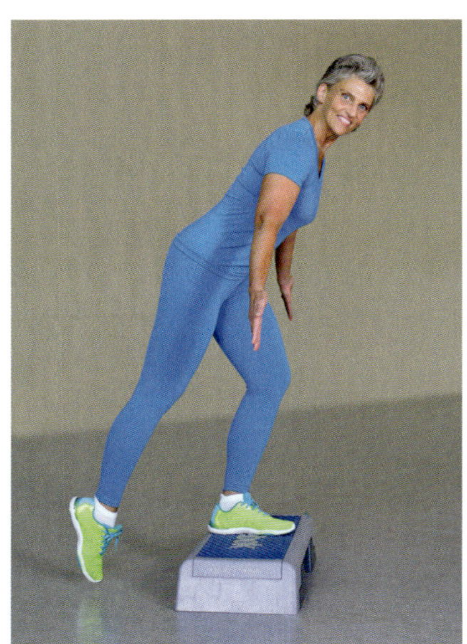

Aufstieg auf den Step mit zu großer Oberkörpervorlage

Diese Variante des Aufsteigens wird nur bei Teilnehmern mit Vorkenntnissen empfohlen, bei denen eine gewisse „Aufsteige-Routine“ und körperliche Fitness vorhanden ist. Das **Absteigen** vom Step wird immer im Low Impact, also gehend, ausgeführt, um die Belastung auf die passiven Strukturen geringer zu halten und möglichen Unfällen durch ein Hinunterspringen vorzubeugen.

Um dem Kniegelenk so wenig wie möglich Schubbelastungen nach vorne zuzumuten, werden Absteigebewegungen, die nach vorne erfolgen, in den meisten Fällen weiter nach vorne geführt unter Berücksichtigung des Bewegungsschwungs. Das heißt, dass nach dem ersten Schritt von oben herunter auf den Boden in der begonnenen Bewegungsrichtung ein weiterer Schritt auf den Boden erfolgt und erst danach, wenn gewollt, abgebremst und die Bewegungsrichtung verändert und ggf. zum Step zurückgekehrt wird.

Weitere Besonderheiten und Sicherheitsregeln im Umgang mit dem Step sind in Kap. 6.1 aufgeführt.

Mit seiner vorbildhaften Technik und Bewegungsausführung wird der Trainer trotz hoher körperlicher Anforderungen durch sein Arbeitsfeld lange Zeit gesund trainieren und gesund bleiben. Viele Teilnehmer werden sich seines Vorbildes annehmen und ebenso gesundheitlich davon profitieren.

Damit dies möglich ist, benötigt der Trainierende positiv formulierte Korrekturen seines Tuns. Im nächsten Kapitel sind Beispiele aus der Unterrichtspraxis aufgeführt, die eine zielorientierte Korrektur verdeutlichen werden.

3.6 ANLEITUNG UND KORREKTUR ANHAND VON BEISPIELEN IN DER PRAXIS

Zielgerichtet **Korrekturen** auszuüben, sollte vom Trainer Stück für Stück in seinen Unterricht einfließen und bedarf einer gewissen Übung. Als Beginner wählt der Trainer erst einmal eine oder zwei Anweisungen zur Problemlösung aus und wird seine Erfahrungen machen, ob und wie die Anweisungen bei den Teilnehmern ankommen.

Der Trainer kann sich nach jeder Stunde fragen:

- „Waren meine Korrekturen zielführend?"
- „Konnten meine Formulierungen verstanden werden?"

Durch diese Selbstreflexion baut sich nach und nach ein größeres Repertoire an Anweisungen zur Teilnehmerkorrektur auf, aus dem der Trainer immer mehr situationsbezogen wählen kann. Um andere Lösungswege zu finden oder in den eigenen Formulierungen bestätigt zu werden, kann ein Gespräch mit anderen Trainern hilfreich sein genauso wie Hospitationen im Unterricht von erfahrenen Trainern.

Wichtig ist es, bei den Korrekturen eine Formulierung in Richtung Problemlösung zu finden, die man selbst als Trainer sprechen mag, die quasi „zu einem selbst gehört"; nur damit fühlt sich der Trainer wohl. Seine Korrekturen in kurzen Sätzen werden bei den Kursteilnehmern glaubhaft „rüberkommen" und zu verstehen sein. Die Teilnehmer spüren, dass sie ernst genommen werden und der Trainer um ihr Wohl besorgt ist.

Somit empfinden die Teilnehmer die Aufforderungen des Trainers nicht als persönliche Kritik, sondern als Hilfestellung zum Erhalt der Gesundheit und fühlen sich in der funktionelleren Ausführung der Bewegung wohler. Eine vertrauensvolle Basis entsteht, die das Training auf neue Level heben kann. Als erfahrener Groupfitness-Trainer weiß man, dass es Anweisungen gibt, die mit guter Garantie zum Ziel führen. Dazu zählen folgende Formulierungen:

Tab.: Zielführende Anweisungen zur Korrektur des Teilnehmers

Bewegungsbild des Teilnehmers	**Anleitungen vom Trainer *zur Korrektur***
Gesenktes Brustbein (der obere Rücken ist gerundet), die Schultern sind nach vorne gerundet, die Arme sind innenrotiert, das Kinn ist leicht nach vorne geschoben.	„Hebe dein Brustbein nach vorne oben."
Die Halswirbelsäule ist sehr stark gebeugt, das Kinn angehoben.	„Hebe deine Schädelbasis." „Der goldene Faden zieht deinen Kronenpunkt nach oben."
Stand im Überhang mit Beckenvorschub	„Bringe deine Füße in den Drei-Punkte-Stand." „Verteile dein Gewicht gleichmäßig auf den Vorfuß und die Ferse."
Armbewegung Lateral Raise: Die Arme sind hinter der Frontalebene, das Kinn ist nach vorne geschoben.	„Behalte deine Arme im Blickfeld und hebe deine Schädelbasis."
Durchgestreckte Knie	„Halte deine Kniegelenke leicht gebeugt." „Beuge deine Knie zum ‚Soft Knee'!"
Schrittmuster Step Leg Lift side & March Travel: Das Becken kippt zu einer Seite, das Bein ist sehr weit zur Seite angehoben. Der Oberkörper befindet sich in stärkerer Seitneigung und der Kopf strebt senkrecht zur Decke.	„Bringe beide Beckenschaufeln auf gleiche Höhe." „Lasse beide Beckenschaufeln parallel zueinander stehen."
Schrittmuster Mambo: Beckenrotation mit einer Vor- und Rückbewegung, Hüfte, Knie und Füße befinden sich außerhalb der Beinlinie, der Schultergürtel ist instabil.	„Bringe dein Becken in eine neutrale Position." „Halte beide Beckenschaufeln auf gleicher Höhe nebeneinander."

Die **Anweisungen** konzentrieren sich auf die Ursache der Fehlhaltung und auf die Ursache der falschen Technik und führen somit zum Erfolg! Eine Anweisung, die sich auf die Symptome konzentriert, wird weitere Probleme mit sich bringen.

Bei der Problemstellung: „Gesenktes Brustbein mit nach vorne rund werdenden Schultern, nach innen rotierten Armen und leicht angehobenem Kinn" (siehe Tabelle oben), wird die Anweisung: „Ziehe deine Schulterblätter zusammen", zu vermehrt nach hinten oben gezogenen Schultern führen, wodurch sich die Muskelarbeit im Bereich Nacken verstärkt. Die Brustwirbelsäule bleibt jedoch gebeugt und der Kopf sowie die Wirbelsäule bleiben in ihrer Fehlstellung.

Doch genau bei der Brustwirbelsäule bzw. bei dem Brustbein, welches für die Teilnehmer auch ohne Spiegel sichtbar und damit erfahrbar ist, liegt die Lösung zur Haltungskorrektur. Mit der Anweisung: „Hebe dein Brustbein nach vorne oben an", konzentriert sich der Trainer auf die Ursache für die Rundung und führt damit eine Ansteuerung der Muskulatur herbei, die das Schulterblatt am Rumpf fixiert.

Daran gekoppelt, streckt sich die Wirbelsäule und bringt den Kopf zurück ins Lot, da die Schädelbasis gehoben wird und die natürliche, lang gezogene Halswirbelsäule entstehen kann. Der Teilnehmer steht wieder in seiner Längsspannung.

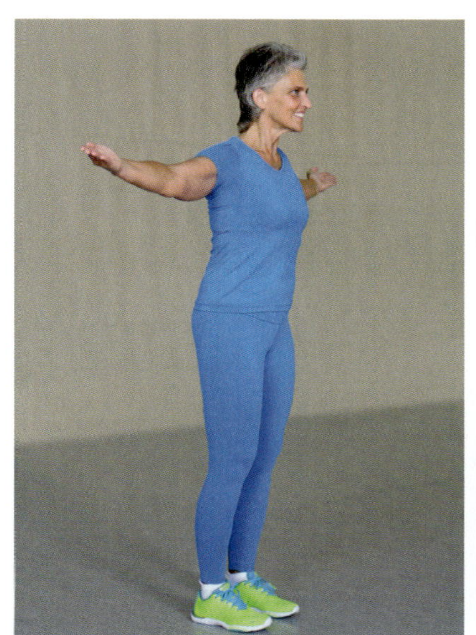

Fehlerhafte Haltung der Arme, das Kinn ist zu weit vorgeschoben.

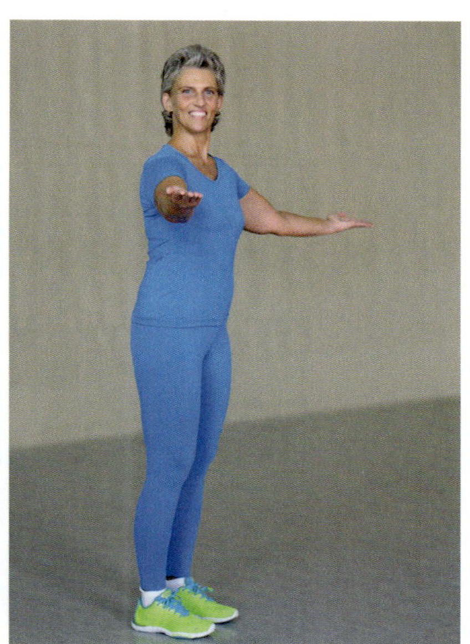

Korrekte Armlinie

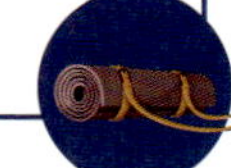

Ein weiteres Beispiel führt in den Bereich der falschen Bewegungsausführung: Der Teilnehmer rollt den Fuß beim Schrittmuster Step Touch im Cardio-Training von der Fußspitze zur Ferse ab, die Beine sind im Hüftgelenk etwas nach innen rotiert und die Beinlinie ist unterbrochen. „Hebe deine Fußspitze an", ist eine Anweisung, die sich auf die Symptome bezieht und an der nach innen gerichteten Beinposition kaum etwas verändert.

„Drehe deine Beine im Hüftgelenk leicht nach außen", stellt die Anweisung dar, die zum Ziel führt. Die Gesäßmuskulatur kann wieder richtig angesteuert werden, die Beine und Füße gelangen in ihre Beinlinie (Beine leicht nach außen rotiert und diagonale Fußposition), das Hüftgelenk kann in seine leicht gebeugte Haltung geführt und gehalten werden, die Füße führen die Abrolltechnik von der Ferse bis zur Fußspitze aus.

Durch die Gewöhnung des Menschen an seinen Haltungs- und Längsspannungsverlust im Alltag kommen Teilnehmer in die Groupfitness-Stunde und führen Bewegungen mit nach vorne geschobenem Kinn aus. Dies entspricht einer übermäßigen Beugung der Halswirbelsäule, bei der vermehrter Druck auf die passiven Strukturen ausgeübt wird.

Die richtige Anweisung, um diese Fehlhaltung aufzulösen, lautet: „Hebe deine Schädelbasis.“ Wählt der Trainer die Anweisung: „Schiebe dein Kinn nach hinten“, würde der Druck auf die Halswirbelsäule durch die initiierte Schubbewegung sogar noch erhöht werden und die Situation verschlimmern.

Oftmals wird diese belastende Kopfhaltung zusammen mit nach vorne gerundeten Schultern eingenommen und kann mit der Anweisung: „Hebe dein Brustbein nach vorne oben“, aufgelöst werden.

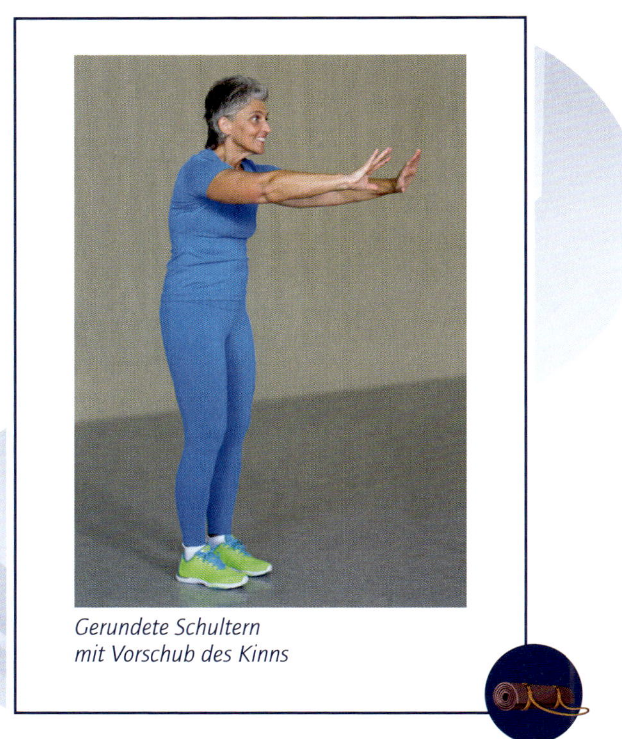

Gerundete Schultern mit Vorschub des Kinns

Von Trainer zu Trainer

Jede noch so kleine Veränderung in der Positionierung eines Körperteils zieht eine Kettenreaktion in einigen Bereichen des Körpers nach sich. So hat zum Beispiel eine Drehung des Arms nach außen Auswirkungen auf die Muskulatur der Schulterregion. Die Ansteuerung der Außenrotatoren des Schultergelenks wird optimiert, der aufsteigende Anteil des M. trapezius kann die Schulterblätter besser nach unten an den Rumpf fixieren.

Der Körper arbeitet hier unter Einbezug seiner Muskelketten, die funktionell verbundene Bereiche (muskulär) miteinander verbinden und quasi in Abhängigkeit bzw. Bezug zueinander bringen. Die Kettenreaktion dient dem Ziel, die Statik aufrechtzuerhalten und bestmöglich einsatzbereit zu bleiben. Dieses System macht sich der Groupfitness-Trainer mit seinen wohlüberlegten, die Ursache behebenden Ansagen zunutze.

Manchmal führen Bewegungen dazu, die aufrechte Körperhaltung zu verlassen. Ein fast schon klassisches Beispiel dafür ist die Durchführung des Schrittmusters „Step Knee Lift & March" mit der Armbewegung „Ellbogen zum Knie führen".

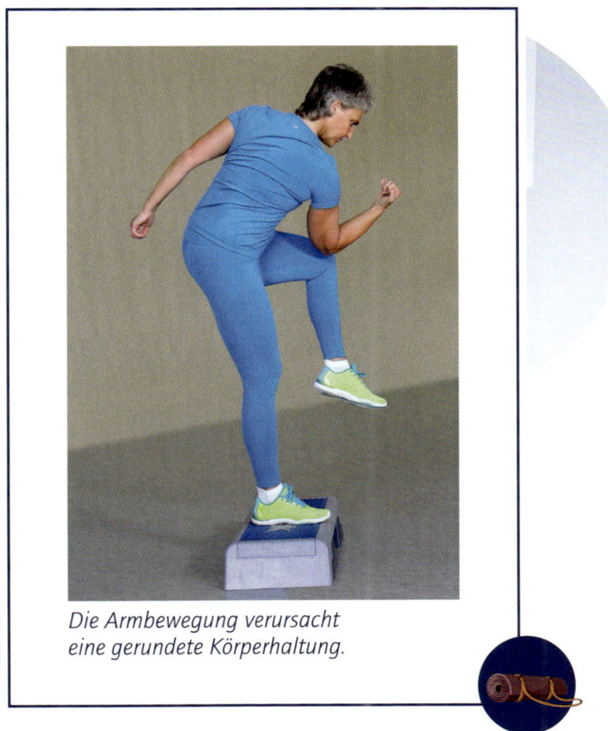

Die Armbewegung verursacht eine gerundete Körperhaltung.

Mit dieser Ausführung gerät man unweigerlich in die **Beugehaltung** und die Körperausrichtung nach vorne oben geht verloren. Wird die Armbewegung etwas verändert und die Hand wird zum Knie geführt, kann die aufrechte Haltung eingenommen und die Bewegungsrichtung nach vorne oben wieder durchgeführt werden. Die Aufrichtung des Körpers im Training als Gegenpol zur Beugehaltung im Alltag wird hier erreicht.

Eine Oberkörperrotation mit einzubauen, wäre bei dieser Armvariante Hand zum Knie ebenso im aufgerichteten Zustand möglich.

Side to Side (Step Tap side), zusammen mit der Armbewegung „der Arm kommt von seitlich außen nach vorne" („Halbkreis vor"), ist ebenso ein Beispiel für den Einfluss der Armbewegung auf das Schrittmuster. Durch den langen Hebel des Arms und eine zu geringe Körperspannung wird zum Ausgleich der Oberkörper nach vorne geneigt und der Tap des unbelasteten Fußes wird hinter der Bewegungslinie des Standbeins getappt. Im Bild ist der Tap hinter die Bewegungslinie, „zu weit nach hinten", ohne die eben beschriebene Armbewegung zu sehen.

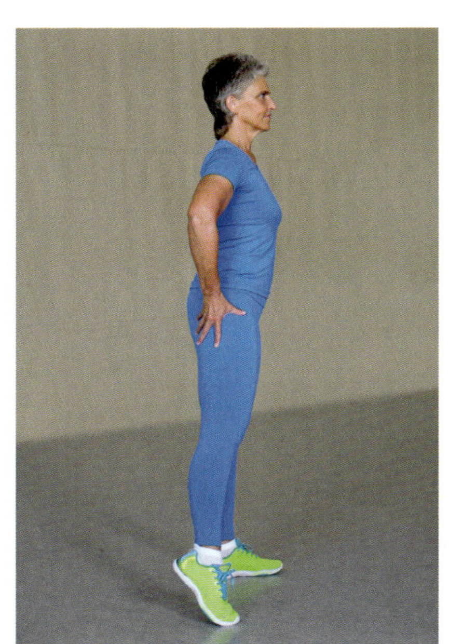

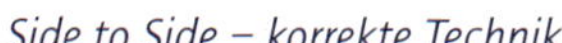

Side to Side – korrekte Technik

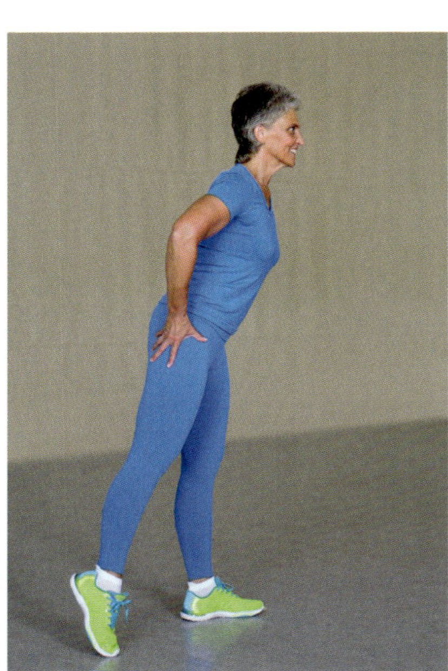

Side to Side – fehlerhafte Ausführung

Das Faszientraining gehört, in der Gruppe unterrichtet, ebenso zum Groupfitness-Bereich. Die oben gezeigte Übung in die Beugehaltung hinein könnte unter dem Aspekt der Faszienarbeit in ein Trainingsformat für Faszien einfließen; unter anderem nehmen Bewegungen über weite Strecken des Körpers Einfluss auf das Faszien-gewebe.

Zusätzlich würde die Kopfhaltung mit Blick nach unten hinzugefügt werden und ein geführtes Kippen des Beckens mit dem Schambein nach vorne oben, um die fasziale Wirkung dieser Übung zu verstärken bzw. zu erreichen. Dies alles nun im flotten Rhythmus der Musik in einer Step-Aerobic-Einheit auszuüben, ohne dabei vom Step zu fallen und immer noch die korrekte Abrolltechnik durchzuführen, scheint schwierig und wenig zielführend.

Das Hauptziel einer Cardio-Einheit der Groupfitness ist das Herz-Kreislauf-Training. Dieses soll sicher und die Aufrichtung unterstützend durchgeführt werden. Der Trainer sollte mit seinen Inhalten das Hauptziel der Cardio-Phase unterstützen und kann für einen „Ausflug" in das Faszientraining im Bereich Workout fasziale Übungen unter den Aspekten Federn, Beleben, Durchbluten, Wahrnehmen, Vielfalt einbauen.

Damit das Wissen über die Faszien und die dazugehörigen Übungen wachsen kann, empfehlen wir unbedingt eine Ausbildung im Faszienbereich.

Das Schrittmuster Grapevine lässt einige Möglichkeiten der fehlerhaften Ausführung zu und braucht vom Trainer gutes Wissen, um die Fehler korrigieren zu können bzw. diese mit seinen Formulierungen und dem richtigen Vorzeigen zu vermeiden.

Fehlerquelle Nummer eins entsteht mit dem ersten Schritt des Schrittmusters Grapevine: Diagonal schräg nach vorne ausgeführt, wird der Fuß von der Ferse zur Fußspitze abgerollt und die Beinlinie Fuß-Knie-Hüfte berücksichtigt. Wird der erste Schritt („Beat 1") „zur Seite" angesagt, erfolgt ein zu weites Nach-außen-Drehen des Fußes, dem die Gelenke Knie und Hüfte nicht folgen. Daraus entstehen Fehlbelastungen in allen drei Gelenken.

Der erste Schritt schafft durch seine Bewegung diagonal nach vorne Platz für den zweiten Schritt, der hinter dem ersten Schritt kreuzt („Beat 2"). Wenn dieser Platz nicht gegeben ist, weil auf die Vorwärtsbewegung verzichtet wurde, haben das Hüftgelenk und das Becken zu wenig Bewegungsspielraum und führen Ausweichbewegungen durch (Beckenkippung, Beckenrotation), die sich negativ auf die Wirbelsäule auswirken können und die passiven Strukturen des Hüftgelenks belasten.

Dies entsteht gerade dann, wenn das Kreuzen viel zu stark durchgeführt wird. Der Trainer strebt eine neutrale Beckenstellung an, wie sie in der Grundhaltung gegeben ist.

Schritt Nummer drei führt das vordere Bein diagonal nach hinten und rollt dabei von der Fußspitze zur Ferse ab. Dieser Schritt öffnet die Beckenregion, der ganze Körper ist frontal nach vorne ausgerichtet. Beobachtet wurde ein Wegdrehen des Körpers in die diagonale Position oder ein Nichteinhalten der Beinlinie als Folge der fehlerhaften Position bei „Beat 2".

Zum Abschluss des Schrittmusters („Beat 4") erfolgt der Touch in der Mitte des Standbeinfußes, wobei die Bewegung des Fußes von oben zum Touch führt und dadurch keine Belastung im Kniegelenk hervorrufen kann. Wenn der Trainer den Touch in Richtung des Standfußes zieht oder weiter entfernt vom Standbein den Boden mit der Innenkante des Fußes berührt (geöffneter Touch), wird das Fuß- und Kniegelenk einer vermehrten Belastung ausgesetzt und durch die X-beinige Stellung die Ansteuerung der Muskulatur in Richtung Beugehaltung sowie die Gesäßmuskulatur an der richtigen Arbeit gehindert (Ansteuerung).

Der Trainer gibt bei diesem Schritt zwingend ein gutes Vorbild und hat die korrekte Ausführung geübt. Er wählt Formulierungen wie: „Halte dein Becken gerade", „Der erste Schritt geht diagonal nach vorne", „Setze den Touch in die Mitte deines Standfußes." Oder: „Bleibe mit deinem ganzen Körper nach vorne ausgerichtet", um die Teilnehmer in der Ausführung zu schulen (Facette Lehrer).

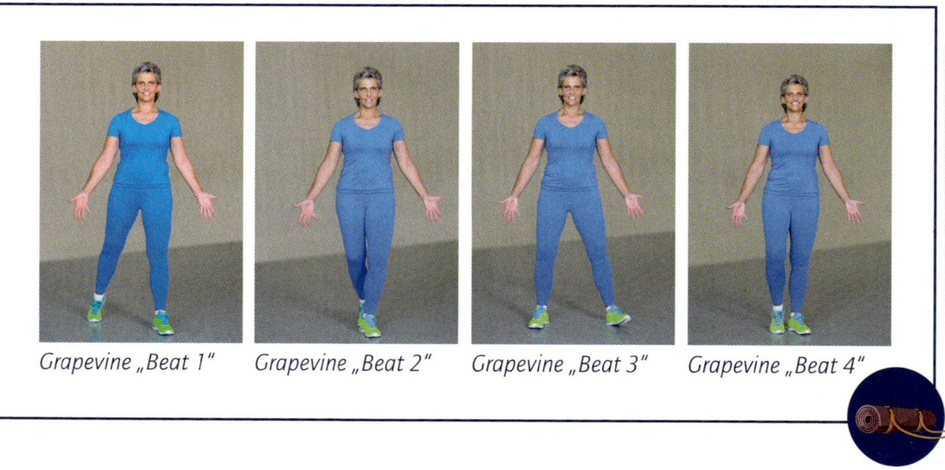

Grapevine „Beat 1" *Grapevine „Beat 2"* *Grapevine „Beat 3"* *Grapevine „Beat 4"*

Bei diesen möglichen Fehlerquellen könnte der Trainer zu dem Schluss kommen, dass das Schrittmuster Grapevine zu kompliziert ist, um es in der Stunde anzuwenden. Diese Annahme ist insofern richtig, dass ein Grapevine den Teilnehmern erst beigebracht wird, wenn das Schrittmuster Double Step Touch beherrscht wird.

Somit ist das Schrittmuster Grapevine für Anfänger nicht geeignet und soll generell nur in der Hauptphase einer Stunde zur Anwendung kommen, wenn der Körper auf solche Herausforderungen mental wie körperlich vorbereitet worden ist. Einen Grapevine zu „turnen", ist wundervoll und wird mit den gegebenen Hilfen zum Vergnügen für die Trainierenden werden.

Positiv formulierte Bewegungshinweise in den Traineralltag einzubauen, stellt eine besondere Herausforderung für den Groupfitness-Trainer dar. Die positiven Auswirkungen auf die Qualität der Übungen und den durch die korrekte Technik möglichen Aufbau der Körperspannung und die Beibehaltung dieser sowie die Schonung des Bewegungsapparats geben die Motivation, die Hinweise zu geben. In seiner Rolle als Gastgeber möchte der Trainer, dass seine Teilnehmer wiederkommen. Mit seiner Kompetenz und Fürsorge wird er dieses Ziel erreichen.

4 ARMBEWEGUNGEN

Armbewegungen sind ein wichtiger Bestandteil der Groupfitness und des Herz-Kreislauf-Trainings. Mit dem Einsatz der Arme kann die Intensität beeinflusst, die Bewegung im Raum unterstützt und die Koordination herausgefordert und geschult werden. Armbewegungen können das Gefühl während der Ausübung und den Ausdruck von athletisch bis hin zu weich-fließend verändern.

4.1 BEWEGUNGSBESCHREIBUNGEN DER GRUNDBEWEGUNGEN DER ARME

Auf den folgenden Seiten werden die Armbewegungen in allen wichtigen Details beschrieben: Anfangs- und Endposition, Bewegungsbeschreibung und mögliche Besonderheiten werden unter „Hinweise" erläutert. Bildmaterial und Skizze stehen dem visuell Lernenden zur Verfügung.

Es werden die Armbewegungen beschrieben, welche häufig in der Groupfitness-Stunde ihren Einsatz finden und zu den grundlegenden Armbewegungen gehören, deren Namen national sowie international Verwendung finden.

Biceps Curl

Hier geht es zum **Video**

AP 1 2

Biceps Curl

Beats: 2

Bewegungsbeschreibung:

Anfangs- und Endposition: Unten neben dem Körper, die Arme sind im Ellbogengelenk leicht gebeugt.

Bewegungsrichtung: Hände bis auf etwa Schulterhöhe nach oben führen.

Hinweise: Der Oberarm ist ruhig am Oberkörper fixiert, während der Unterarm die Bewegung ausführt.

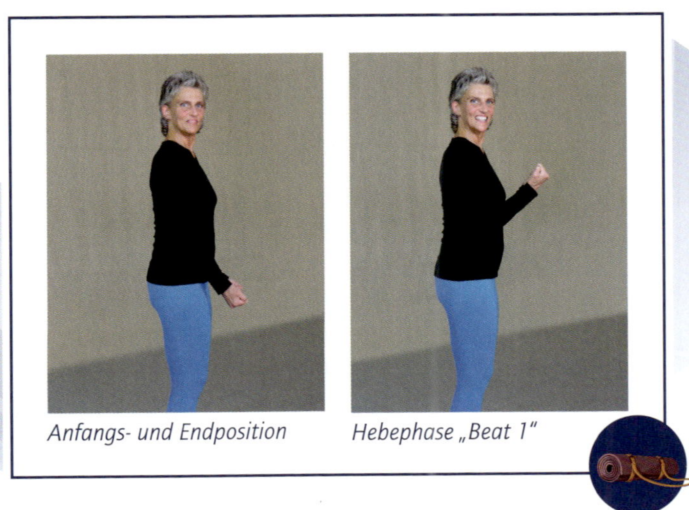

Anfangs- und Endposition *Hebephase „Beat 1"*

Biceps Raise

Hier geht es zum **Video**

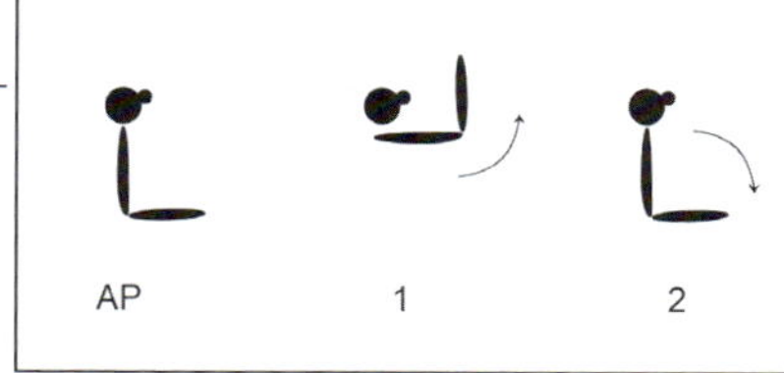

Biceps Raise

Beats: 2

Bewegungsbeschreibung:

Anfangs- und Endposition: Unten mit gebeugtem Ellbogen (90 Grad).

Bewegungsrichtung: Die Oberarme bis knapp unterhalb der Schulterhöhe anheben.

Hinweise: Die Ellbogen werden etwas mehr als schulterbreit gehalten.

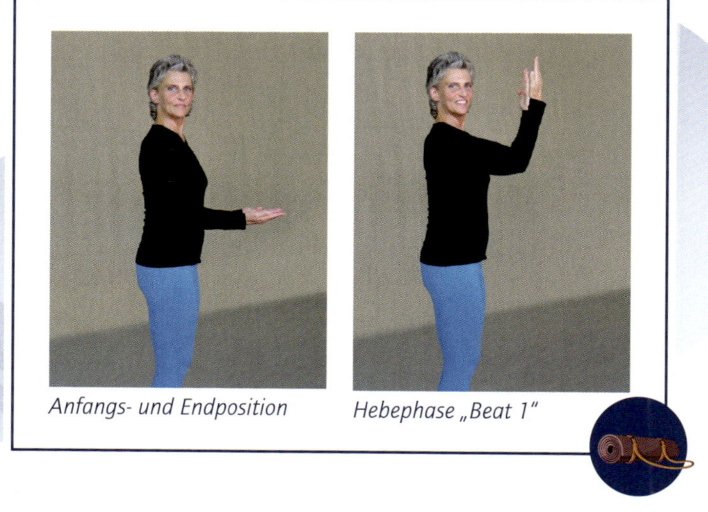

Anfangs- und Endposition *Hebephase „Beat 1"*

Upright Row

Hier geht es zum **Video**

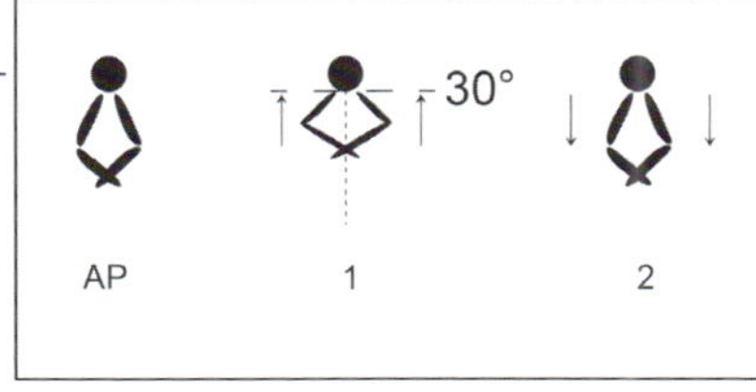

Upright Row

Beats: 2

Bewegungsbeschreibung:

Anfangs- und Endposition: Unten, eng vor dem Körper, bei leicht gebeugten Ellbogen.

Hinweise: Die Hände sind übereinandergelegt; die Ellbogengelenke zeigen nach außen. Die Ellbogen führen die Bewegung. Die Oberarme befinden sich 30 Grad vor der Frontalebene. Die Bewegung nach oben mit den Händen auf Brustbeinhöhe abbremsen.

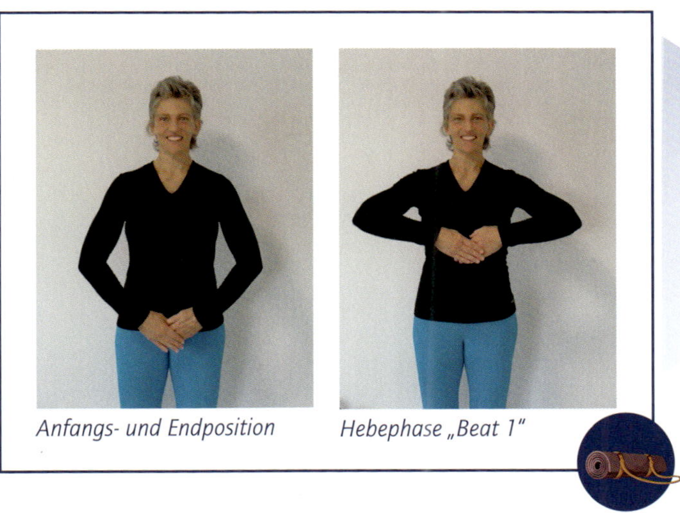

Anfangs- und Endposition *Hebephase „Beat 1"*

Front Raise

Hier geht es zum **Video**

Front Raise

Beats: 2

Bewegungsbeschreibung:

Anfangs- und Endposition: Unten neben dem Körper, die Arme sind fast gestreckt.

Bewegungsrichtung: Die Arme bis knapp unter Schulterhöhe anheben.

Hinweise: Gestreckte Finger, die Handinnenflächen zeigen nach oben (zur Unterstützung der Aufrichtung).

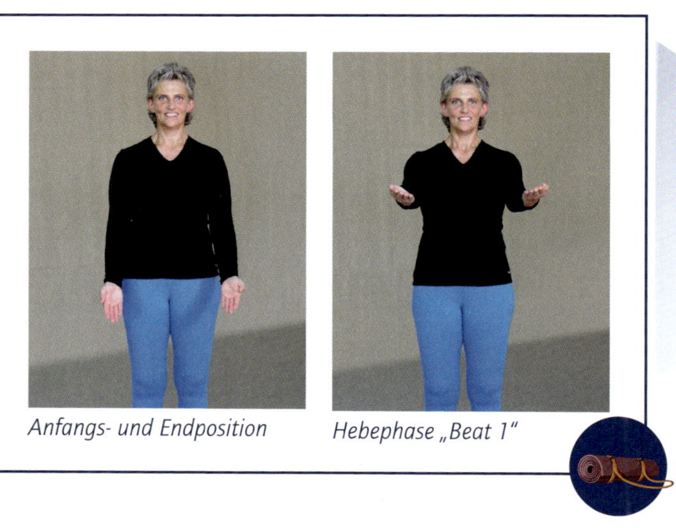

Anfangs- und Endposition *Hebephase „Beat 1"*

Lateral Raise

Hier geht es zum **Video**

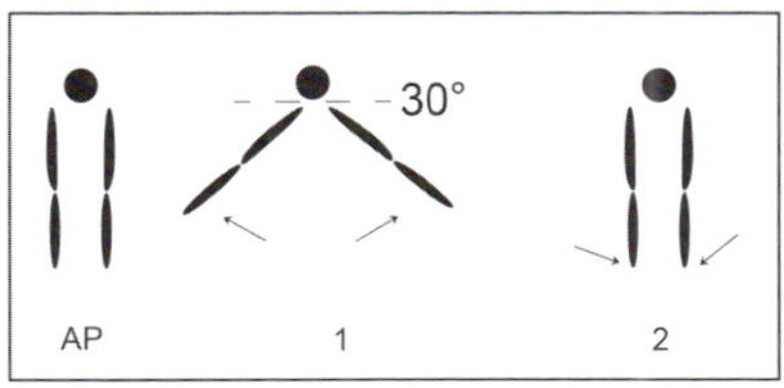

Lateral Raise

Beats: 2

Bewegungsbeschreibung:

Anfangs- und Endposition: Unten neben dem Körper, die Arme sind leicht gebeugt.

Bewegungsrichtung: Seitlich nach oben, 30 Grad vor der Frontalebene (im Blickfeld), bis knapp unter Schulterhöhe.

Hinweise: Die Handinnenflächen zeigen nach oben (Druckverminderung im Schultergelenk).

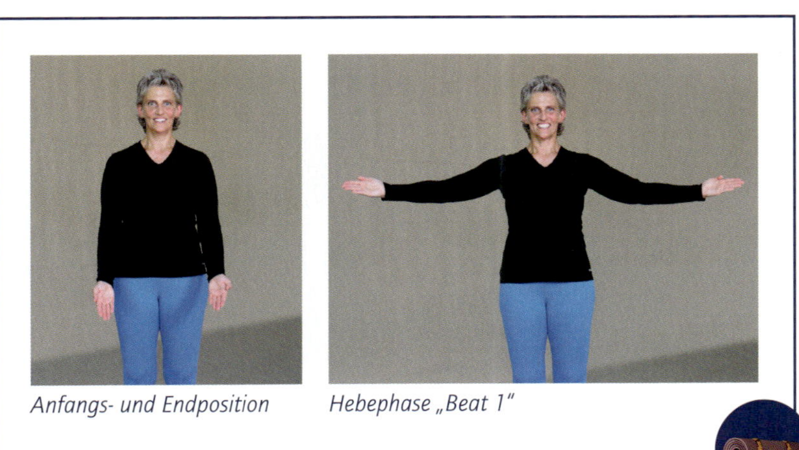

Anfangs- und Endposition *Hebephase „Beat 1"*

Butterfly

Hier geht es zum **Video**

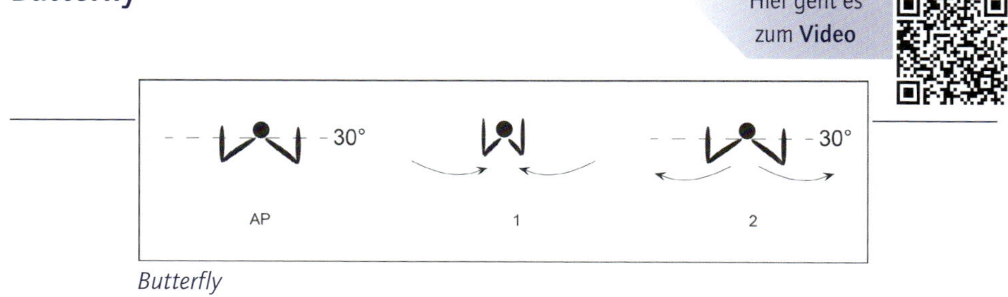

Butterfly

Beats: 2

Bewegungsbeschreibung:

Anfangs- und Endposition: Unter Schulterhöhe, die Arme sind in der U-Halte.

Bewegungsrichtung: Nach vorne bis zur Schulterbreite.

Hinweise: Anfangs- und Endposition (der Oberarme) ist etwa 30 Grad vor der Frontalebene.

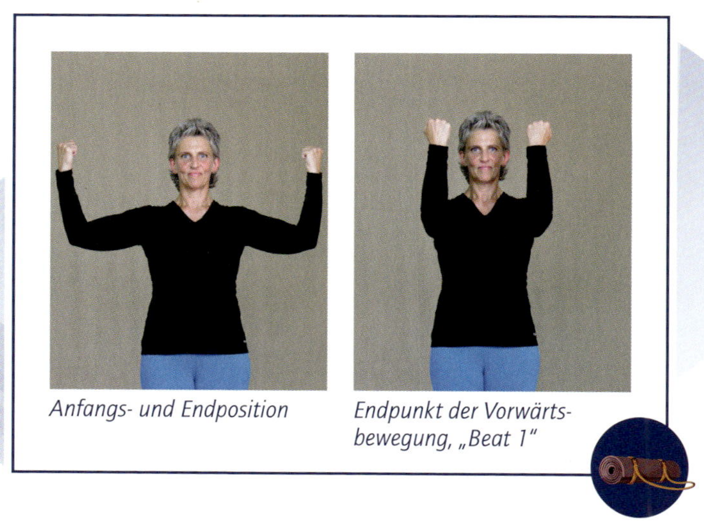

Anfangs- und Endposition

Endpunkt der Vorwärtsbewegung, „Beat 1"

Overhead Press

Hier geht es zum **Video**

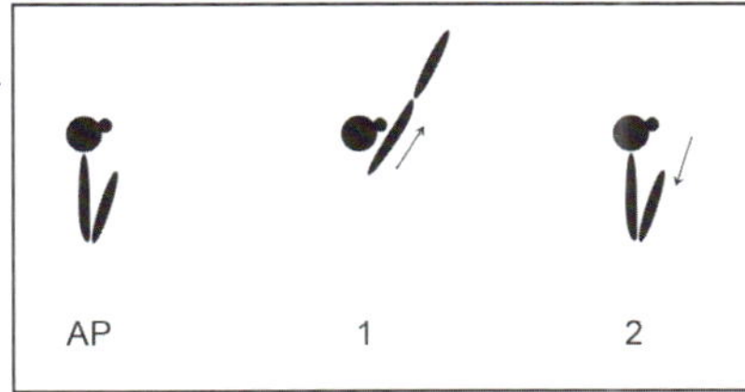

Overhead Press

Beats: 2

Bewegungsbeschreibung:

Anfangs- und Endposition: Angewinkelte Arme, die Ellbogen zeigen nach unten und die Handinnenflächen zeigen nach vorne.

Bewegungsrichtung: Diagonal nach vorne oben, bis über Kopfhöhe.

Hinweise: Die Arme bleiben im Blickfeld und die Ellbogen sind leicht gebeugt. Die Schulterblätter ziehen nach hinten unten.

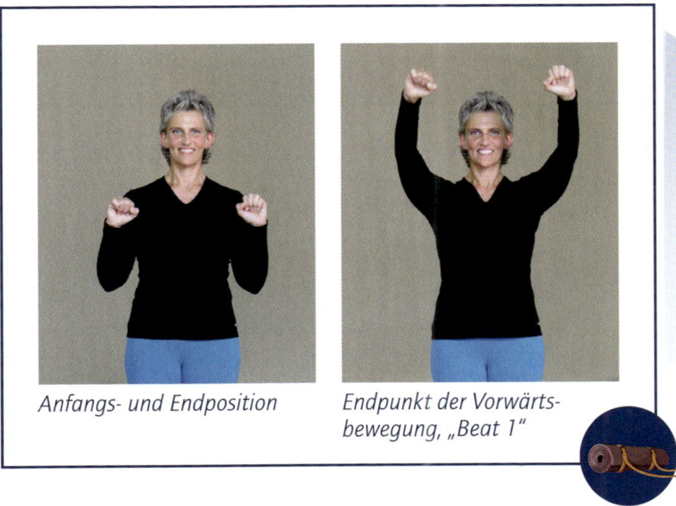

Anfangs- und Endposition *Endpunkt der Vorwärtsbewegung, „Beat 1"*

Chest Press

Hier geht es zum **Video**

Chest Press

Beats: 2

Bewegungsbeschreibung:

Anfangs- und Endposition: Angewinkelte Arme (Oberarm und Unterarm stehen im 90-Grad-Winkel zueinander, 30 Grad vor dem Oberkörper). Die Ellbogen zeigen nach außen und die Handinnenflächen nach vorne, die Hände berühren sich nicht.

Bewegungsrichtung: Unterhalb der Schulterhöhe die Arme nach vorne strecken.

Hinweise: Der Abschluss der Pressbewegung erfolgt nach vorne bei leicht gebeugten Ellbogengelenken.

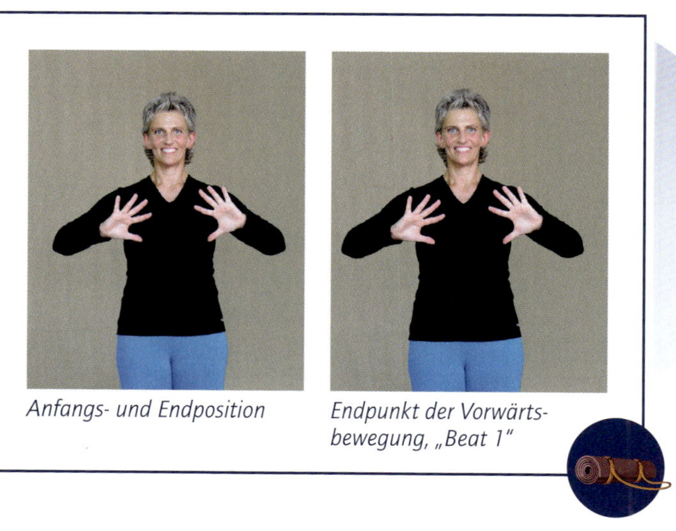

Anfangs- und Endposition *Endpunkt der Vorwärtsbewegung, „Beat 1"*

Front Raise high

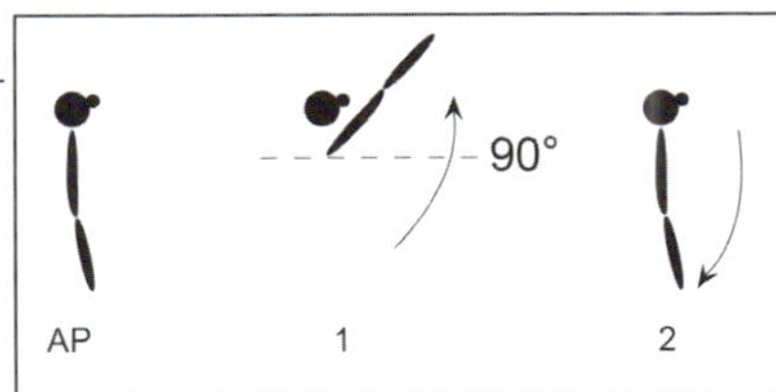

Front Raise high

Beats: 4 (empfohlen) oder 2

Bewegungsbeschreibung:

Anfangs- und Endposition: Unten neben dem Körper, die Arme sind fast gestreckt.

Bewegungsrichtung: Mit fast gestreckten Armen diagonal nach vorne oben, bis über Kopfhöhe.

Hinweise: Die Arme bleiben im Blickfeld und die Ellbogen sind leicht gebeugt. Die Schulterblätter ziehen nach hinten unten. Stabilisierung des Rumpfs durch Einzug der Bauchdecke nach innen oben.

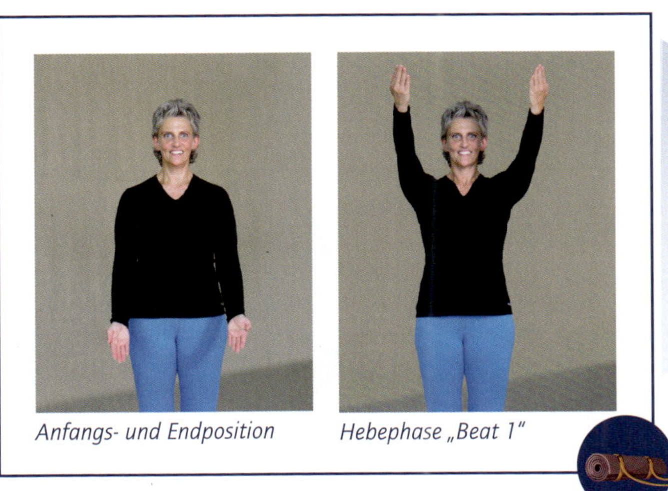

Anfangs- und Endposition *Hebephase „Beat 1"*

Press & Pull

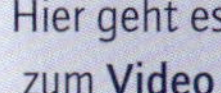

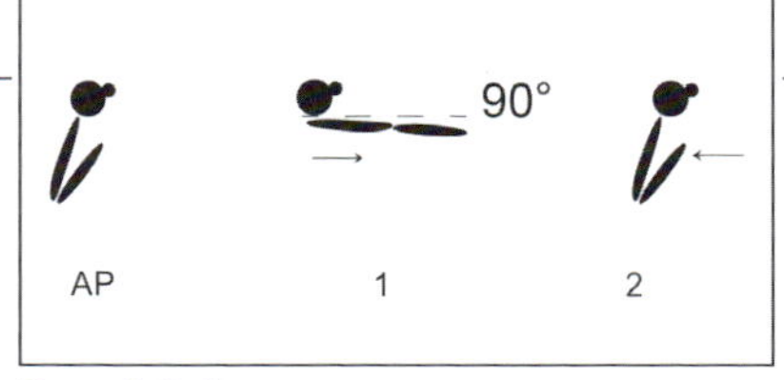

Press & Pull

Beats: 2

Bewegungsbeschreibung:

Anfangsposition: Angewinkelte Arme, die Ellbogen sind leicht hinter dem Körper und unten, die Handgelenke zeigen nach unten, leichte Faust.

Endposition: Wie die Anfangsposition, jedoch mit den Handinnenflächen nach oben, leichte Faust.

Bewegungsrichtung: Nach vorne und oben, bis etwas unterhalb der Schulterhöhe.

Hinweise: Der Abschluss der Pressbewegung erfolgt nach vorne bei leicht gebeugten Ellbogengelenken. Dem Zurückziehen (Pull) der Arme geht eine Drehbewegung des Unterarms nach außen (Supination) voraus, wodurch die Handinnenflächen beim Heranziehen an den Körper in Richtung Decke zeigen. Bevor die nächste Vorwärtsbewegung startet (Press), werden die Unterarme zurückgedreht (Pronation), sodass die Handinnenflächen nach unten zeigen.

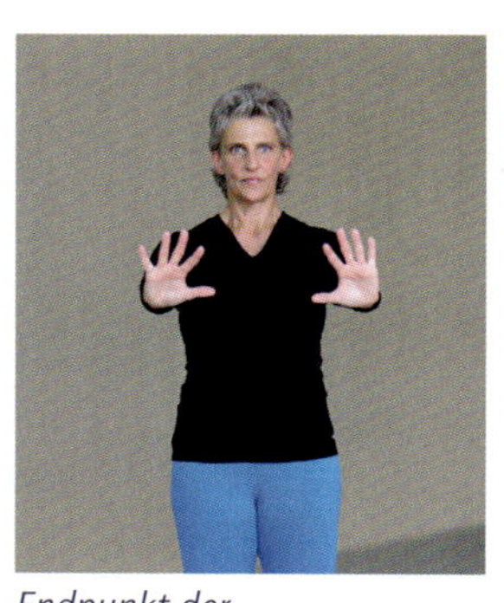

Endpunkt der Pressbewegung, „Beat 1"

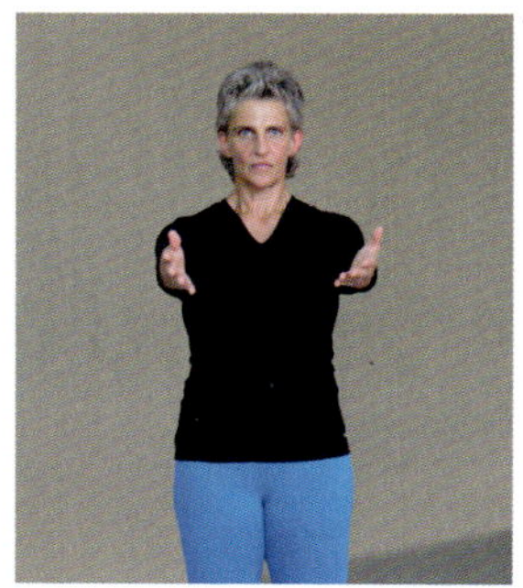

Den Arm in Supination drehen

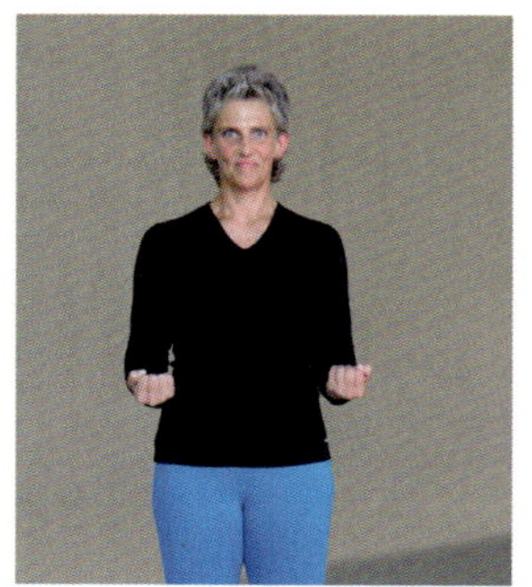

Endpunkt des Heranziehens, „Beat 2"

Pull back

Hier geht es zum **Video**

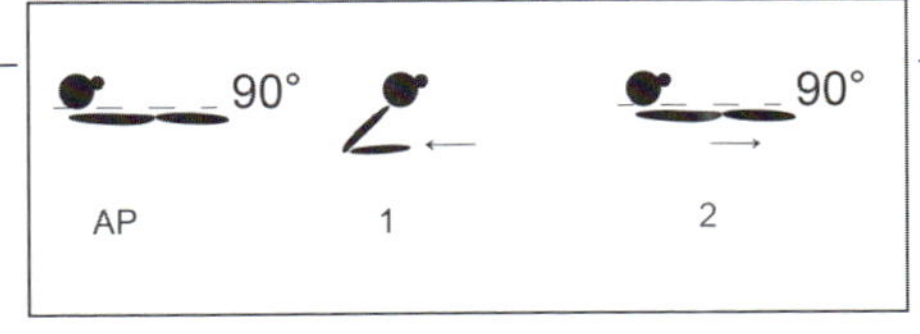

Pull back

Beats: 2

Bewegungsbeschreibung:

Anfangs- und Endposition: Vorne, etwas unter Schulterhöhe, lang gestreckte Arme (Soft Elbow) mit den Handinnenflächen nach unten zeigend.

Bewegungsrichtung: Der Ellbogen zieht nach unten und etwas hinter den Körper.

Hinweise: Beim Heranziehen der Arme nach hinten unten wird der Unterarm nach außen gedreht (Supination), die Handinnenflächen zeigen in Richtung Decke. Bei dem anschließenden Weg nach vorne bis unter Schulterhöhe werden die Handinnenflächen wieder in Richtung Boden gedreht (Pronation).

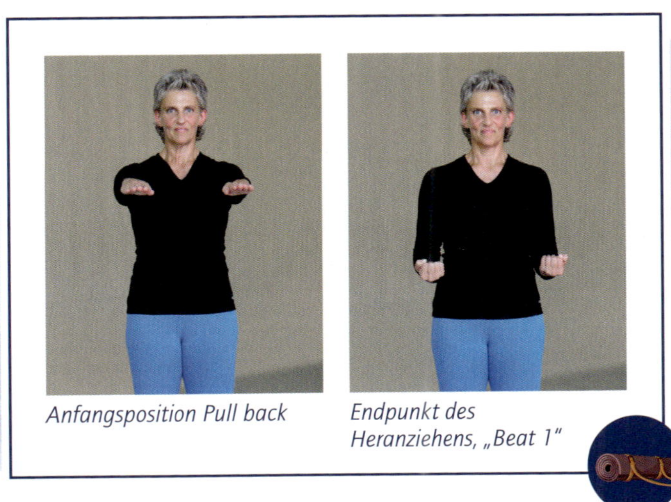

Anfangsposition Pull back | *Endpunkt des Heranziehens, „Beat 1"*

Pull down

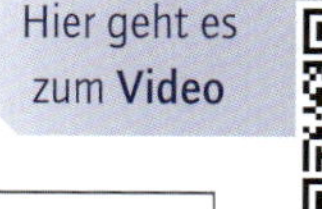

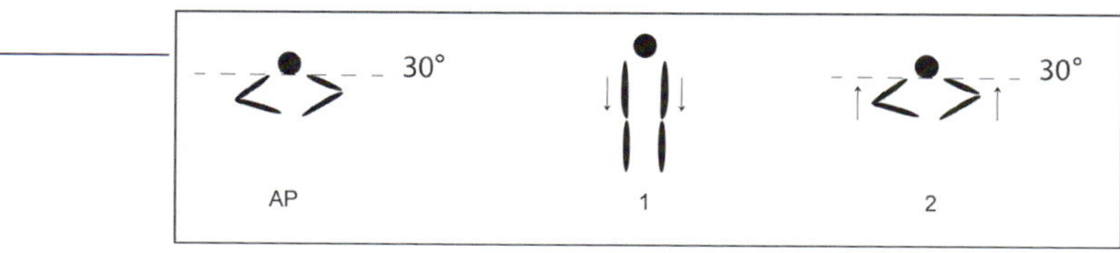

Pull down

Beats: 2

Bewegungsbeschreibung:

Anfangs- und Endposition: Angewinkelte Arme (der Ober- und Unterarmwinkel kleiner 90 Grad) 30 Grad vor dem Oberkörper), die Ellbogen zeigen nach außen und die Handinnenflächen nach unten, die Hände berühren sich nicht.

Bewegungsrichtung: Nach unten, dicht am Körper.

Hinweise: Die Streckphase der Arme nach unten endet bei leicht gebeugten Ellbogengelenken.

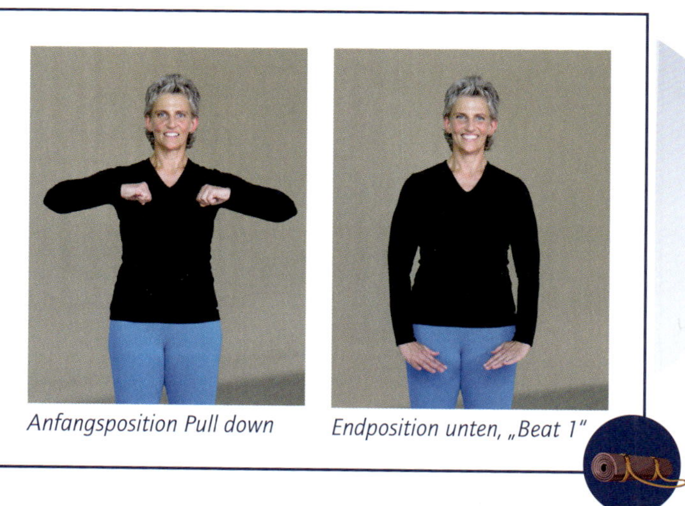

Anfangsposition Pull down *Endposition unten, „Beat 1"*

Triceps Kick back

Hier geht es zum **Video**

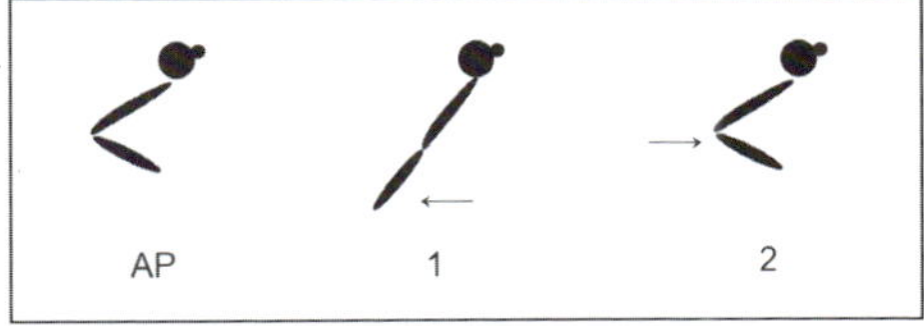

Triceps Kick back

Beats: 2

Bewegungsbeschreibung:

Anfangs- und Endposition: Angewinkelte Arme.

Variante 1: Unterarm und Hand sind hinter dem Körper.

Variante 2: Die Hände sind neben dem Becken.

Bewegungsrichtung nur der Unterarm: Nach hinten und etwas nach oben.

Hinweise: Während im Ellbogen die Streck- und Beugebewegung durchgeführt wird, bleibt der Oberarm ruhig am Körper fixiert (Adduction). Die Ellbogen werden tendenziell eher an den Körper herangezogen. Es ist auf die Tiefstellung der Schulter nach hinten unten zu achten.

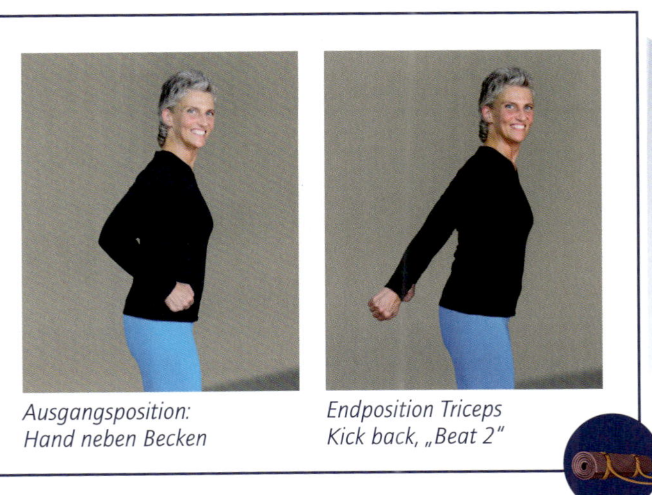

Ausgangsposition: Hand neben Becken

Endposition Triceps Kick back, „Beat 2"

Lat Pull down

Hier geht es zum **Video**

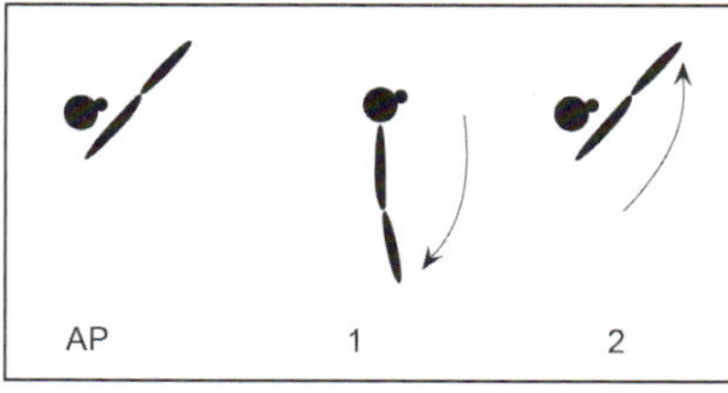

Lat Pull down

Beats: 2

Bewegungsbeschreibung:

Anfangs- und Endposition: Diagonal vorne oben mit lang gestreckten Armen (Soft Elbow) über Kopfhöhe.

Variante 1: Die Handinnenflächen zeigen nach unten.

Variante 2: Die Handinnenflächen zeigen nach oben.

Bewegungsrichtung: Nach unten. Die Bewegung wird kurz vor dem Körper abgebremst.

Hinweise: Die Arme bleiben im Blickfeld und die Ellbogen sind leicht gebeugt. Die Schulterblätter ziehen nach hinten unten. Stabilisierung des Rumpfs durch Einzug der Bauchdecke nach innen oben.
Bei der Anfangsvariante 2 werden die Arme während des Herunterführens nach innen gedreht (Pronation) und beim Anheben nach außen gedreht (Supination).

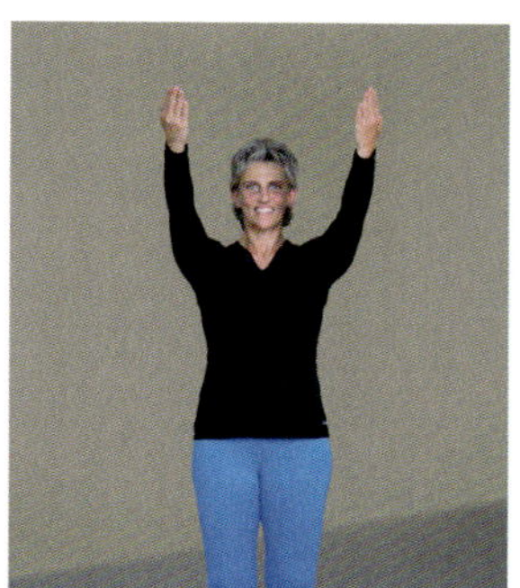

Anfangsposition, Handinnenflächen zeigen nach oben, lange Hand.

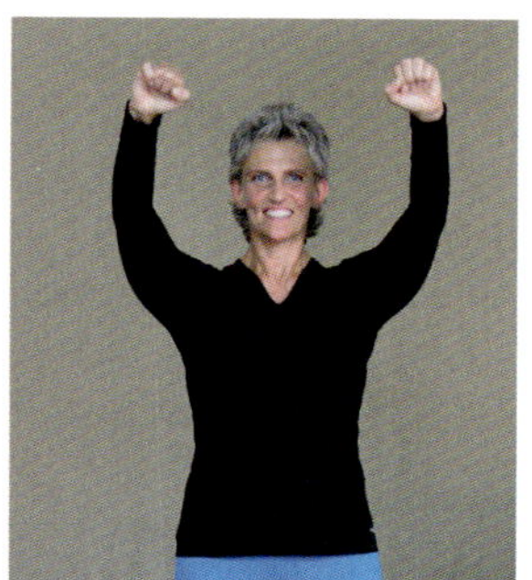

Anfangsposition, Handinnenflächen zeigen nach unten. Fäuste

Diese Armbewegungen sind grundsätzlich zu jedem Schrittmuster aus der Aerobic und Step-Aerobic einsetzbar. Manche **Schritt-Arm-Kombinationen** sind einfacher Natur, andere Kombinationen stellen eine höhere Anforderung an die Rumpfspannung durch den Einsatz eines längeren Armhebels oder an die Koordination durch eine komplexere Armbewegungsabfolge dar.

Zum Beispiel ist die Armbewegung Biceps Raise durch den kurzen Hebel des Arms weniger intensiv als die Armbewegung Front Raise oder Front Raise high, bei denen jeweils der lange Hebel und beim Front Raise high zudem noch die große Bewegungsweite bis über Kopfhöhe vorherrschen. Dieses Beispiel zeigt, dass die Armbewegungen eine gute Möglichkeit der Intensitätssteuerung bieten.

Der Trainer sollte dementsprechend die Anwendung der Armbewegungen in der Vorbereitung der Stunde planen; auch, um die Anzahl der verwendeten Armbewegungen in passenden Grenzen abhängig von der Gruppe zu halten und der Koordination, damit auch der Nerv-Reiz-Leitung, während des Trainings einen Wechsel in der Beanspruchung zu ermöglichen.

Trainingsstunden für Anfänger werden demnach weniger unterschiedliche Armbewegungen beinhalten als für fortgeschrittene Teilnehmer, für die viele der Grundbewegungen der Arme bekannt sind und damit weniger Konzentration erfordern. Spannend wird es, wenn der Trainer eine bekannte Armbewegung zu einem Schrittmuster durchführt, zu dem die Armbewegung gar nicht oder nur sehr selten kombiniert wird.

Ein Beispiel: Eine beliebte Armbewegung zu allen Varianten des Knee Lifts (Step Knee Lift, Step Knee Lift & March, Knee Lift) ist die Armbewegung Pull down. Tauscht der Trainer die Armbewegung aus und verwendet statt ihrer die Armbewegung Butterfly, schafft dies für die Trainierenden einen neuen Impuls.

Noch „aufregender" wird es, wenn der Trainer eigene Armbewegungen zusammenstellt und mit Schrittmustern kombiniert. In Kap. 4.4 werden zu diesem Thema Beispiele gegeben.

Von Trainer zu Trainer

Zu Beginn ist es ratsam, alle Grundbewegungen mit ihren Anfangs- und Endpositionen selbst zu üben und die Technik zu beherrschen. Die Anleitungen zu den Armbewegungen finden ihren Raum im verbalen Cueing des Groupfitness-Trainers: „Führe deine Arme nach oben bis kurz unter Schulterhöhe und zurück nach unten. Deine Ellbogen sind leicht gebeugt. Diese Armbewegung heißt Front Raise."

Mit dieser kurzen Bewegungsbeschreibung können die Teilnehmer dem Trainer folgen und sie wissen, in welchem Bewegungsradius gearbeitet wird. Im Verlauf der Ausführung kann der Trainer noch weitere Hinweise zur Bewegungsausführung sowie zur Korrektur geben: „Lasse deine Arme im Blickfeld."

Zu Beginn einer Stunde ist es ratsam, Begriffe wie „im Blickfeld" oder „30 Grad vor der Frontalebene" vor den Teilnehmern anzusprechen und kurz zu erläutern, was sich dahinter verbirgt und dass die Techniken zum Schutz der Schultergelenke wichtig sind.

Hier holt der Trainer die Teilnehmer mit ins Boot und demonstriert seine Kompetenz und Professionalität. Während der Einführung einer Armbewegung wird die Gruppe mit einem Schrittmuster in Bewegung (Holding Pattern) und die Intensität auf dem gewünschten Niveau gehalten.

Zu Beginn und zum Schluss der Groupfitness-Stunde wird häufig eine betonte Aus- und Einatembewegung ausgeführt. Die klassische Ausführung ist hierbei das Führen der Arme in einer Kreisbewegung im Blickfeld von unten außen nach oben innen und nach unten außen zurück. Das Nach-oben-Führen der Arme wird mit dem Einatmen und das Nach-unten-Führen der Arme mit dem Ausatmen verbunden. Ein guter Moment des Ankommens in der Stunde und bei sich selbst.

Diese Armbewegung wird entweder im Stand ausgeführt oder mit dem Schrittmuster March am Platz. Bei nur in etwa 3-5 Wiederholungen und dem Fokus auf der Armbewegung nimmt das Schultergelenk keinen Schaden und so bildet die Armbewegung Inhale & Exhale eine Ausnahme vor dem Warm-up (siehe Kap. 2.3).

Eine weitere schöne Variante zum „Durchatmen" ist die Armbewegung Qi Gong. Die Arme starten unten vor dem Körper, die Handinnenflächen zeigen zur Decke. Die Hände führen die Bewegung nach oben sanft bis auf Höhe des Brustbeins (Einatmen). Beim Hinabgleiten drehen die Hände mit der Handinnenfläche in Richtung Boden (Ausatmen). Dies ist eine weiche, fließende Bewegung.

Die dritte Möglichkeit der Armbewegung trägt den Namen Sonnenhalbkreis. Die Bewegung startet mit vor dem Brustkorb angehobenen und angewinkelten Armen. Parallel zum Boden, leicht unterhalb der Schulterhöhe, malen die Arme einen Halbkreis nach außen (im Blickfeld) und auf gleichem Weg wieder zurück, während die Handinnenflächen in Richtung Decke zeigen.

Mit diesen Alternativen kann der Trainer zu Beginn und am Ende der Stunde für Abwechslung sorgen und den Charakter der Stunde bzw. der in der Stunde verwendeten Bewegungen mit der Wahl des Ein- und Ausatmens sozusagen „ankündigen".

Die oben aufgeführten Grundbewegungen der Arme sind geradlinige Bewegungen, die, würde man es umschreiben, eher einen athletischen Aspekt unterstreichen. Im Cardio-Training ist es durchaus möglich, andere Akzente zu setzen. Dies kann mit unterschiedlichen Handhaltungen und Handbewegungen erreicht werden.

4.2 HANDHALTUNGEN

Mit unseren Händen drücken wir im Alltag vieles aus oder unterstreichen den Inhalt des Gesagten mit einer Handbewegung. Eine kurz geöffnete Hand bedeutet so viel wie: „Bitteschön!" Wird diese Handöffnung von einem langen Arm begleitet, so heißt es so viel wie: „Tritt herein."

Selbst beim Telefonieren gestikuliert der Mensch mit den Händen, drückt sich und seine Emotionen dadurch aus. Oftmals unbewusst angewendet, senden diese Gesten dennoch beharrlich ihre Botschaft zu anderen Menschen, die die Ohne-Worte-Botschaften (nonverbal) mit ihren Augen aufnehmen und Schlüsse daraus ziehen.

Den Finger an die Nase zu legen, signalisiert Konzentriertheit, eine hocherhobene, hin- und herbewegte Faust kann als Drohung gedeutet werden. Hände mit ausgestreckten Fingern, die sich rhythmisch im Handgelenk hin- und herdrehen, symbolisieren in der Gehörlosensprache Zustimmung und Beifall.

Handbewegungen und **Handhaltungen** können auch in der Groupfitness unterschiedlich eingesetzt werden. Die Hände können Fäuste bilden, lang gestreckt sein mit geschlossenen Fingern oder lang gestreckt sein mit gespreizten Fingern, die sogenannte *Jazz Hand* und sie können kreativ geformt werden, wie die Flamenco-Hand zeigt.

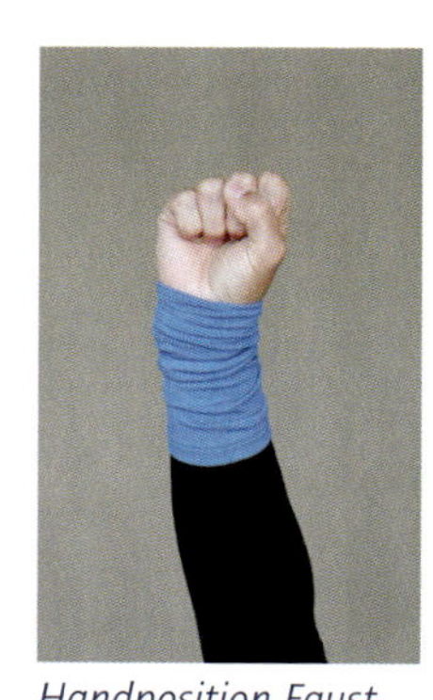
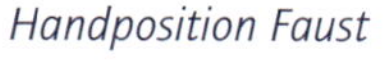

Handposition Faust

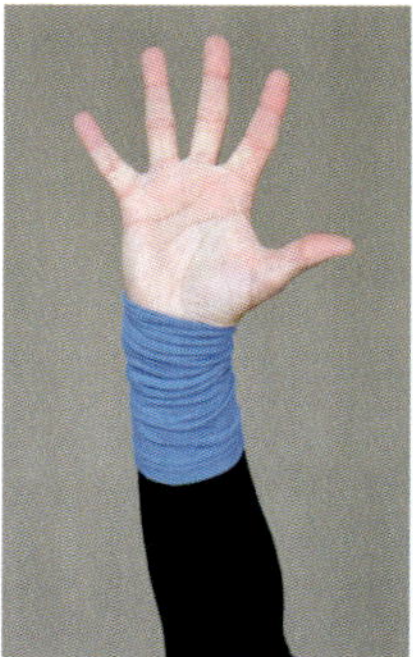

Handposition Jazz Hand

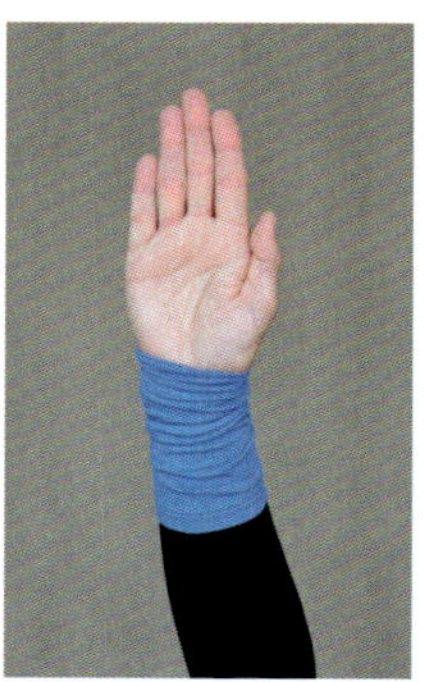

Handposition lange Finger

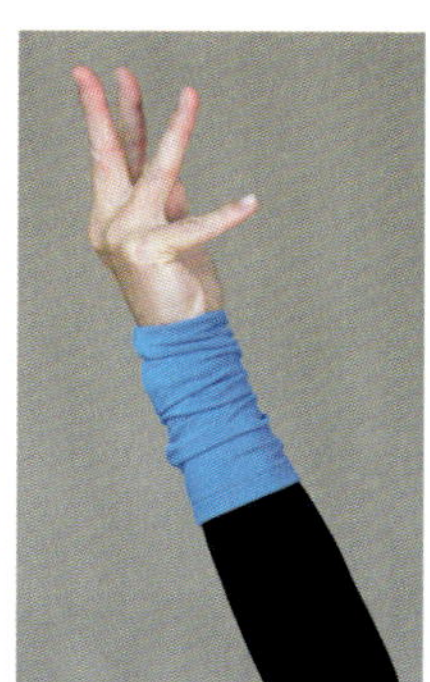

Handposition Flamenco-Hand

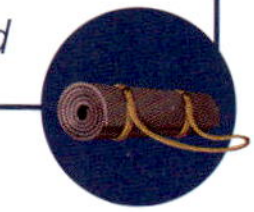

Im Zusammenspiel mit dem Handgelenk kann die Hand nach oben oder nach unten gekippt sein. Jede Hand kann eine andere Handhaltung einnehmen, beide Hände können die gleiche Handhaltung einnehmen oder beide Hände können zusammen eine Handhaltung oder Handbewegung kreieren.

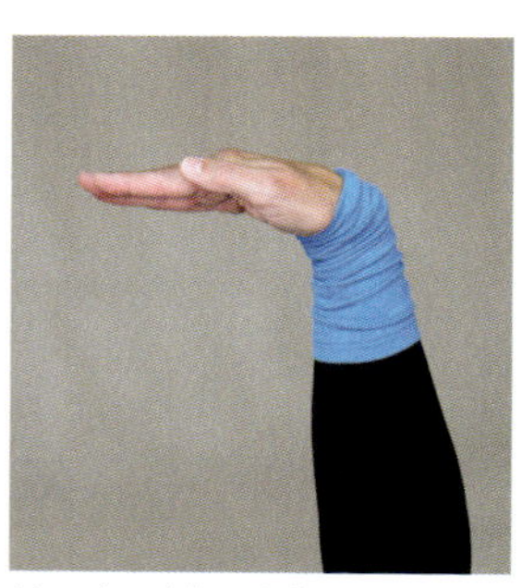

Handposition Schwan

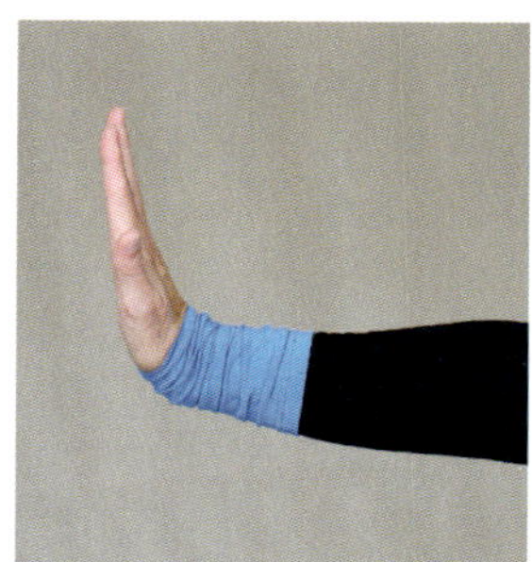

Handposition Stopp

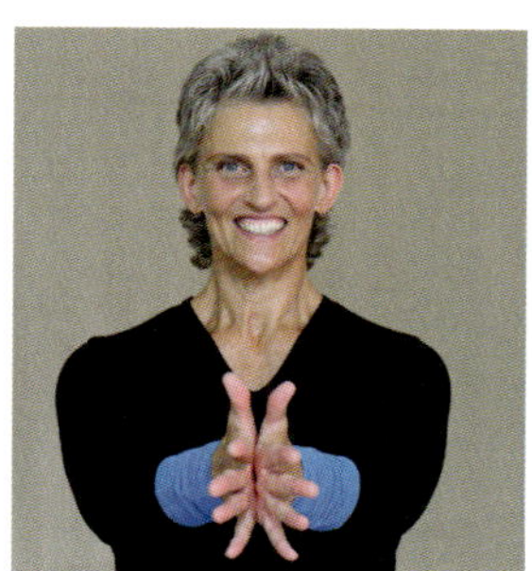

Handposition Klatschen

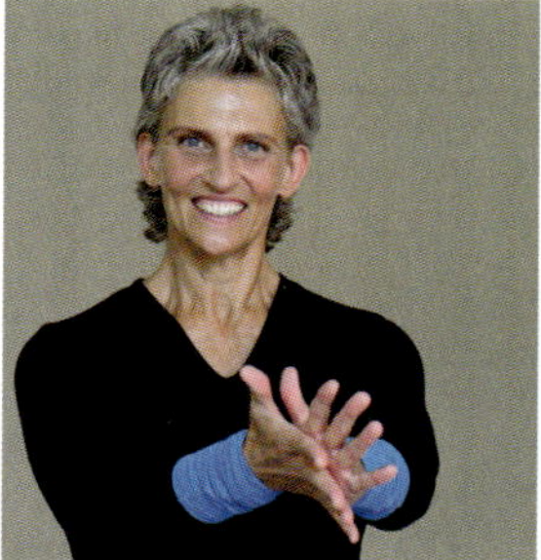

Handposition Klatschen, leicht gedreht

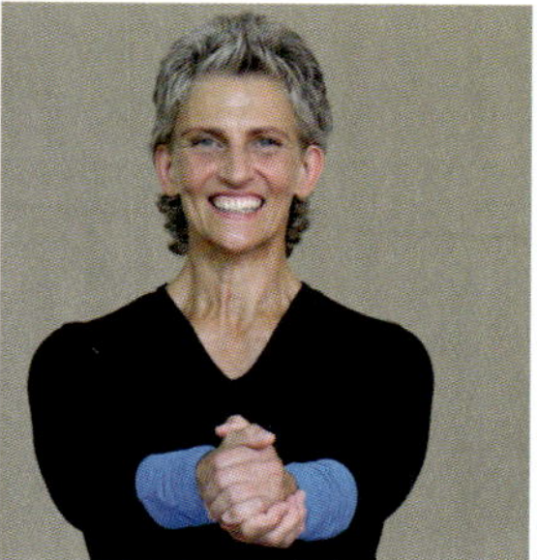

Handposition Hände fassen

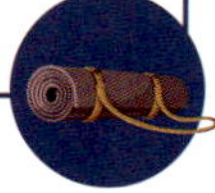

Die Unterarme sowie die Hände werden zusammen durch eine Vielzahl von Muskeln zur Beugung und zur Streckung geführt. Die Muskeln, die für die Beugung des Unterarms, der Hand und damit für die Handhaltung Faust zuständig sind ziehen vom Oberarm bis zu den Fingern und zum Handgelenkknochen (M. flexor digitorum superficialis, M. flexor carpi ulnaris) oder ziehen vom Unterarm bis zu den Fingern (M. flexor digitorum profundus, M. flexor pollicis longus) und liegen auf der Innenseite des Arms und der Hand.

Der M. brachioradialis ist der stärkste Beuger im Ellbogengelenk. Die Hand- und Armstrecker haben ihren Sitz auf der gegenüberliegenden Seite (Außenseite). Zu ihnen zählen der M. extensor digitorum, M. extensor carpi radialis longus und brevis sowie M. extensor carpi ulnaris, um einige der Strecker zu nennen.

Einige der Muskeln verlaufen über zwei Gelenke, das Ellbogen- und das Handgelenk. Damit ist es zu erklären, dass bei Beugung der Hand die nervale Ansteuerung des Arms in Richtung Beugung geht. Einfach gesagt, geht der Beugeimpuls der Hand über in den Arm und nimmt sogar Einfluss auf die (Beuge-)Haltung des Oberkörpers.

Streckt der Trainer die Finger, geht dieser Streckimpuls ebenso in den Arm, unterstützt die Armstreckung und weiter noch, die gesamte Aufrichtung des Rumpfs. Vor diesem Hintergrund wird deutlich, weshalb bei der Armbewegung Biceps Curl häufig die Hebephase des Unterarms in Richtung Schulter mit einer Faust und die Absenkphase bis zum leicht gebeugten Arm (Soft Elbow) mit lang gestreckten Fingern ausgeführt wird.

Durchführbar sind natürlich auch andere Handvarianten. Die Beliebtheit des aufgeführten Beispiels erklärt sich durch die unterstützende Wirkung der Hand-Arm-Bewegungseinheit (nerval) und die dadurch leichtere Ausführung der Armbewegung.

Will der Trainer ein Sich-rund-Machen mit einer Handhaltung unterstützen, wird er die Handposition Faust wählen oder das Handgelenk nach innen kippen (Flexion). Wählt der Trainer ein nach außen gekipptes Handgelenk (Extension) mit gespreizten Fingern (Jazz Hand), unterstreicht er die Aufrichtung des Körpers und die Weite einer Bewegung.

In Stundenformaten mit besonderem Themenschwerpunkt, wie Latin, Bollywood oder Fight, wird den Handpositionen eine besondere Aufmerksamkeit zuteil, weil die Hand- sowie natürlich auch die veränderten Armbewegungen den Stil unterstreichen und die Atmosphäre der speziellen Richtung spürbar machen.

Ebenso kann der Trainer in einer „normalen" Step-Aerobic- oder Aerobic-Stunde den Händen seine ganze Aufmerksamkeit schenken und sie mit in das verbale Cueing einfließen lassen: „Spanne deine Finger bis in die Fingerspitzen an", „Lasse deine Finger tanzen", oder: „Spüre deine Energie, wenn du die Faust hältst", sowie: „Fühle, wie deine Finger dich in die Länge strecken", sind mögliche Formulierungen, die zusätzlich noch dazu führen, dass die Teilnehmer sich verstärkt wahrnehmen.

Die Teilnehmer wissen vielleicht nicht, wie der Trainer es geschafft hat, doch sie werden die Stunde als besonders intensive und schöne Stunde erfahren und mit Freude anderen darüber berichten.

Abschließend ist festzuhalten: Hand- und Armbewegungen nehmen Einfluss auf den Stil, den Akzent einer Bewegung; durch sie drücken wir uns aus. Von tänzerisch zu athletisch oder weich-fließend bis zu fest-explosiv. Einer bewusst eingenommenen Beugehaltung wird eine aufrichtende, streckende Bewegung folgen.

Handbewegungen und die damit verbundene Muskelspannung nehmen positiv Einfluss auf die Körperspannung und auf die Aufrichtung. In Verbindung mit der passenden Musik entstehen so schöne Bewegungshighlights.

4.3 BESONDERHEITEN BEI ARMBEWEGUNGEN IN DER STEP-AEROBIC

In Kap. 3.4 wird anhand der Armbewegung Biceps Curl deutlich gemacht, dass die konzentrische Bewegungsphase der Muskulatur in Verbindung mit der Musik auf dem ersten Beat der Phrase (Down-Beat) und die exzentrische Bewegungsphase der Muskulatur (Herunterführen), auf dem zweiten Beat der Phrase (Up-Beat) stattfindet.

Durch den Einsatz des Geräts Step kann der Einsatz von Armbewegungen in der Step-Aerobic zu einem anderem Zeitpunkt beginnen und enden. Der Grund hierfür liegt in der Aufsteige-Bewegung des Schrittmusters auf den Step. Das Schrittmuster Step Leg Curl & March beinhaltet das Beugen im Kniegelenk („Beat 2") und die Armbewegung Biceps Curl das Beugen des Ellbogengelenks („Beat 1"). Durch den Schritt auf den Step entsteht quasi eine Verzögerung des Beginns der Armbewegung und erst beim „Beat 2", dem „Leg Curl", beginnt das „Curl" der Armbewegung.

Beide Beugebewegungen finden dadurch zur gleichen Zeit auf dem „Beat 2" statt. In dieser Arm-Bein-Kombination ist die Koordination für den Körper sehr leicht zu gestalten und sie ist der Grund, warum in der Step-Aerobic-Stunde oftmals der Beginn einer Armbewegung zum Schrittmuster um einen Beat nach hinten geschoben wird. Ebenso wie in der Aerobic-Einheit führt diese Verzögerung dazu, dass die Armbewegung am Schluss des Schrittmusters nicht zu Ende gebracht werden kann.

Ein weiteres Beispiel: Der Trainer führt das Schrittmuster Step Leg Lift side & March Travel ein. Die Teilnehmer setzen den Schritt gut um, sodass der Trainer sich entschließt, nun die passende Armbewegung Lateral Raise einzuführen. Damit das Seitheben des Beins (Abduktion), „Leg Lift side", zur gleichen Zeit wie das Seitheben des Arms, „Lateral Raise", stattfinden kann, haben die Arme beim „Beat 1" des Schrittmusters, dem Schritt („Step") auf den Step, eine Pause. Beim „Beat 2" erfolgt die Hebephase des Beins und zeitgleich die Hebephase der Arme zur Seite.

Betrachtet man den weiteren Ablauf der Bewegungen, wird deutlich, dass bei der Armbewegung die letzte Phase des Absenkens zur Anfangsposition nach Beendigung des Schrittmusters fehlt:

1. „Beat 3": Beim Schrittmuster der erste Schritt „March" zurück auf den Boden und bei der Armbewegung das Absenken der Arme.

2. „Beat 4": Beim Schrittmuster der zweite Schritt „March" auf den Boden und bei der Armbewegung das Anheben der Arme „Raise".

Die Endposition des Lateral Raise ist unten neben dem Körper und wird hier nicht erreicht. Dies sollte der Trainer bei seiner Stundenplanung bedenken, damit die nachfolgende Armbewegung in „halber Höhe" beginnt und ein guter Übergang von Arm- zu Armbewegung geschaffen werden kann. Oder der Trainer entscheidet, eine aktive Haltepause der Arme einzubauen, außenrotiert eingestützt seitlich am Becken oder Oberschenkel.

Korrekter wäre demnach die Ausführung der Hebephase des Biceps Curls auf „Beat 1" zusammen mit dem „Step" des Schrittmusters, weil hier für beide Bewegungen die „1" der Musik als Impulsgeber für den Start genutzt wird. Aus dem oben beschriebenen leichteren Zusammenspiel tritt der Beginn zugunsten der leichteren Koordination und der Unterstützung des Schrittmusters in den Hintergrund. Der Trainer kann hier entscheiden, was er für seine Stunde und für seine Zielgruppe wünscht.

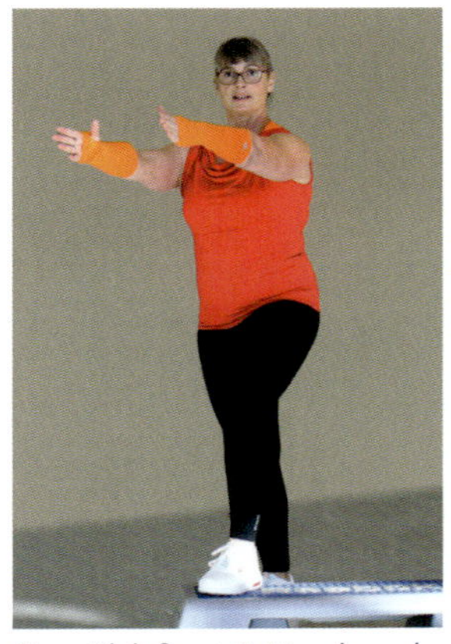

Step Kick front & March und Pull back (Anfangsposition) auf „Beat 1"

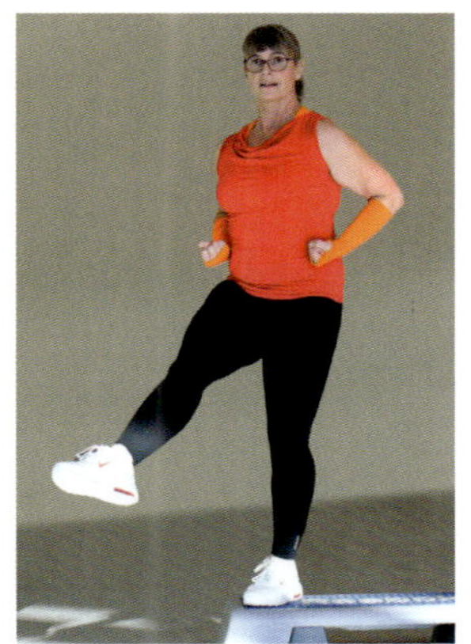

Step Kick front & March und Pull back (Zugbewegung) auf „Beat 2"

Grundsätzlich können alle Grundbewegungen der Arme (vgl Kap. 4.1) in der Step-Aerobic Anwendung finden. Genau wie in der Aerobic darf mit eigenen Armkombinationen und kreativ gestalteten Handpositionen das Repertoire erweitert werden.

4.4 ARMKOMBINATIONEN

Armkombinationen stellen eine Bereicherung des Groupfitness-Trainings dar und bieten die Möglichkeit, sich kreativ „auszutoben". Selbstverständlich gilt es, in der Ausführung die zugrunde liegenden Gegebenheiten des Schultergelenks zu berücksichtigen und gelenkschonend zu arbeiten; doch die vielen Bewegungsrichtungen des Schultergelenks bieten, unterstützt durch die anderen gelenkigen Verbindungen des Schultergürtels (Brustbein-Schlüsselbein, Schlüsselbein-Schulter, Schulterblätter-Rippen), ein wahres Paradies der Möglichkeiten.

Der Groupfitness-Trainer greift alleine bei den Arm-Circle-Variationen auf ein umfangreiches Repertoire seines Körpers zurück: Circles, also Kreisbewegungen, können horizontal, vertikal, vor der Frontalebene, über dem Kopf, hinter dem Körper und mit kurzem oder langem Hebel ausgeführt werden. Beide Arme können die Kreisbewegung synchron ausführen oder zeitlich versetzt.

Ein Arm kann zum Beispiel von „unten – nach vorne oben – nach hinten oben – nach hinten unten" kreisen (vertikal) und der andere Arm führt einen Circle horizontal vor der Frontalebene aus. Zusätzlich können die Richtungen der Kreise gewechselt werden.

Ebenso kann der Unterarm bei ruhig gehaltenem Oberarm im Kreis gedreht werden: Beide Unterarme können dies in die gleiche Richtung (parallel) oder zeitlich versetzt ausführen sowie jeweils in die andere Richtung. Werden nun Armkreise mit anderen Bewegungen kombiniert, entstehen wunderbare Eigenkreationen, die natürlich einen eigenen Namen tragen dürfen.

Nachfolgend sind ein paar Beispiele für Armkombinationen als Ideenbörse aufgeführt.

Armkombination „Windmühle", Beats: 4

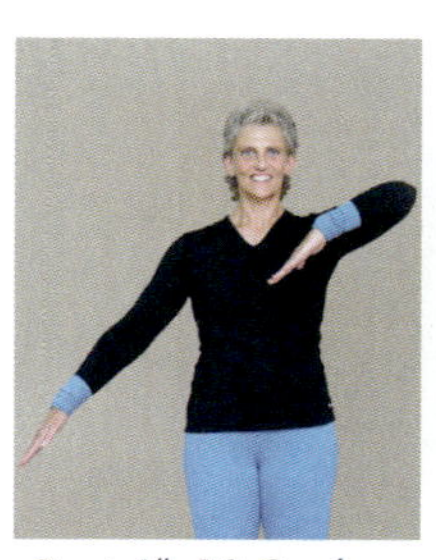

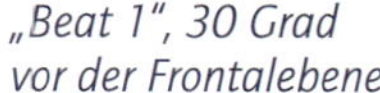

„Beat 1", 30 Grad vor der Frontalebene

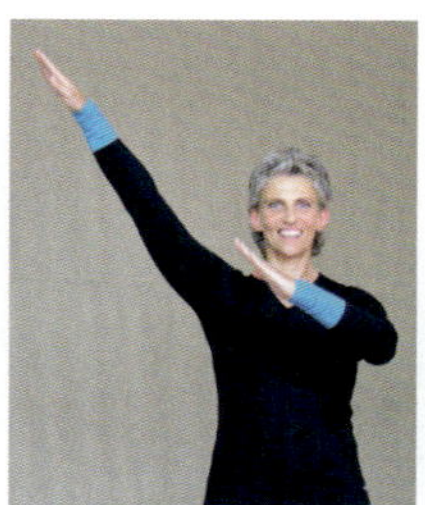

„Beat 2", 30 Grad vor der Frontalebene

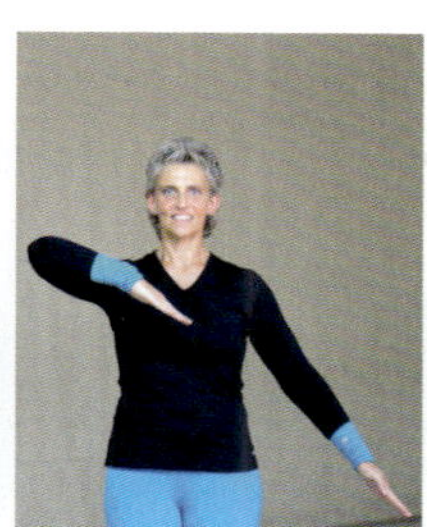

„Beat 3", 30 Grad vor der Frontalebene

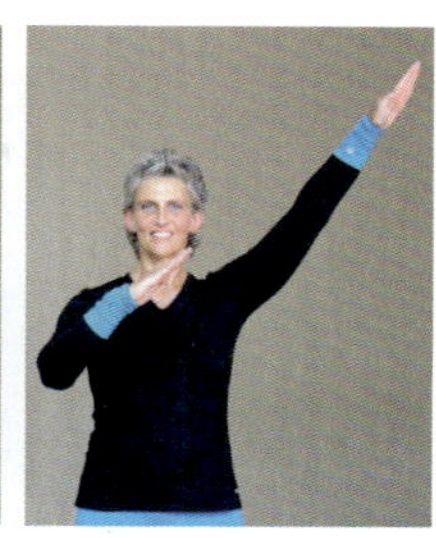

„Beat 4", 30 Grad vor der Frontalebene

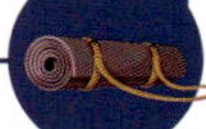

Armkombination „Jazz Arms", Beats: 4

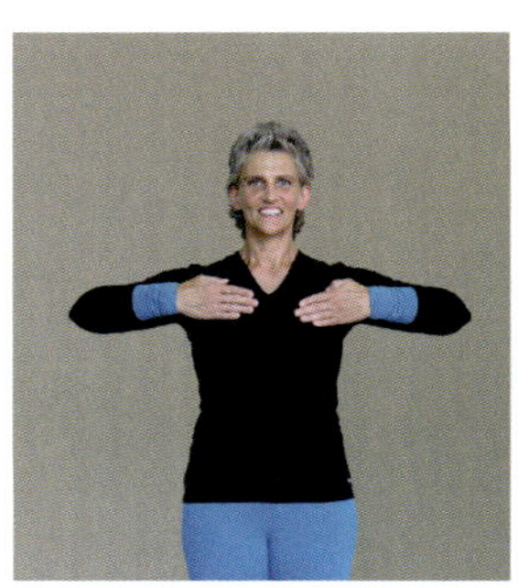

Angewinkelte Arme unter Schulterhöhe, „Beat 1"

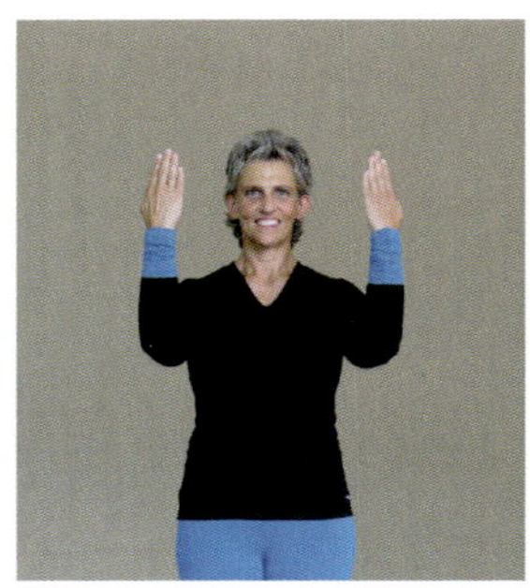

Angewinkelte Arme senkrecht, „Beat 2"

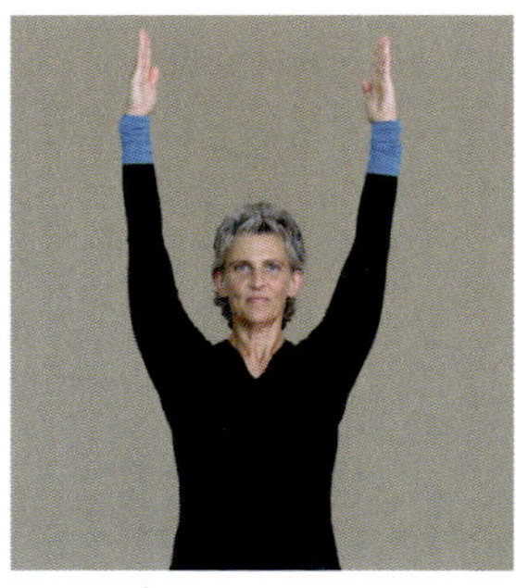

Gestreckte Arme im Blickfeld, „Beat 3"

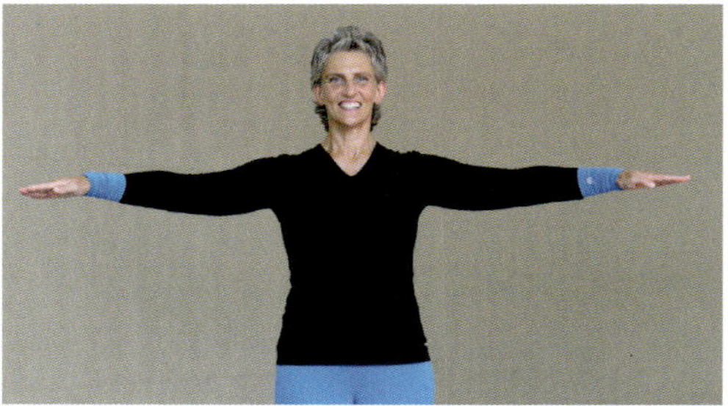

Gestreckte Arme unter Schulterhöhe, „Beat 4"

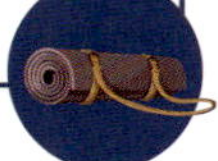

Armkombination „Jazz-Walk", Beats: 8

Vier Schritte nach vorne (Walk) werden mit der Armbewegung „Jazz-Hand" im Wechsel ausgeführt („Beat 1 bis 4"). Daran schließen zwei Schrittmuster Speedy an. Während des Schrittmusters Speedy (auf links, „Beat + 5 + 6 + 7 + 8") wird der linke Arm oben gehalten („Beat + 5"), auf den „Beat + 6" vor dem Körper hinuntergenommen (gebeugter Arm), der rechte Arm streckt sich mit gespreizten Fingern nach oben bei „Beat + 7" und geht zurück nach unten vor den Körper (gebeugter Arm) bei „Beat + 8".

Die gleiche Arm-Bein-Kombination kann für den Rückweg zurück zum Ausgangspunkt eingesetzt werden, wobei der Walk rückwärts erfolgt.

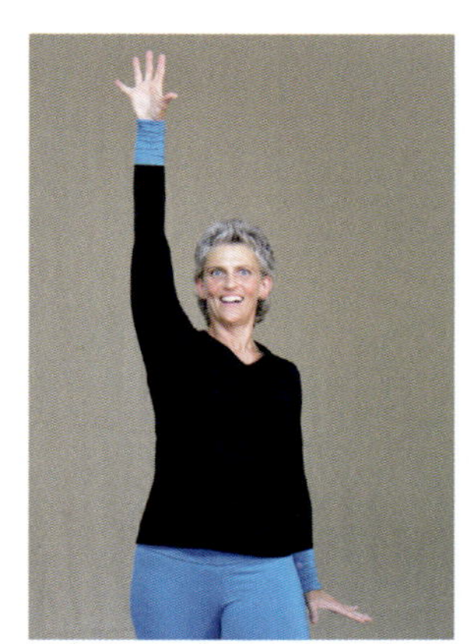

Walk vorwärts links mit „Jazz-Hand" rechts

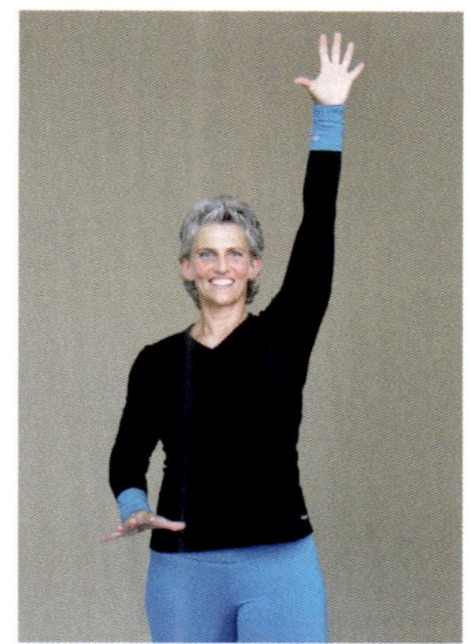

Walk rückwärts rechts mit „Jazz-Hand" links

Armkombination „V-Creation", Beats: 8

Diese Armbewegung beginnt wie die sogenannten *V-Step-Arme*, welche häufig zu dem Schrittmuster V-Step (Step-Aerobic, Aerobic) ausgeführt werden: hoch, hoch in eine V-Position hinein und tief, tief nach unten neben den Körper. Die ganze Armkombination „V-Creation" kann ebenso gut mit dem Schrittmuster V-Step verbunden werden.

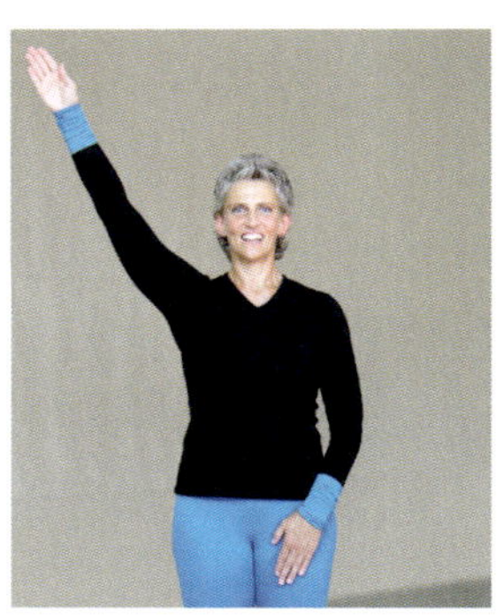

„Beat 1", im Blickfeld

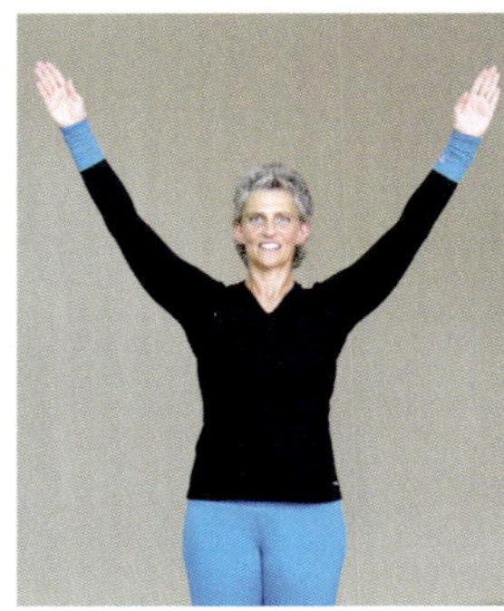

„Beat 2", im Blickfeld

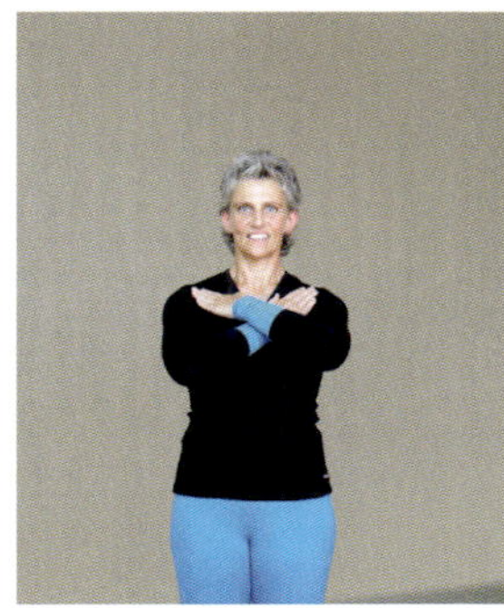

Arme gekreuzt, „Beat 3"

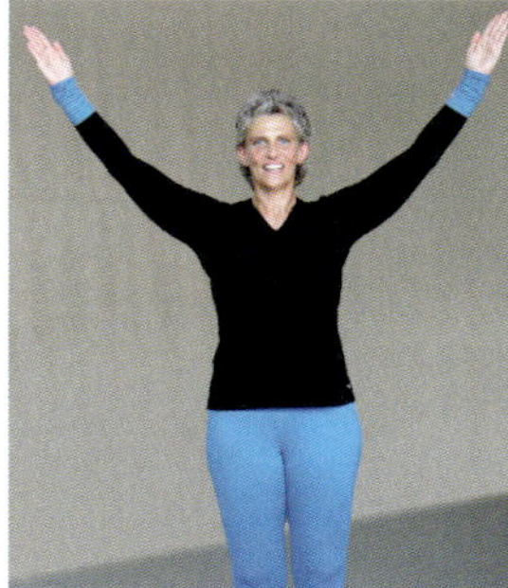

Arme gleichzeitig in V-Position heben, „Beat 4".

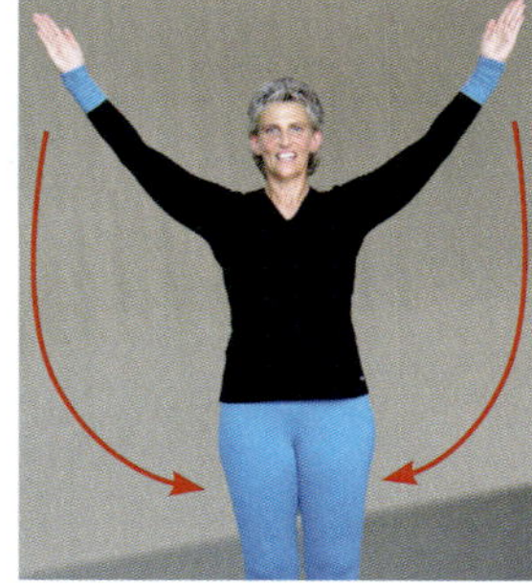

Ausgangsposition für Circle mit beiden Armen

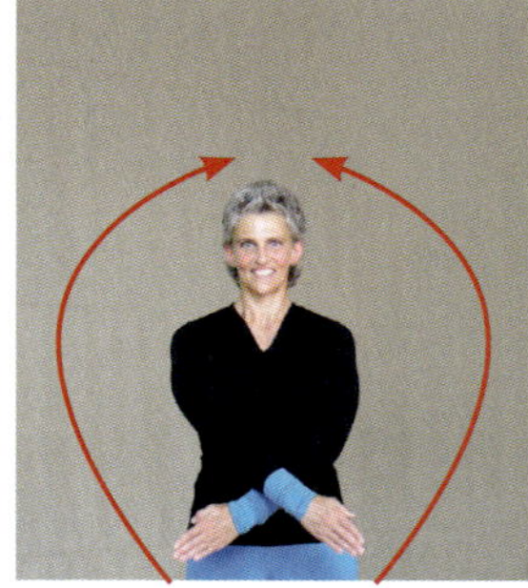

Circle nach unten – oben – unten (1,5 Kreise), „Beat 5-7"

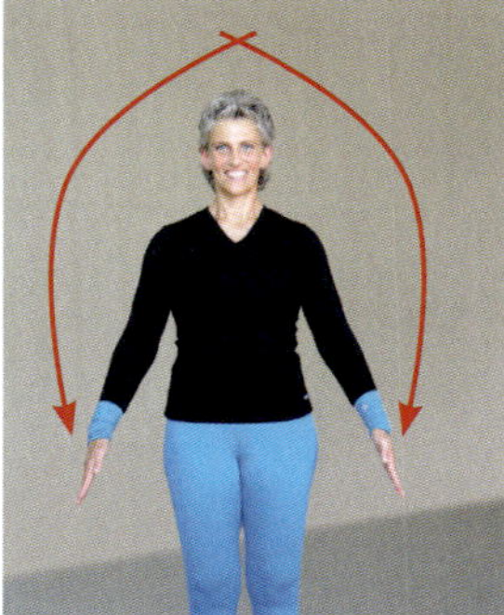

Endposition, „Beat 8"

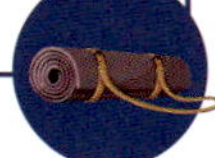

Um solche komplexeren Bewegungsabläufe den Teilnehmenden beizubringen, empfiehlt es sich, die verschiedenen Bewegungen in Teilstücke aufzuteilen, diese mit der Gruppe zu üben und danach Stück für Stück zusammenzufügen. Um die Aufrechterhaltung der Intensität zu wahren, wird während des Übens ein Schrittmuster gewählt, welches die Teilnehmer leicht durchführen können! Es kann das gleiche Schrittmuster sein, welches zur Armkombination gehört oder ein neutraler Schritt.

Es empfiehlt sich, mit Schrittmustern ohne Flugphase, im Low Impact, zu arbeiten, da ansonsten zwischendurch sogar noch zwischen High Impact (maximal 8-16 Beats) und Low Impact gewechselt werden müsste. Dies stellt eine zu komplexe Anforderung an alle Beteiligten dar.

Hat der Trainer zum Beispiel die kleine Schrittfolge 8 Scoop und 8 Step Touch mit der Gruppe erarbeitet (Stichworte: Werkzeuge, Teaching Progression) und ausreichend geübt, kann in diesem Fall die neue Armkombination zusammen mit dem entsprechendem Schrittmuster geübt werden, da die Zeit von 16 Beats pro Schrittmuster ausreichend „Zeitraum" zum Üben bietet und der Wechsel von High Impact zu Low Impact sowieso gegeben ist.

Manchmal braucht es tatsächlich auch mehr Zeit, um den Ablauf zu erlernen, sodass die Armkombination in halber Zeit, super slow, geübt werden kann, während die Beine im Beat der Musik verweilen. Sollte „nichts mehr helfen", muss auch das Tempo der Schrittmuster auf halbe Zeit, super slow, geändert werden.

Zu lange in diesen langsamen Bewegungen zu verweilen, hieße, einen starken Intensitätsabfall und auch Körperspannungsverfall heraufzubeschwören.

Aus diesen Gründen sollte die Variante „Halbes Tempo" maximal nur 32 Beats lang durchgeführt werden.

Generell wird die Armkombination mehrfach wiederholt werden, sodass selbst Teilnehmer, für welche die Armkombination eine Herausforderung darstellt, nach und nach Erfolge erleben werden und das konzentrierte Schauen einem strahlenden Lächeln weichen wird.

5 AEROBIC

Im Fitness-Studio oder im Verein finden in der Woche viele verschiedene Groupfitness-Formate statt. Die meisten von ihnen nutzen die vielfältigen Schrittmuster aus der Aerobic. Zum Aufwärmen, im Hauptteil oder in der Erholungsphase Active Recovery. Ohne Sprung, mit Sprung, ohne oder mit einer Bewegung im Raum – es scheint kein Ende an Kombinationen zu geben.

In Kap. 5.1 werden die geläufigsten Schritte nach ihrem Bewegungsmuster in verschiedene „Familien" eingeordnet und die Ausführung jedes Schrittmusters erläutert.

5.1 SYSTEMATIK DER SCHRITTMUSTER (SCHRITTFAMILIEN)

Familien sind für ihren Zusammenhalt bekannt. Schaut jemand von außen auf eine Familie, wird er bestimmte Hierarchien und Charakteristika entdecken: die Kopfform, die Art zu gehen oder die Körpergröße. Vielleicht auch, wer in der Familie das Sagen hat, wer in der Familie „das Herz" bildet. Manche Familienzweige sind über die Jahre enger zueinander gewachsen als andere; durch räumliche Nähe und ebenso durch ähnliche Lebensentwürfe.

Solche „Verwandtschaftsverhältnisse“ und „Merkmale“ findet man ebenso unter den Aerobic-Bewegungen. Man spricht in diesem Fall von **Schrittfamilien der Aerobic**. Schrittfamilien zeichnen sich dadurch aus, dass die enthaltenen Schrittmuster in ihrer grundsätzlichen Belastungsform gleich sind: Gewichtsverlagerung, Belastungsmuster der Füße, eingesetzte Flugphase, Ausgangsposition oder die Fußabrolltechnik können für die Zuordnung zu einer Schrittfamilie herangezogen werden.

„Ein Schritt, aus dem alle anderen Schritte in derselben Familie entwickelt werden, ist der **Grundschritt**“ (Harvey et al., 2008). Dieser Grundschritt kann nicht weiter vereinfacht werden, er stellt die Basis der Schrittfamilie dar. Er ist „der Fels in der Brandung“, auf den der Trainer in der Trainingsstunde jederzeit zurückgreifen kann.

Schritte, welche aus dem Grundschritt unter Beibehaltung der Hauptkriterien entwickelt werden, sind **Schrittvarianten**. Die Schrittvarianten innerhalb einer Familie bieten Variationsmöglichkeiten hinsichtlich der Intensität (Level) sowie der koordinativen Beanspruchung.

Von Trainer zu Trainer

In der Unterrichtspraxis kann der Trainer mit dem Grundschritt beginnen (s. Kap. 7.1), diesen vorzeigen, beschreiben. Von diesem Grundschritt ausgegangen, kann der Trainer der Gruppe eine Schrittvariante als Veränderung anbieten (s. Kap. 7.2). Jeder Teilnehmer entscheidet, ob er die Veränderung und Entwicklung hin zur Schrittvariante annimmt oder ob er im Grundschritt verweilt.

Durch die gleiche Grundstruktur der Schritte (Hauptkriterien) wird diese Auswahl möglich; ohne negative Auswirkungen auf die Verbindung zum nachfolgenden Schrittmuster oder auf die verwendete Zeit (Beats) zu haben.

Die Ausführung der Grundschritte sowie der Schrittvarianten wird festgelegt:

- Wie lange dauert das Schrittmuster (Beats)?
- Beinhaltet es belastete Schritte?
- Gibt es Sprungphasen?
- Nutzt das Schrittmuster den Off-Beat der Musik?
- Wird ein Bein angehoben?

So entsteht ein unverwechselbares Schrittmuster in einem gewissen Rahmen.

Die Ausführung eines V-Steps zum Beispiel ist festgelegt: 4 belastete Schritte im Wechsel. In dieser Form bringt der Trainer den V-Step seinen Teilnehmern bei. Die immer wiederkehrende, gleichbleibende Struktur: „So geht ein V-Step“, gibt den Trainierenden Sicherheit und vereinfacht die Arbeit mit den Schritten.

Würde sich sozusagen der Inhalt hinter dem Begriff V-Step verändern, wie z. B. 3 belastete Schritte und 1 Touch oder vielleicht 2 belastete Schritte, 1 Touch und 1 belasteter Schritt, würde es in der Praxis zu Verwirrung kommen. Die Zeitstruktur von 4 Beats bliebe zwar bestehen, doch der Rest würde ein ganz neues Schrittmuster ergeben, welches auch einen anderen Namen als V-Step tragen müsste.

Natürlich ist Variation von Schrittmustern möglich und durchaus erwünscht! Der Trainer sollte dabei auf eine klare Benennung achten und, sollte er eine neue Schrittvariante kreiert haben, diese mit einem neuen Namen wie z. B. Musik-Groove, Sunshine Twist oder anders, bezeichnen.

5.2 GRUNDSCHRITTE UND SCHRITTVARIATIONEN

Die Einteilung in Schrittfamilien bringt Ordnung in die große Vielfalt der Aerobic-Schrittmuster und hilft dem Trainer bei der Auswahl dieser für die Stunde. Durch die Beachtung der Schrittfamilien entsteht Vielfalt und Ausgewogenheit. In der Aerobic werden 11 Grundschritte und damit Schrittfamilien unterschieden: Touch Step, Lift Step, March, Step Touch, Hop, Jump sowie Squat, Lunge, Kick, Walk & Touch und Jump Lift.

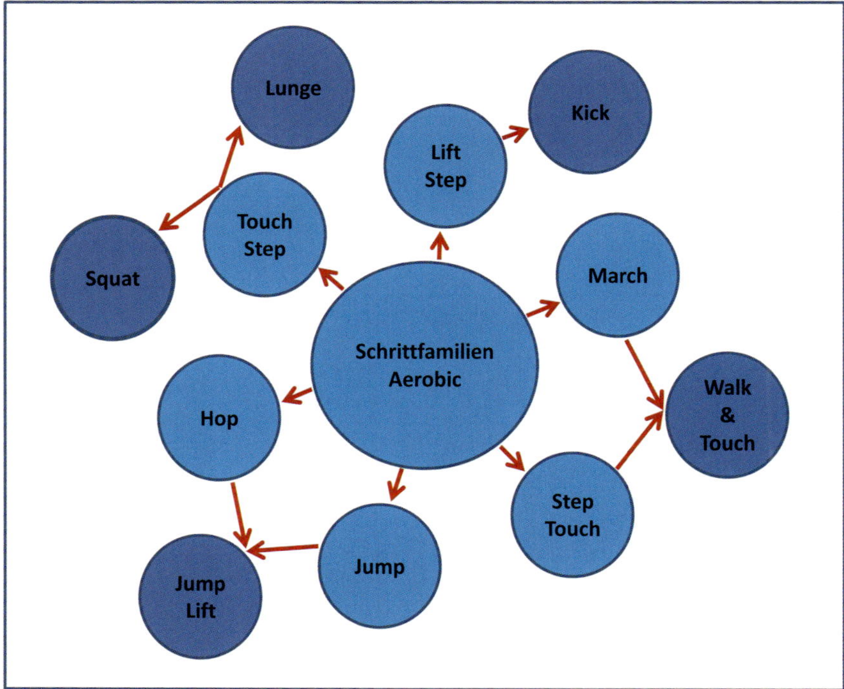

Schrittfamilien der Aerobic

Auf den folgenden Seiten werden die Grundschritte der einzelnen Schrittfamilien visuell anhand einer Skizze und Bildern sowie mit einer Bewegungsbeschreibung vorgestellt und Wissenswertes zu mancher Schrittvariante hinzugefügt.

Die Begriffe „Single Lead" und „Alternate Lead" geben Auskunft darüber, ob ein Schritt das Führungsbein durch seine Bewegungsstruktur wechseln kann (alternierend) oder das Führungsbein immer auf einer Seite verbleibt (Single). Zu den Skizzen wird die Betrachtung folgender Zeichenerklärung empfohlen:

Legende Step + Aerobic

	= linker Fuß
	= rechter Fuß
	= Fußspitze berührt ohne Gewicht den Boden
	= Fußballen berührt mit Gewicht den Boden
	= Fuß löst sich vom Boden bzw. Spielbein ist angehoben
1 2 3 4	= Beat
⟶	= Bewegungsrichtung
– – – –	= Orientierungslinie
low	= Low Impact
high	= High Impact
AL	= Alternate Lead
SL	= Single Lead
AP	= Ausgangsposition
	= Flugphase
	= Drehung

Schrittfamilie Touch Step

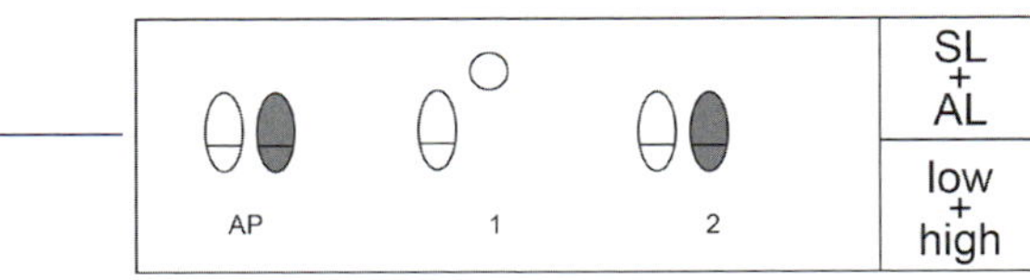

Touch Step

Führungsbein: Single Lead & Alternate Lead

Richtungen: front, side, back, diagonal

Beats: 2

Impact: Low & High

Anfangs- und Endposition: Neutral geschlossen oder mit aufgestelltem Fuß.

Bewegungsbeschreibung für die Richtung „front“: Ein Bein wird nach vorne geführt (Spielbein) und der Fußballen tippt energievoll auf den Boden auf („Beat 1“). Das Körpergewicht bleibt über dem Standbein. Anschließend wird das Spielbein zurück in die Anfangsposition geführt („Beat 2“). Der Fuß rollt von der Fußspitze zur Ferse ab (Variante: Alternate Lead).

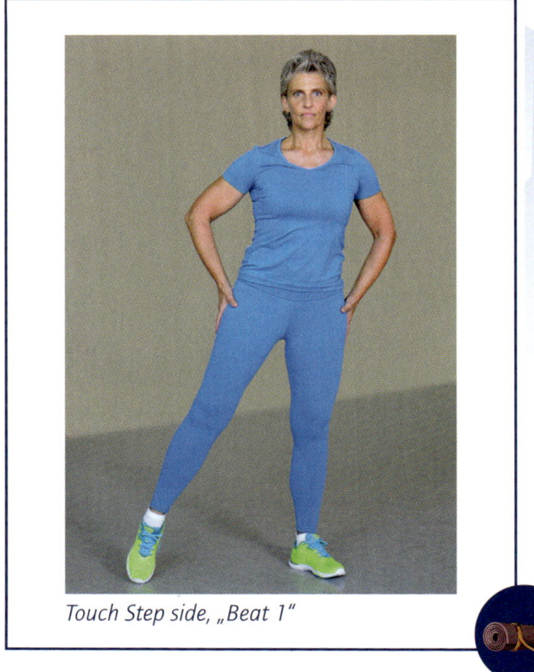

Touch Step side, „Beat 1“

Schrittvarianten:

- Touch Step side
- Touch Step back
- Touch Step diagonal
- Variante Heel Touch

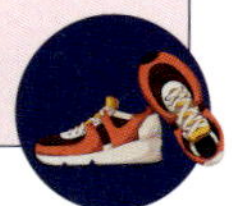

Besonderheit(en):
Bei der Variante **Touch Step back** wird der Oberkörper nach vorne geneigt (Einhaltung der Körperlinie).

Bei der Variante **Heel Touch** berührt die Ferse den Fußboden.

Mögliche Richtungen: front und diagonal

International wird Touch Step front auch als „Toe Tap" bezeichnet.

Schrittfamilie Squat

Hier geht es zum **Video**

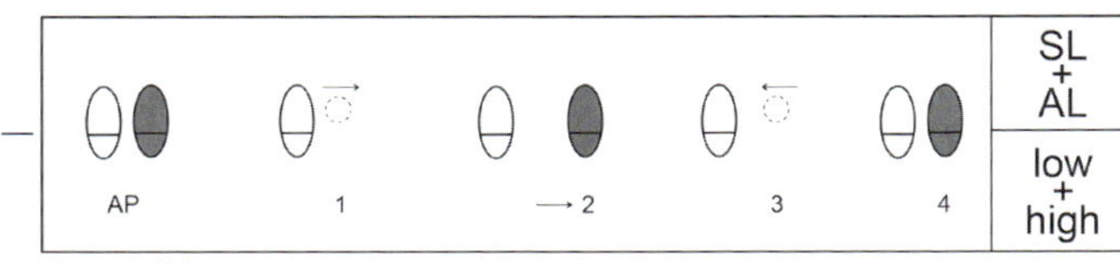

Squat side

Führungsbein: Single Lead & Alternate Lead

Richtungen: front, side, back

Beats: 4

Impact: Low

Anfangs- und Endposition: Neutral geschlossen.

Bewegungsbeschreibung für die Richtung „side": Ein Bein zur Seite öffnen, schulterbreit („Beat 1"). Das halbe Körpergewicht wird auf das Bein verlagert, während die Kniebeuge durchgeführt wird („Beat 2", maximal 90 Grad). Der Fuß rollt von der Fußspitze zur Ferse ab. Anschließend wird der Körperschwerpunkt wieder nach oben geführt und die Gewichtsverlagerung rückgängig gemacht („Beat 3"). Zum Abschluss folgt ein Ranführen des Spielbeins zurück in die Ausgangsposition. Der Fuß rollt von der Fußspitze zur Ferse ab.

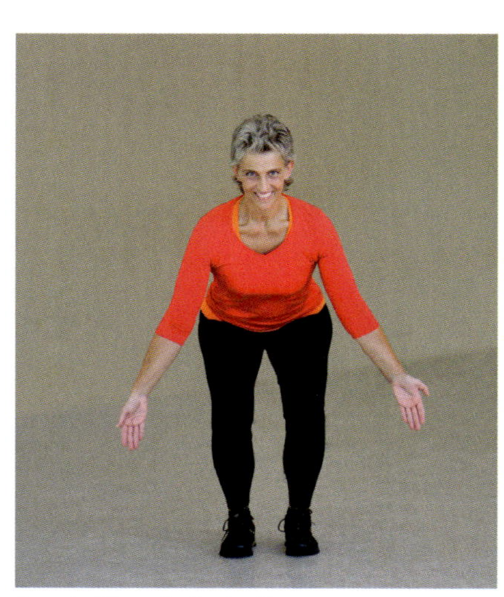

Squat side, schulterbreit

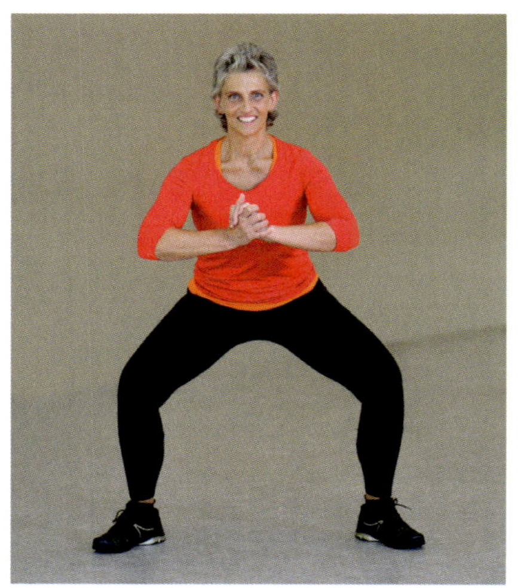

Squat side, weit geöffnet

Schrittvarianten:

- Squat front
- Squat back

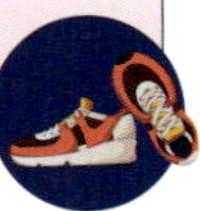

Besonderheiten: Wird das Schrittmuster **Squat** größer als schulterbreit ausgeführt, dreht der belastete Fuß auf dem Ballen in die Diagonale, sodass sich beide Füße in der funktionalen Ausrichtung der Beinlinie befinden. Die zweite Möglichkeit zur Einhaltung der Beinlinie: Ausgangsposition beider Füße in der Stellung „5 vor 1".

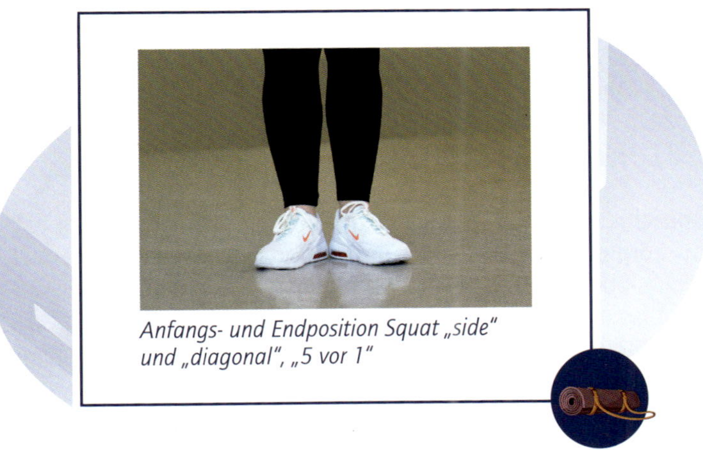

Anfangs- und Endposition Squat „side" und „diagonal", „5 vor 1"

Schrittmuster Squat front: Das Spielbein wird nach vorne geführt (Ausfallschritt) und dabei von der Ferse zur Fußspitze abgerollt. Beide Knie werden gleichmäßig gebeugt. Das vordere Knie bleibt über der Fußmitte. Maximaler Kniewinkel 90 Grad. Das Spielbein in die Anfangsposition zurückführen.

Schrittmuster Squat back: Das Spielbein wird nach hinten geführt (Ausfallschritt) und setzt nur den Fußballen auf („Beat 1"). Ansonsten wie bei der Variante „front".

Schrittfamilie Lunge

Hier geht es zum **Video**

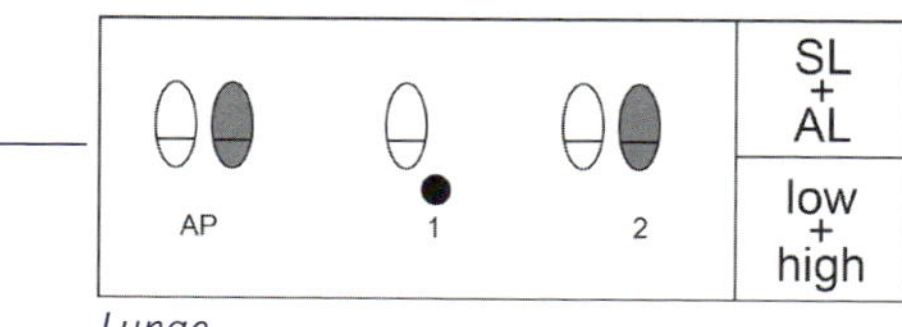

Lunge

Führungsbein: Single Lead & Alternate Lead

Richtungen: back, diagonal, front

Beats: 2

Impact: Low & High

Anfangs- und Endposition: Neutral geschlossen.

Bewegungsbeschreibung für die Richtung „back": Das Spielbein wird nach hinten geführt und das Körpergewicht zu einem Drittel auf das Spielbein verlagert. Nach der Landung auf dem Fußballen („Beat 1") erfolgt sofort ein reaktives Abdrücken nach vorne, zurück in die Ausgangsposition; mit Abrollen von der Ferse bis zur Fußspitze. Während des Schritts nach hinten wird der Körper in eine diagonale Position schräg nach vorne ausgerichtet (Einhaltung der Körperlinie).

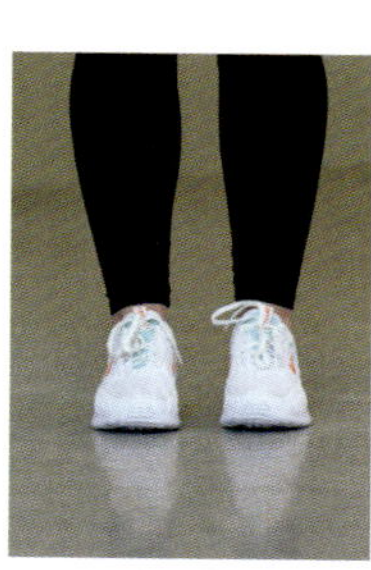

Lunge back, Anfangsposition

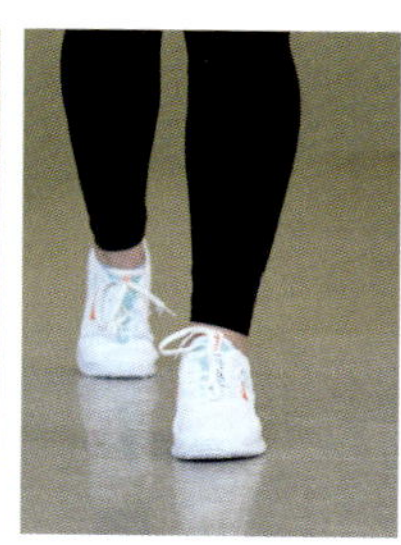

Lunge back, „Beat 1"

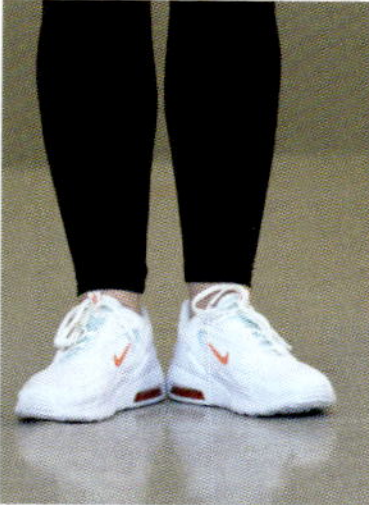

Lunge diagonal, Anfangsposition

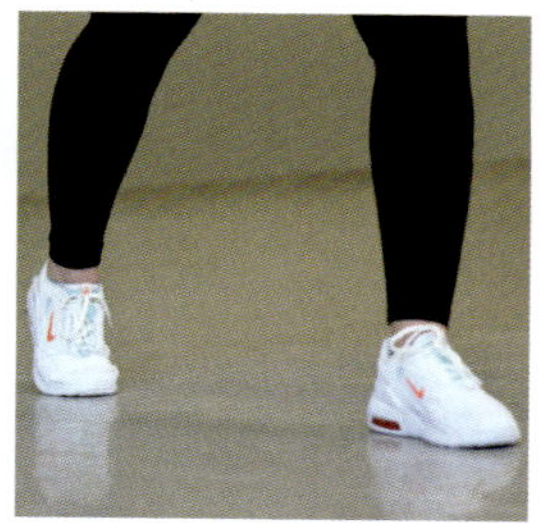

Lunge diagonal, „Beat 1"

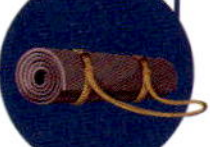

Schrittvarianten:

- Lunge diagonal
- Lunge front

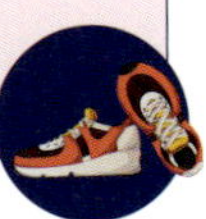

Besonderheiten: Bei der Variante **„diagonal"** befinden sich die Füße zu Beginn in der Position leicht nach außen gestellt („5 vor 1"), damit beim Nach-hinten-Führen des Spielbeins die Beinlinie des vorderen Beins eingehalten werden kann. Beim Abschluss des Schrittmusters mit „Beat 2" ist ebenso die Position „5 vor 1" einzunehmen.

Die Variante **„front"** bietet durch das Nach-vorne-Gehen sowie das sofortige Umkehren der Bewegungsrichtung (Abbremsbewegung) eine starke Schubbelastung für das Knie. Auf eine muskuläre Führung ist unbedingt zu achten. Der Schritt nach vorne wird über die Ferse und der Schritt nach hinten über die Fußspitze abgerollt.

Schrittfamilie Lift Step

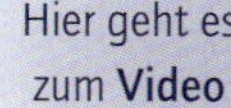

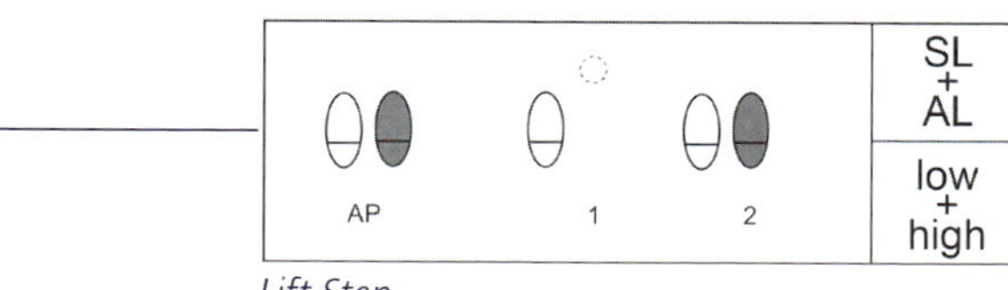

Lift Step

Führungsbein: Single Lead & Alternate Lead

Richtungen: front, side, back, diagonal

Beats: 2

Impact: Low & High

Anfangs- und Endposition: Neutral geschlossen oder mit aufgestelltem Fuß.

Bewegungsbeschreibung für den Knee Lift: Der Beginn ist in der Grundhaltung mit aufgestelltem Fuß. Das Spielbein wird bis leicht unter Hüftgelenkhöhe angehoben („Beat 1"). Der Winkel im Knie beträgt mindestens 90 Grad (rechter Winkel). Beibehaltung der natürlichen Lendenlordose bei nach vorne oben gehobenem Brustbein. Absenken des Spielbeins in die Ausgangsposition von der Fußspitze zur Ferse („Beat 2").

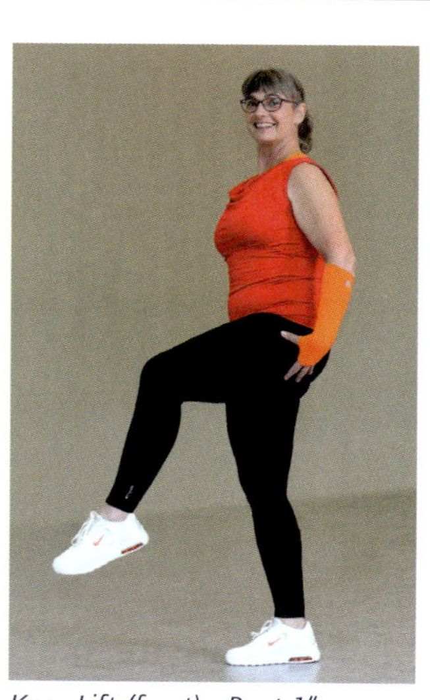

Knee Lift (front), „Beat 1"

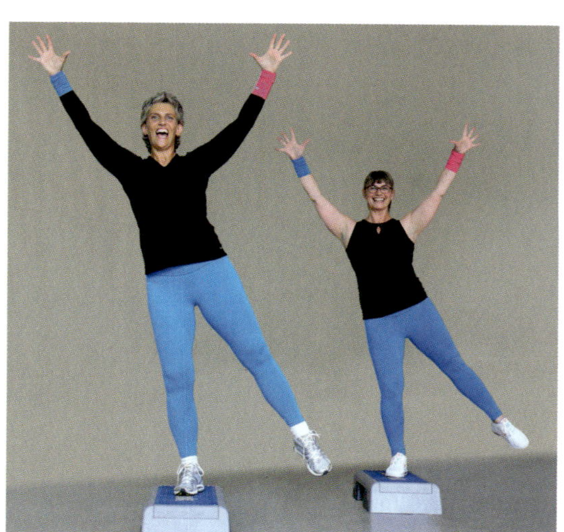

Leg Lift side (low) am Step

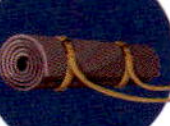

Schrittvarianten:

- Knee Lift diagonal
- Leg Lift front low, mid & high
- Leg Lift back (low)
- Leg Lift side (low)
- Leg Curl

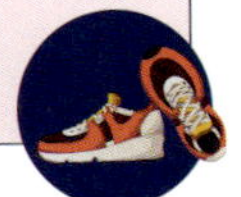

Besonderheiten: Das Schrittmuster **Leg Lift side** kann durch die anatomisch begrenzte Beweglichkeit des Hüftgelenks nur „low" durchgeführt werden. Das Abspreizen des Beins zur Seite ist bei neutraler Beckenposition und aufrechtem Oberkörper bis maximal 50 Grad möglich. Die Lendenlordose bleibt erhalten und der Oberkörper in seiner aufrechten Position.

Die Variante **Leg Lift front** kann in drei Höhen ausgeführt werden: bis 45 Grad (low), bis 90 Grad (mid) und größer 90 Grad (high). Der Leg Lift high ist nur für Fortgeschrittene zu empfehlen, da diese Variante ein hohes Maß an Beweglichkeit (unterer Rücken, ischiokrurale Muskulatur) und Kraft braucht.

Leg Lift back: Der Oberkörper wird leicht nach vorne geneigt, um die Körperlinie aufrechtzuhalten.

Bei der Schrittvariante **Leg Curl** wird das Spielbein gebeugt und der Fuß in Richtung Gesäß geführt (Hebephase, „Beat 1"). Während dieser Aktion wird das Hüftgelenk in seiner fast gestreckten Position gehalten und das Knie unter das Hüftgelenk geführt. Das Abrollen bei „Beat 2" erfolgt von der Ferse zur Fußspitze, da der Fuß des Spielbeins von hinten nach vorne bewegt wird.

Schrittfamilie Kick

Hier geht es zum **Video**

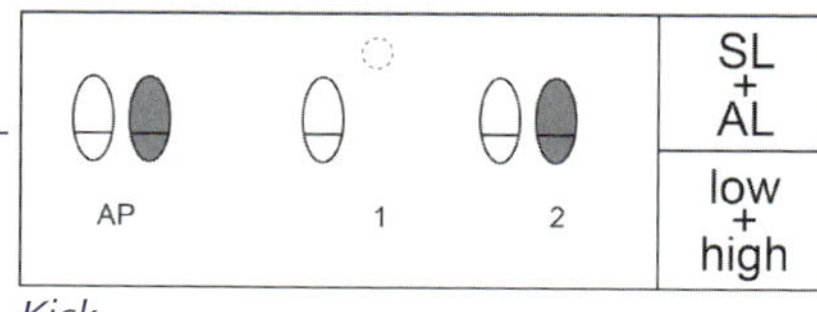

Kick

Führungsbein: Single Lead & Alternate Lead

Richtungen: front, side, back, diagonal

Beats: 2

Impact: Low & High

Anfangs- und Endposition: Neutral geschlossen oder mit aufgestelltem Fuß.

Bewegungsbeschreibung für die Richtung „front": Ein Bein wird mit gebeugtem Knie nach vorne geführt (Spielbein) und eine Trittbewegung nach vorne ausgeübt („Beat 1"). Am Endpunkt der Bewegung nach vorne befindet sich das Knie immer noch in einer (minimalen) Beugung (Soft Knee). Die Rückziehphase des Unterschenkels erfolgt geführt und endet mit der Abrollbewegung des Fußes von der Fußspitze zur Ferse (Alternate Lead). Zu jeder Zeit ist der Körper im Lot ausgerichtet.

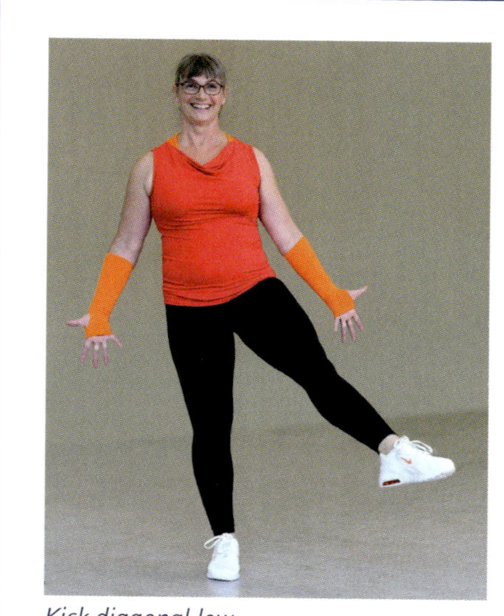

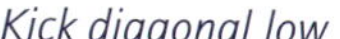

Kick diagonal low

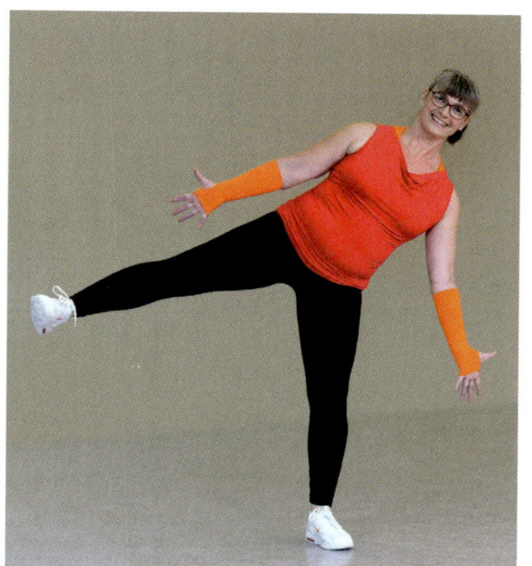

Kick side mid

Besonderheiten: Beim Schrittmuster **Kick side** verändert sich deutlich die Ausrichtung des Rumpfs, des Beckens als auch des Kicks ausführenden Beins. Den Kick side in der Variante „high" auszuführen, braucht eine gute Beweglichkeit, Balancefähigkeit sowie Kraft und ist deshalb nur für Fortgeschrittene zu empfehlen.

Schrittmuster **Kick back**: Der Oberkörper ist während der Kickphase nach hinten („Beat 1") nach vorne geneigt und die Körperlinie wird eingehalten. Das „Soft Knee" des Spielbeins am Endpunkt des Kicks ist einzuhalten.

Schrittfamilie March

Hier geht es zum **Video**

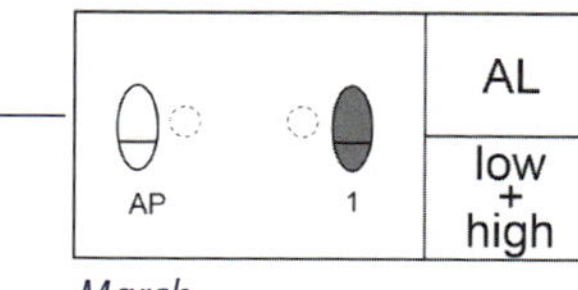

March

Führungsbein: Alternate Lead

Richtungen: Am Platz, On the Spot (ots)

Beat: 1

Impact: Low & High

Anfangs- und Endposition: Mit angehobenem Bein.

Bewegungsbeschreibung: Das angehobene Bein (Spielbein) wird von oben nach unten abgesenkt und von der Fußspitze zur Ferse abgerollt.

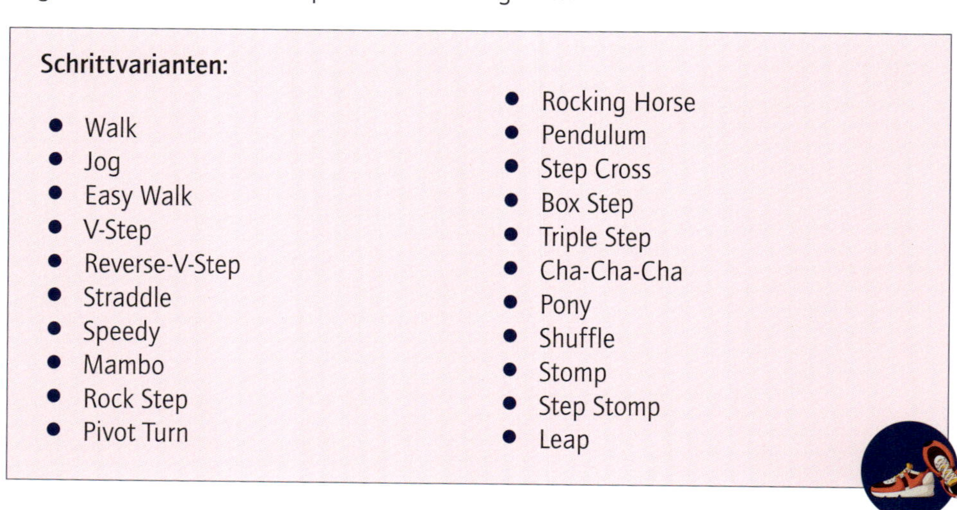

Schrittvarianten:

- Walk
- Jog
- Easy Walk
- V-Step
- Reverse-V-Step
- Straddle
- Speedy
- Mambo
- Rock Step
- Pivot Turn
- Rocking Horse
- Pendulum
- Step Cross
- Box Step
- Triple Step
- Cha-Cha-Cha
- Pony
- Shuffle
- Stomp
- Step Stomp
- Leap

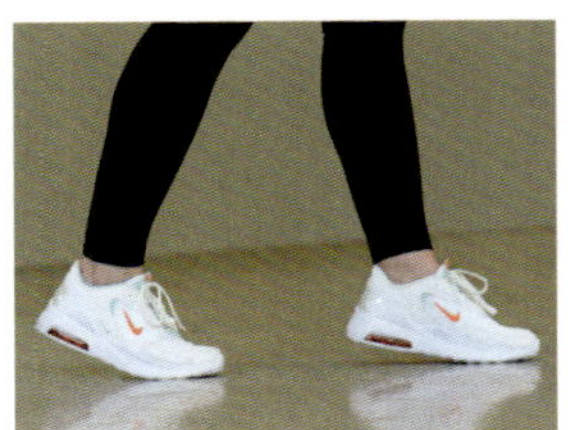

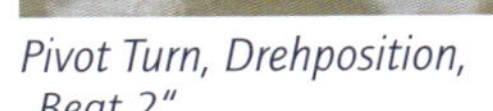

Pivot Turn, Drehposition, „Beat 2"

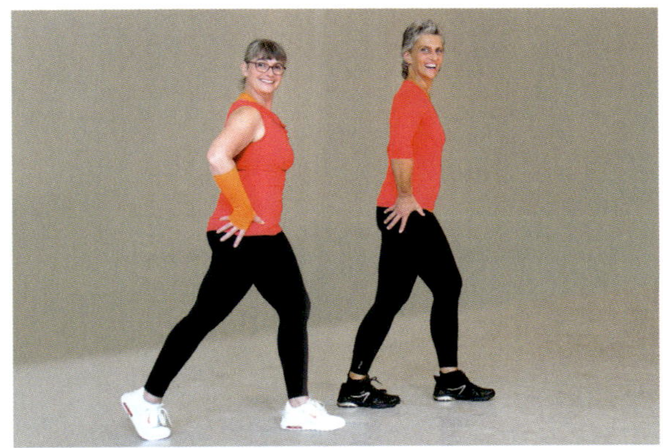

Mambo mit unterschiedlichem Abrollverhalten, „Beat 3"

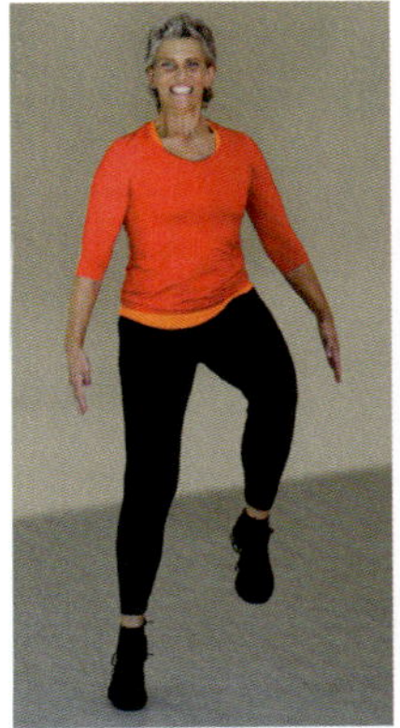

Pony 1, Absprung

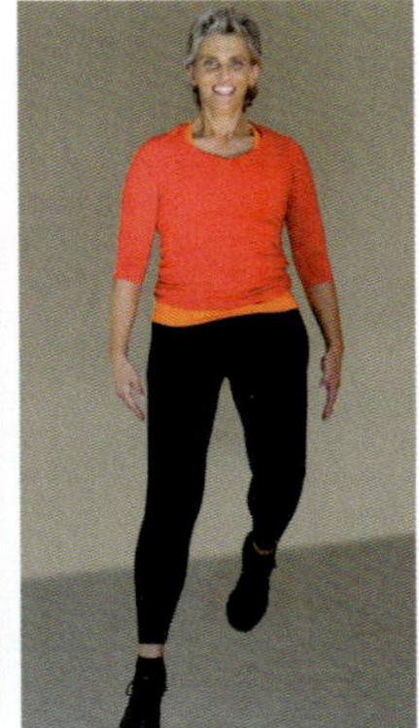

Pony 2, Flugphase

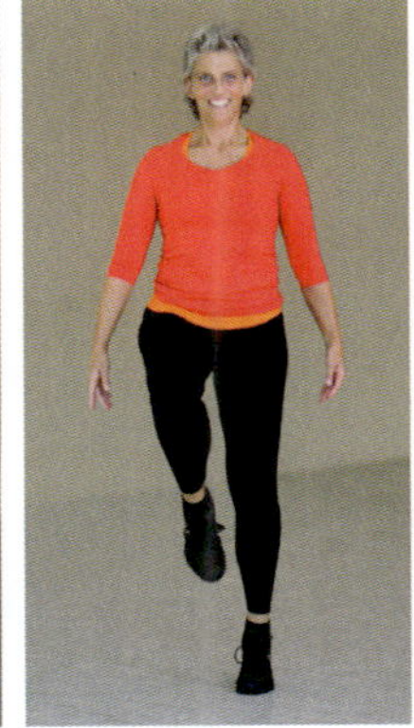

Pony 3, Beginn der Landephase

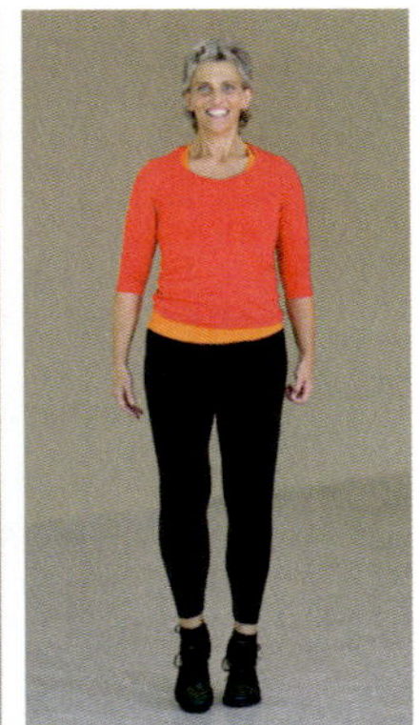

Pony 4, Landephase

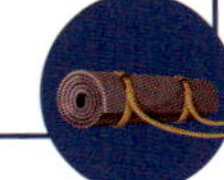

Besonderheiten:

Walk: Das Schrittmuster Walk wird in den Raum hinein durchgeführt und rollt dabei von der Ferse zur Fußspitze (vorwärts) oder von der Fußspitze zur Ferse (rückwärts) ab. Beat: 1, Alternate Lead.

Jog: Zwischen jedem Schritt findet eine Flugphase statt. Das Knie wird nach vorne hochgehoben, der Fuß kommt von oben und wird bei der Landung von der Fußspitze aus abgerollt. Beat: 1, Alternate Lead.

Mambo: Der erste Schritt des Mambos wird nach vorne gesetzt (Spielbein) und rollt von der Ferse zur Fußspitze ab. Das ganze Gewicht wird auf den Fuß verlagert („Beat 1"). Der andere Fuß wird gleichzeitig am Platz angehoben („Beat 1") und danach von der Fußspitze zur Ferse abgerollt sowie das Gewicht zurückverlagert (Standbein, „Beat 2").

Darauf folgend wird das Spielbein nach hinten gesetzt, das Gewicht dorthin verlagert („Beat 3") und das Standbein angehoben. Bei „Beat 4" wird das Standbein abgesetzt und von der Fußspitze abgerollt. Die Belastung der Füße findet wie beim Schrittmuster March im Wechsel statt.

Je nachdem, in welcher Stundenphase der Mambo eingesetzt wird, unterscheidet sich das Abrollen des Schritts nach hinten auf „Beat 3":

a) Im Warm-up oder Cool-down eingesetzt, wird der ganze Fuß auf den Boden gebracht; die Schrittlänge ist kurz.
b) In der Cardio-Phase wird die Schrittlänge größer ausgeführt (höhere Intensität), sodass die Ferse in der Luft bleibt. Beats: 4, Single Lead.

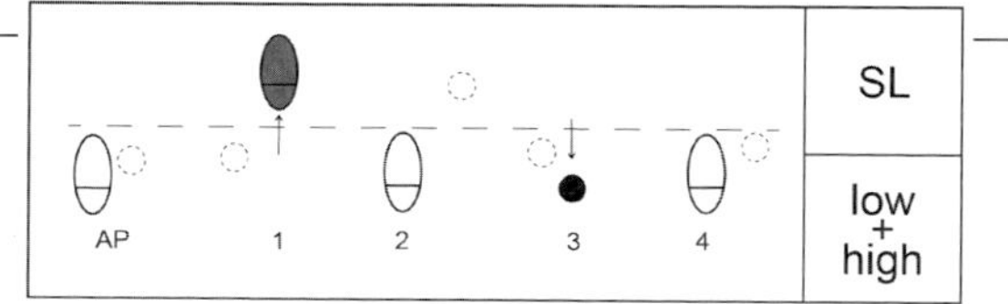

Mambo

Rock Step: Das Schrittmuster Mambo wird im High Impact ausgeführt. Beats: 4, Single Lead.

Pivot Turn: der „gedrehte Mambo". Die 180-Grad-Drehung des Körpers findet, wie auf dem Bild zu sehen ist, auf beiden Fußspitzen statt. Wenn der erste Schritt nach vorne mit dem rechten Fuß gesetzt wird, erfolgt die Drehung über die linke Schulter nach hinten.

Blickrichtung nach hinten: Hier wird der rechte Fuß erneut nach vorne gesetzt (das vorige Hinten) und ein weiteres Mal über die linke Schulter nach hinten gedreht (180 Grad), sodass der Blick wieder nach vorne ausgerichtet ist. Ein Pivot-Turn ergibt eine ganze Drehung. Beats: 4, Single Lead.

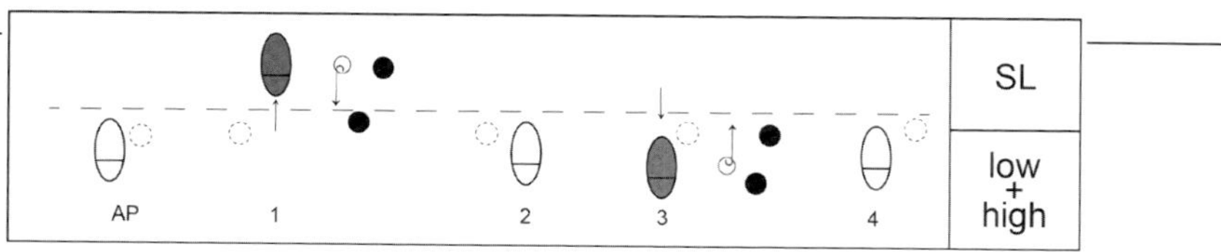

Pivot Turn

Straddle: „Öffnen, öffnen, schließen, schließen", beschreibt die Bewegungen des Straddles zur Seite hinaus und wieder zurück. Wird der Straddle bis zur Schulterbreite ausgeführt, wie es im Warm-up oder Cool-down der Fall sein kann, werden alle vier Schritte von der Fußspitze zur Ferse abgerollt und der Körperschwerpunkt verbleibt oben. Über Schulterbreite wird der Körperschwerpunkt nach unten verlagert und die ersten beiden Schritte („Beat 1 + 2") von der Ferse zur Fußspitze abgerollt. Beats: 4, Single Lead.

Speedy: Ein Speedy ist ein Schritt mit Flugphase (High Impact), dessen Beinbewegungen dem des Straddles in der schmalen Ausführung entsprechen, doch im doppelten Tempo. Dem Trainer ist es überlassen, den Start des Schrittmusters in der Musik festzulegen. Denkbar wäre der Beginn auf „1 + 2 +" oder „+ 1 + 2". Beats: 2, Single Lead.

Easy Walk: „Vor, vor, rück, rück", beschreibt die Bewegung des Easy Walks. Die beiden Schritte nach vorne werden von der Ferse zur Fußspitze und die beiden Schritte zurück von der Fußspitze zur Ferse abgerollt. Beats: 4, Single Lead.

V-Step: Wie der Name vermuten lässt, wird hier auf dem Boden der Buchstabe „V" mit den Füßen dargestellt. Schritt 1 und 2 gehen nacheinander schräg diagonal nach vorne außen („öffnen, öffnen") und die Schritte 3 und 4 nacheinander zurück zur Ausgangsposition („schließen, schließen"). Das Becken bleibt ruhig in der neutralen Position, ebenso der Schultergürtel. Beats: 4, Single Lead.

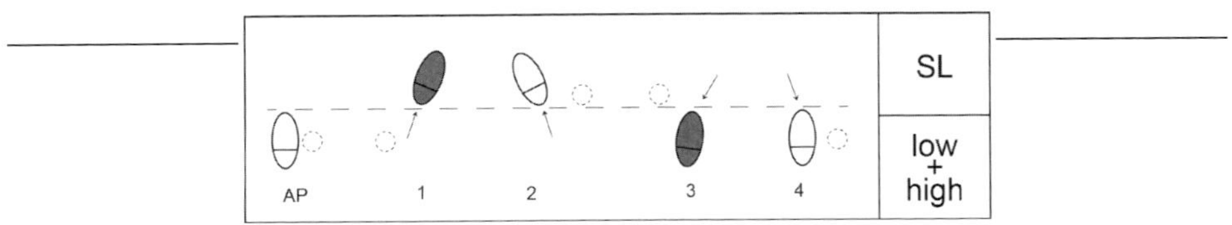

V-Step 2

Aufgrund der hohen Gelenkbelastung (Scherkräfte der Knie) ist auf ein High Impact der ersten zwei Schritte nach vorne zu verzichten. Die zwei Schritte zurück können gesprungen werden.

Reverse-V-Step: Das Öffnen der ersten beiden Schritte findet rückwärts von der Fußspitze zur Ferse statt und das Schließen der letzten zwei Schritte (Beat 3 + 4") nach vorne, zurück zum räumlichen Ausgangspunkt, statt. Beats: 4, Single Lead.

Rocking Horse: Joggen in Schrittstellung mit einer kleinen „Schaukelpferdbewegung" vor und rück. Beats: 2, Single Lead.

Pendulum: Beim Joggen wird das freie Bein zur Seite gestreckt, sodass mit jedem Beinwechsel eine Pendelbewegung entsteht. Beat: 1, Alternate Lead.

Shuffle: Joggen im doppelten Tempo in den Raum hinein. Die Schritte werden nah am Boden gehalten, sodass das nachfolgende Bein dem Spielbein hinterherschleift. Beats: mindestens 2, Single Lead.

Triple Step, Cha-Cha-Cha und Pony: Diese drei Schrittmuster nutzen den „Off-Beat" der Musik für ihre drei schnelleren Bewegungen. Der Triple Step bleibt am Platz (ots), der Cha-Cha-Cha führt eine seitliche Bewegung aus, ebenso der Pony. Wobei die Seitbewegung des Cha-Cha-Cha größer ausgelegt ist, da durch die Raumbewegung auf „Beat 1 und 3" beim Pony eine Hoch-tief-Bewegung entsteht. Beats: 2, Alternate Lead.

Stomp: Ein interessantes Schrittmuster, da es 3 Beats der Musik nutzt. Der erste Schritt geht vor, der zweite Schritt geht am Platz und der dritte Schritt schließt auf der Stelle. Beats: 3, Alternate Lead.

Step Stomp: Der erste Schritt („Step") geht zur Seite und nimmt den Körperschwerpunkt mit. Dieser Prozess wird mit Schritt 2 und 3 („Stomp") am neuen Platz zu Ende gebracht. „Beat 2" darf nach vorne oder zurück gekreuzt werden. Die Richtung vom ersten Schritt kann zu vor- und rückwärts variieren. Beats: 3, Alternate Lead.

Box Step: Der erste Schritt wird diagonal nach vorne gekreuzt; sozusagen in die imaginäre Ecke der Box. Der zweite Schritt setzt auf der gleichen Seite nach hinten (zweite Ecke der Box) und rollt von der Fußspitze zur Ferse ab. Der dritte Schritt wird nach hinten geöffnet gesetzt (dritte Ecke der Box), auf die gleiche Höhe des zweiten Schritts. Der vierte Schritt geht nach vorne bis zum räumlichen Ausgangspunkt des Schrittmusters und vollendet „die Box". Beats: 4, Single Lead.

Step Cross: Der erste Schritt wird gerade nach vorne ausgeführt und rollt von der Ferse zur Fußspitze ab. Der zweite Schritt überkreuzt leicht nach vorne und wird von der Ferse zur Fußspitze abgerollt bei leichter Außenrotation (Fuß-Bein-Linie). Die Vorwärtsbewegung und nicht das Kreuzen (eng am Körper) wird unterstützt. Zur gleichen Zeit („Beat 2") dreht das Standbein auf der Fußspitze etwas nach außen, um Scherbelastungen im Knie zu vermeiden. Schritt Nummer 3 geht rückwärts und der vierte Schritt öffnet zur Seite, damit der räumliche Ausgangspunkt wieder erreicht wird.

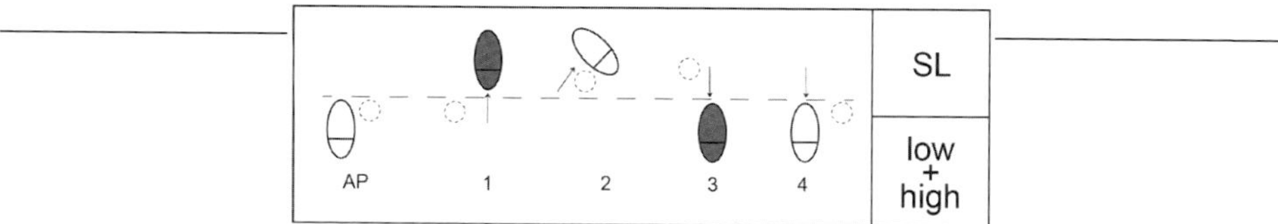

Step Cross

Leap: Aus der Anfangsposition mit angehobenem Bein wird ein Sprung auf das andere Bein ausgeführt. Dieser Beinwechsel kann am Platz (on the Spot) oder mit einer Bewegung nach vorne, zur Seite und nach hinten ausgeführt werden.

Schrittfamilie Step Touch

Hier geht es zum **Video**

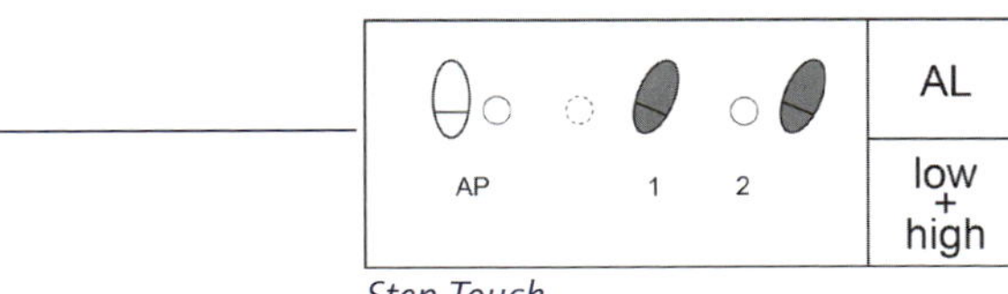

Step Touch

Führungsbein: Alternate Lead

Richtungen: side, front, back

Beats: 2

Impact: Low Impact & High Impact

Anfangs- und Endposition: Mit aufgestelltem Fuß.

Bewegungsbeschreibung für die Richtung „side": Der aufgestellte Fuß öffnet zur Seite (größer als Schulterbreite) und rollt von der Ferse zur Fußspitze ab. Das Bein und damit auch der Fuß befinden sich in einer Außenrotation, um die Einhaltung der Beinlinie zu gewährleisten. Der zweite Schritt („Beat 2") schließt mit einem „Touch" auf Höhe des Mittelfußes ran. Aufrechterhaltung der Lendenlordose und der neutralen Beckenposition.

Schrittvarianten:

- Power Step Touch
- Scoop
- Step Leg Curl
- Hop Scotch
- Step Knee Lift
- Step Leg Lift
- Side to Side (Step Tap side)

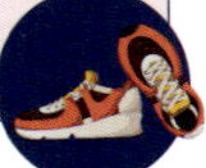

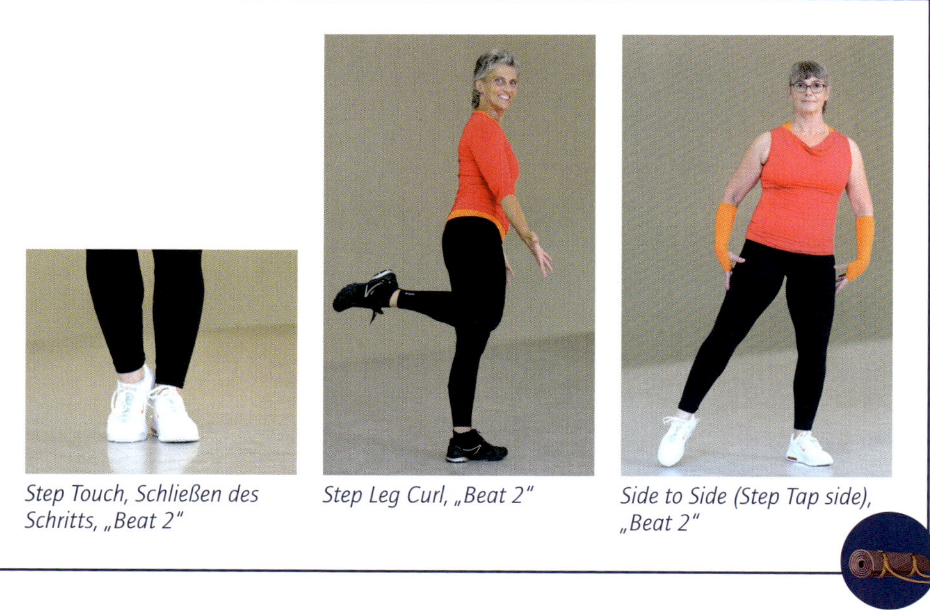

Step Touch, Schließen des Schritts, „Beat 2"

Step Leg Curl, „Beat 2"

Side to Side (Step Tap side), „Beat 2"

Besonderheiten:

Power Step Touch: Der aufgestellte Fuß öffnet zur Seite (größer als Schulterbreite) und rollt von der Ferse zur Fußspitze ab. Das Bein und damit auch der Fuß befinden sich in einer Außenrotation, um die Einhaltung der Beinlinie zu gewährleisten. Der Körperschwerpunkt verlagert sich nach unten (Aufrechterhaltung der Lendenlordose), man nimmt eine Squat-Position ein („Beat 1 + 2"). Der zweite Schritt schließt mit einem „Touch" auf Höhe des Mittelfußes ran, währenddessen der Körperschwerpunkt zur Ausgangshöhe verlagert wird („Beat 3 + 4"). Beats: 4!

Scoop: Ein Step Touch mit Flugphase. Der erste Schritt beginnt, im Low Impact den Fuß seitlich von der Ferse abzurollen und drückt dann über die Fußspitze vom Boden ab und die Flugphase beginnt („Beat +"). Die Landung des Spielbeins erfolgt von der Fußspitze zur Ferse. Der zweite Fuß kommt aus der Luft und landet mit dem „Touch" auf Höhe des Mittelfußes des Spielbeins. Die Landung beider Füße erfolgt zeitgleich.

Step Leg Curl: Bei diesem Schrittmuster wird das Bein nicht herangesetzt, sondern abgespreizt oben gehalten, während der Unterschenkel in Richtung Gesäß geführt wird (Kniebeugung).

Hop Scotch: Ein Step Leg Curl mit Flugphase („Beat +").

Step Knee Lift: Öffnung des Spielbeins wie beim Step Touch. Nach der Gewichtsverlagerung wird das zweite Bein mit angewinkeltem Kniegelenk bis etwas unter Hüftgelenkhöhe angehoben (Beibehaltung der Lendenlordose). Folgen zwei oder mehr Step Knee Lifts hintereinander im Wechsel, wird in diesem Fall ab dem zweiten Step Knee Lift der erste Schritt von der Fußspitze zur Ferse abgerollt. Bei sehr großer Bewegungsweite „zur Seite" kann weiterhin von der Ferse zum Fußballen abgerollt werden. Beats: 2, Alternate Lead.

Step Leg Lift, Variante „side": Wie Step Leg Curl, jedoch mit lang gestrecktem Bein. Kann durch die anatomisch begrenzte Beweglichkeit des Hüftgelenks nur „low" durchgeführt werden. Das Abspreizen des Beins zur Seite ist bei neutraler Beckenposition und aufrechtem Oberkörper bis maximal 50 Grad möglich. Die Lendenlordose bleibt erhalten und der Oberkörper in seiner aufrechten Position.

Side to Side (Step Tap side): Bei diesem Schrittmuster bleibt das Spielbein „an seinem Platz", der Fuß wird genau wie das Bein geführt lang gestreckt und die Fußspitze auf den Boden getippt („Touch") („Beat 2").

Schrittfamilie Walk & Touch

AL	low + high

4 3 2 1 AP

Hier geht es zum **Video**

Walk & Touch

Führungsbein: Alternate Lead

Richtungen: front, side, back, diagonal

Beats: 4

Impact: Low & High

Anfangs- und Endposition: Mit aufgestelltem Fuß.

Bewegungsbeschreibungen für die Richtung „front“: Gehe drei Schritte nach vorne und rolle von der Ferse zur Fußspitze ab. Der vierte Schritt setzt die Fußspitze auf den Boden auf (Mittelfußbereich). Beats: 4, Alternate Lead.

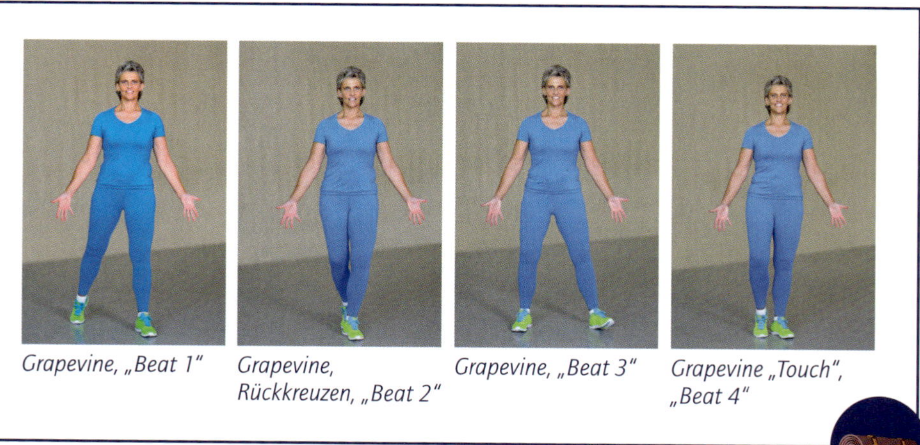

Grapevine, „Beat 1“ — *Grapevine, Rückkreuzen, „Beat 2“* — *Grapevine, „Beat 3“* — *Grapevine „Touch“, „Beat 4“*

Schrittvarianten:

- Double Step Touch
- Chassée
- Grapevine
- A-Step

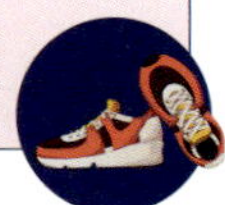

Besonderheiten:

Double Step Touch: Das Spielbein führt einen Schritt zur Seite durch, der von der Ferse aus abgerollt wird. Das andere Bein daneben schließen, indem von der Fußspitze zur Ferse abgerollt wird. Ein weiterer Schritt geht zur Seite („Beat 3") und den Fuß auf Höhe des Mittelfußes ransetzen, bildet den Abschluss des Schrittmusters. Das Becken bleibt die ganze Zeit in seiner neutralen Position. Beats: 4, Alternate Lead.

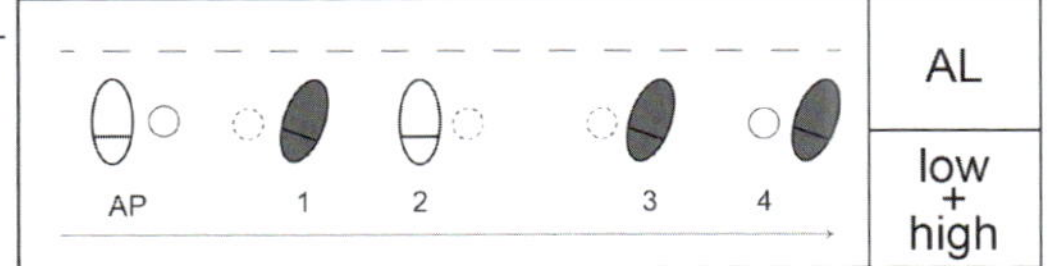

Double Step Touch

Chassée: Ein Double Step Touch mit Flugphase vom ersten zum zweiten Schritt. Beats: 4, Alternate Lead.

Grapevine: Der Double Step Touch bewegt sich entlang einer gedachten Raumlinie (siehe Grafik unten). Der Grapevine hingegen geht vor und wieder hinter die gedachte Raumlinie: Der erste Schritt wird nach schräg vorne gesetzt, damit der zweite Schritt hinten überkreuzen kann. Der dritte Beat wird schräg nach hinten geöffnet und von der Fußspitze zur Ferse abgerollt. Danach wird die Fußspitze auf Mittelfußhöhe aufgestellt. Das Becken bleibt auch während des Kreuzens in seiner neutralen Position und beide Beckenschaufeln sind auf gleicher Höhe ausgerichtet. Beats: 4, Alternate Lead.

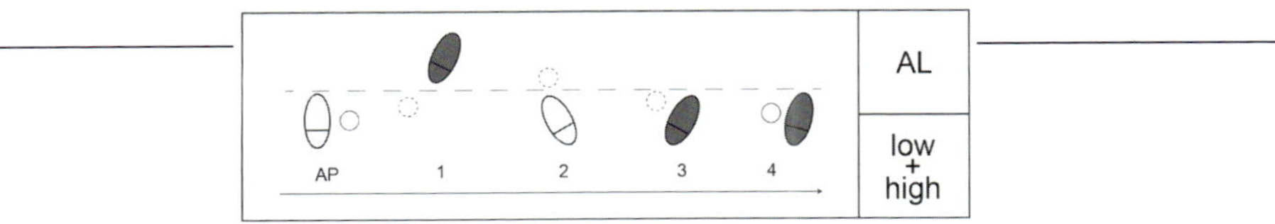

Grapevine

A-Step: Wie beim V-Step wird ein Bein diagonal nach vorne aufgesetzt. Der zweite Schritt setzt neben dem ersten auf; beide Schritte rollen von der Ferse zum Fußballen ab. In der gleichen Richtung bleibend, nur nach diagonal hinten, wird der dritte Schritt ausgeführt (Fußballen). Abschluss mit dem Fußballen-Touch auf Mittelfußhöhe. Beats: 4, Alternate Lead.

Schrittfamilie Jump

Hier geht es zum **Video**

AP 1	Neutral
	high

Jump

Führungsbein: Single Lead & Alternate Lead

Richtungen: ots, side, back, front

Beat: 1

Impact: Low & High

Anfangs- und Endposition: Neutral geschlossen.

Bewegungsbeschreibungen: In der neutralen Position startet der beidbeinige Absprung in die Luft und landet ebenso wieder hier.

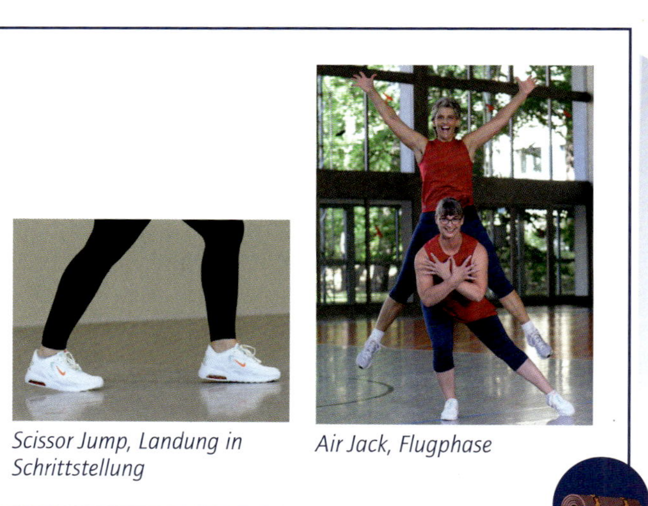

Scissor Jump, Landung in Schrittstellung

Air Jack, Flugphase

Schrittvarianten:

- Jumping Jack
- Power Jack
- Heel Jack
- Air Jack
- Scissor Jump

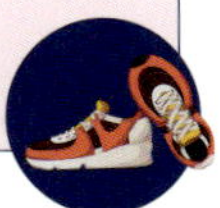

Besonderheiten: Alle Varianten finden im High Impact statt. Beachte hier den Zeitrahmen für die Nutzung der Sprünge (siehe Kap. 3.5) hintereinander. Das Abrollverhalten ist grundsätzlich von oben nach unten und somit von der Fußspitze zur Ferse.

Jumping Jack: Absprung wie beim Jump, Landung geöffnet und mehr als schulterbreit mit außenrotierten Beinen und Füßen („Beat 1"). Erneuter Absprung und die Beine werden zusammengeführt und die Füße zur Anfangsposition gesetzt. Beats: 2.

Power Jack: Absprung und Landung wie beim Jumping Jack. Nach der Landung wird der Körperschwerpunkt nach unten verlagert, in eine Rumpfkniebeuge hinein. Aus dieser geht der Sprung zurück in die Ausgangsposition. Beats: 4.

Heel Jack: Nach dem beidbeinigen Absprung wie beim Jump werden die Beine während der Flugphase geöffnet und bei der Landung das Gewicht auf ein Bein verlagert. Das unbelastete Bein ist fast gestreckt und berührt den Boden nur mit der Ferse („Heel"). Erneuter Absprung und Landung in der neutralen Ausgangsposition. Werden mehrere Heel Jacks durchgeführt, empfiehlt sich ein Wechsel des aufgestellten Beins. Beats: 2.

Air Jack: Absprung wie beim Jump. Während der Flugphase werden beide Beine geöffnet und gleich wieder zusammengeführt, sodass die Landung beidbeinig-geschlossen stattfindet. Achte auf eine gute Rumpfspannung und Aufrichtung.

Scissor Jump: Beidbeiniger, geschlossener Absprung und beidbeinige Landung in Schrittstellung mit leicht angehobenen Fersen. Erneut abspringen und die Beinstellung wechseln. Beats: 2. Beim Scissor Jump ist die Anfangs- und Endposition unterschiedlich! Um in die neutrale geschlossene Grundhaltung hineinzugelangen, wäre es denkbar, ein Schließen hinten anzufügen.

Damit diese neue Schrittfolge in die Musik passt, empfiehlt sich hier eine Wiederholung des Wechsels beim Scissor Jump von z. B. dreimal. Dies entspricht 3 Beats in der Musik und auf Beat 4 kann in die Anfangsposition geschlossen werden, aus der alle Führungen (rechts oder links) möglich sind.

Schrittfamilie Jump Lift

Hier geht es zum **Video**

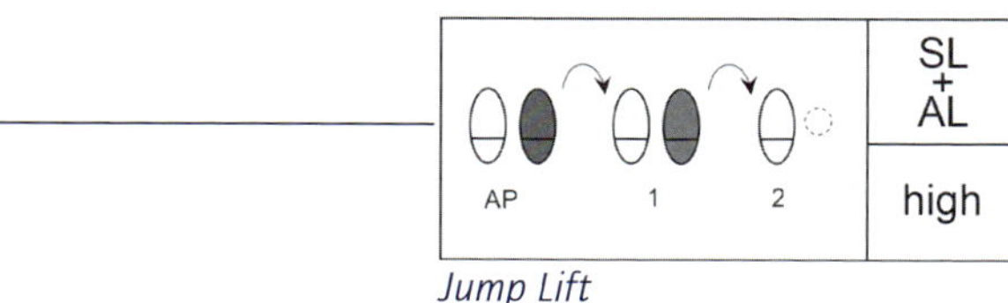

Jump Lift

Führungsbein: Single Lead & Alternate Lead

Richtungen: On the Spot

Beats: 2

Impact: High

Anfangs- und Endposition: Neutral geschlossen und mit angehobenem Bein.

Bewegungsbeschreibung hier für Jump Knee Lift: Absprung und Landung wie beim Jumping Jack („Beat 1"). Erneuter beidbeiniger Absprung. Bei der Landung Gewichtsverlagerung auf ein Bein. Das freie Bein bleibt in der Position „Knee Lift" angehoben.

Schrittvarianten:

- Jump Leg Lift
- Jump Curl
- Running Man

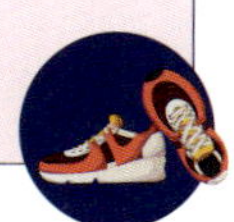

Besonderheiten: Alle Varianten finden im High Impact statt. Beachte hier den Zeitrahmen für die Nutzung der Sprünge (siehe Kap. 3.5) hintereinander. Das Abrollverhalten ist grundsätzlich von oben nach unten und somit von der Fußspitze zur Ferse.

Jump Leg Lift, Variante „side": Ausführung wie beim Jump Knee Lift, doch in der zweiten Bewegungsphase wird das gestreckte Bein seitlich angehoben.

Jump Curl: Ausführung wie beim Jump Knee Lift, jedoch wird das Spielbein in der zweiten Bewegungsphase gebeugt („Curl").

Running Man: Springe aus der Anfangsposition in die Schrittstellung wie beim Scissor Jump. Springe erneut ab, das hintere Bein wechselt während der Flugphase nach vorne und lande auf einem Bein. Gleichzeitig hebe das hintere Bein zu einem Knee Lift an. Wird dieses Schrittmuster mehrfach hintereinander ausgeführt, entsteht der Eindruck des Laufens auf der Stelle.

Schrittfamilie Hop

Hier geht es zum **Video**

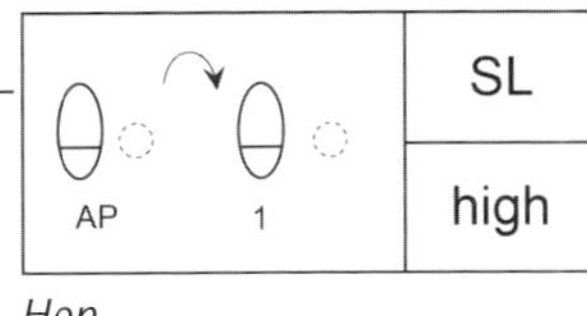

Hop

Führungsbein: Single Lead

Richtungen: ots, front, side, back

Beat: 1

Impact: High

Anfangs- und Endposition: Mit angehobenem Bein.

Bewegungsbeschreibung: Aus der Anfangsposition mit z. B. dem Standbein rechts erfolgt ein kraftvolles Abspringen (Flugphase). Die Landung erfolgt auf dem gleichen Bein (rechts) und der Fuß wird vom Fußballen zur Ferse abgerollt.

Schrittvarianten: keine

Die Vielfalt der Aerobic-Schrittmuster macht ein Ausbalancieren zwischen Low- und High-Impact-Schrittmustern spielend leicht möglich. Ein großes Repertoire an Bewegungsmustern macht das Training mit den Schritt- und Armbewegungen aus der Aerobic immer wieder zu einem Vergnügen.

6 STEP-AEROBIC

Step-Aerobic erfreut sich seit den Anfängen Ende der 1980er-Jahre einer großen Beliebtheit bei den Trainierenden im Groupfitness-Bereich. Die Einsatzmöglichkeiten reichen über Intervalltrainingsformen, Choreografiestunden mit verschiedenen Stilrichtungen und dem Einsatz als Trainingsgerät in Workout-Angeboten.

Die verschiedensten Schrittmuster lassen eine Vielzahl von Kombinationsmöglichkeiten zu, das macht Step-Aerobic zu einem vielschichtigen Trainingsangebot für alle Leistungslevel. Im nachfolgenden Kapitel werden, neben dem sicheren Arbeiten am und mit dem Step, die Grundschritte und deren Variationen und ihre Zugehörigkeit in die Step-Aerobic-Schrittfamilien beschrieben und erläutert.

6.1 GRUNDSÄTZLICHES ZUM SICHEREN ARBEITEN RUND UM DEN STEP

Der Step besteht aus einer Plattform und höhenverstellbaren Supports (Stufen). So kann die Höhe des Steps an die Körpergröße und das Leistungslevel des Trainierenden angepasst werden.

Die Steps sind zur allgemeinen Sicherheit mit einer rutschfesten Auflage behaftet, was den Reibungswiderstand erhöht. Ein Abrutschen wird dadurch verhindert, die raue Oberfläche verlangt allerdings eine genaue Schritttechnik, im Besonderen bei Schrittmustern mit Drehungen, um eine ungesunde Belastung für Sprung- und Kniegelenke zu vermeiden.

Folgende Geräteeigenschaften haben sich bewährt:

- Plattformgrundfläche 35 x 90 Zentimeter;
- Mindesthöhe 15 Zentimeter;
- zusätzliche Supports ermöglichen eine Erhöhung des Steps auf 20 Zentimeter und 25 Zentimeter;
- rutschfeste Oberfläche sowie
- rutschfester Stand auf dem Boden.

Von Trainer zu Trainer

„Trainiere ausschließlich mit einem richtigen Step" – Ersatzgeräte wie Turnmatten, Kästen, Bänke, Kastenoberteile und anderes mehr entsprechen nicht den Anforderungen und Eigenschaften eines Steps und können daher kein gesundheitsorientiertes Step-Aerobic-Training gewährleisten.

Kurz und bündig zur sicheren Technik

1. **Abrolltechnik der Füße**
   Die korrekte Abrolltechnik der Füße mindert die Aufprallbelastung und schont die passiven Strukturen des Körpers (vgl. Kap. 3). Generell gilt beim Aufsteigen von vorne oder diagonal auf den Step, dass die Füße von der Ferse zum Fußballen hin abgerollt werden. Der gesamte Fuß findet auf der Plattform Platz. Aus der Straddle-Position wird das Bein mehr gehoben, der Fuß rollt vom Ballen zur Ferse hin ab. Beim Absteigen wird in der Regel vom Fußballen zur Ferse abgerollt. Eine Ausnahme bilden hier Schrittvariationen des Step Lift Repeater & March und Schrittmuster mit Lunges, hier wird nur kurz der Fußballen aufgesetzt und es folgt ein schnellkräftiges (reaktives) Abdrücken vom Boden.

2. **Abstand zum Step**
   Die Füße sind circa 1-1,5 Fußlängen vom Step entfernt. Dieser Abstand ermöglicht das technisch saubere Auf- und Absteigen. Beim Aufsteigen ist darauf zu achten, dass der komplette Fuß auf der Plattform platziert wird. Ein häufig zu sehender Fehler ist das unvollständige Aufsteigen, bei dem eine Ferse über den Steprand hinausragt. Dies gilt es zu vermeiden.

3. **Die Stephöhe**
   Beim Aufsteigen auf den Step muss der Winkel im Kniegelenk immer größer als 90 Grad sein, um die Gefahr einer Überlastung für die Kniegelenkstrukturen zu minimieren. Eine Veränderung der Stephöhe für eine Intensitätssteigung während des Trainings ist gegebenenfalls einzuschränken, um Verletzungen zu vermeiden.

4. **Sprünge am Step**
   Grundsätzlich ist das Step-Aerobic-Training ein Low-Impact-Training (vgl. Kap. 2.4). Wird dennoch gesprungen, sind folgende Regeln zu beachten: Es darf auf den Step gesprungen werden als auch auf dem Step gesprungen werden. Die Abstiegsphase vom Step wird immer gegangen, das heißt, als Low-Impact-Bewegung ausgeführt.

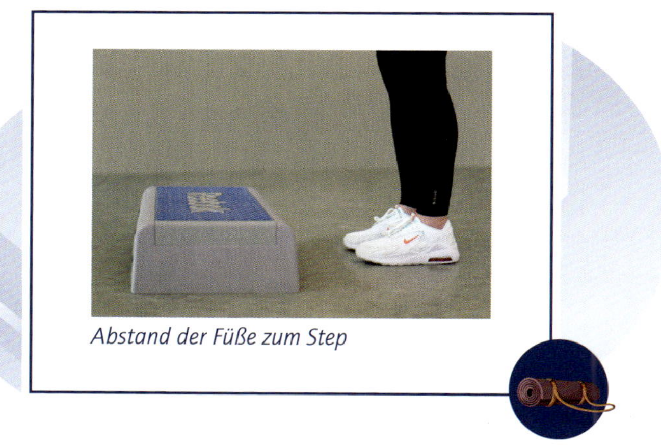

Abstand der Füße zum Step

Am Step gibt es eine Vielzahl von Ausgangs- und Endpositionen. Diese hängen von der Schrittwahl, der Bewegungsrichtung und auch von der Bewegungsweite bei der Ausführung ab. Wie in der Grafik zu sehen ist, kann das Step rundum von allen Seiten genutzt werden. Es besteht sogar die Möglichkeit, Schrittmuster auf dem Step enden bzw. beginnen zu lassen.

Von Trainer zu Trainer

Diese Vielzahl der Ausgangspositionen und Endpositionen erfordert vom Trainer ein deutliches und rechtzeitiges Cueing, damit die Teilnehmer gut den Schrittmustern, welche an einer anderen Seite als an der Frontseite des Steps enden, folgen können. Eine mögliche Hilfe kann eine Bezeichnung der Stepseite sein, z. B.: Die Startseite (frontal vor dem Step) ist das „Zuhause" des Teilnehmers, die Rückseite des Steps ist die „Garage" des Teilnehmers.

So beginnt das Schrittmuster **Basic over the Step** „zu Hause" und endet auf der Seite „Garage", folgt ein weiterer **Basic over the Step**, endet dieser wieder „zu Hause". Bei Schritten, die den Teilnehmer auf eine andere Seite führen und aus der Blickrichtung zum Trainer bringen, empfiehlt es sich für den Trainer, ein weiteres Step auf der anderen Seite der Gruppe zu platzieren (vgl. Kap. 7.6).

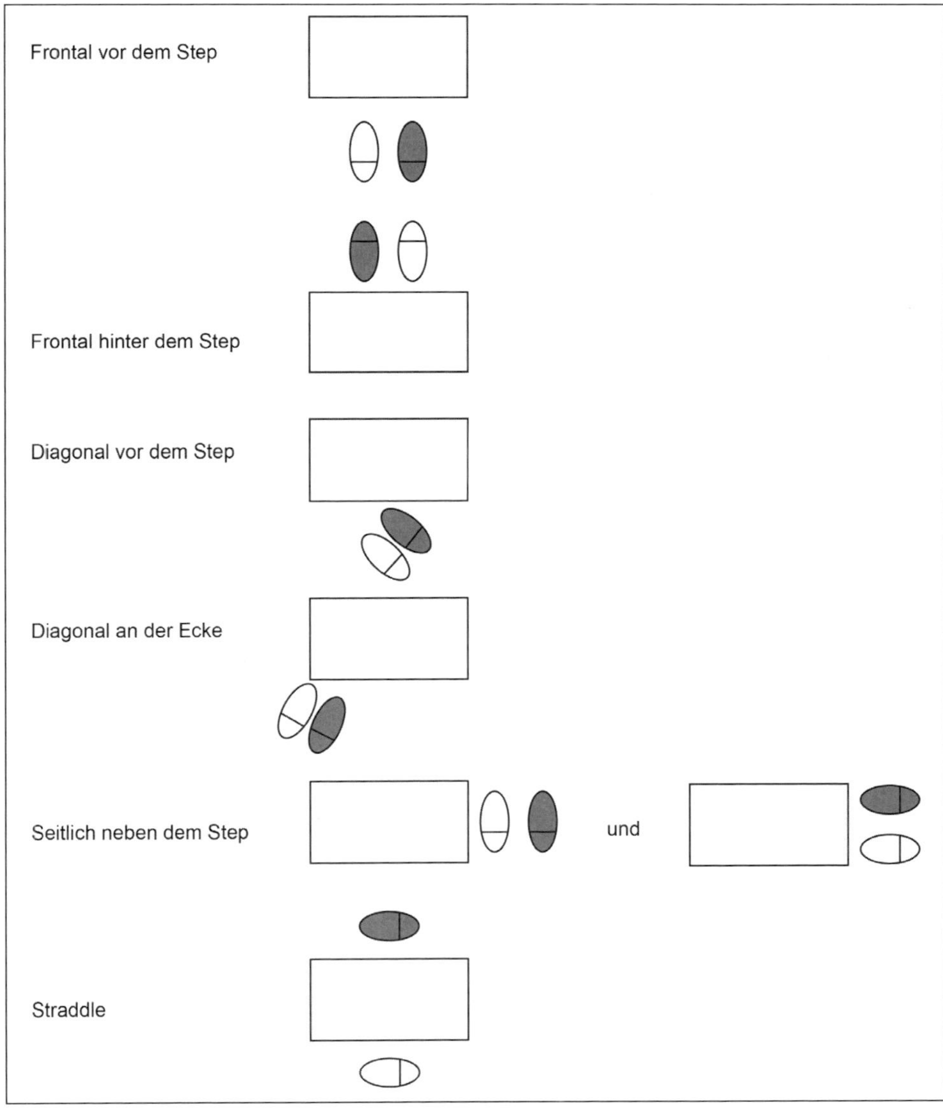

Ausgangs- und Endpositionen

6.2 GRUNDSCHRITTE UND SCHRITTVARIATIONEN

Eine **Schrittfamilie der Step-Aerobic** bildet Schrittmuster, die von ihrer grundsätzlichen Belastungsform her gleich sind. Dabei stimmen sie in vielen Merkmalen wie Fußabrolltechnik, Bewegungen des Knie- und Hüftgelenks sowie in der Gewichtsverlagerung überein.

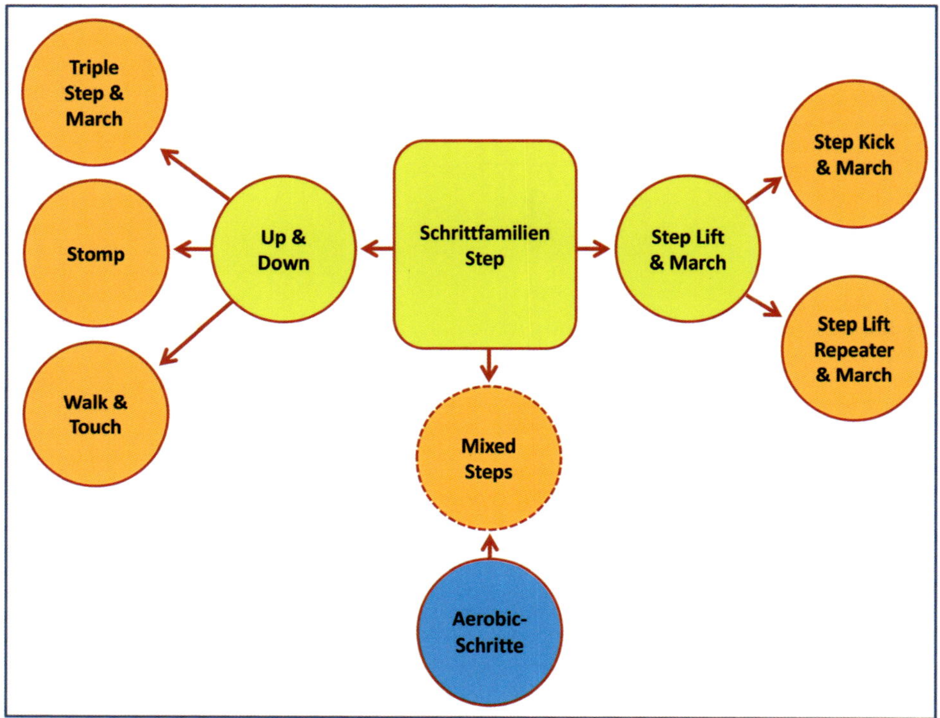

Die Schrittfamilien der Step-Aerobic

Ein **Grundschritt** ist der einfachste Schritt, aus dem sich die anderen Schritte der Schrittfamilie entwickeln lassen. Eine **Schrittvariante** ist eine Abwandlung des Grundschritts, der trotzdem die entscheidenden Merkmale beibehält.

Die Schrittfamilien erleichtern dem Trainer das gezielte Auswählen von Schrittmustern für seine Bewegungsfolgen und Choreografien. Der Trainer gewährleistet so eine Ausgewogenheit zwischen den Schrittmustern hinsichtlich Vielfalt, Belastungsstrukturen und Intensität. So können einzelne Schritte innerhalb einer Schrittfamilie dazu genutzt werden, um verschiedene Levels zur Intensitätssteigerung bzw. -minderung während des Trainings anzubieten. Beim Aufbau einer Choreografie kann innerhalb einer Schrittfamilie vom leichten bis schweren Schritt unterrichtet werden.

Wissenswertes

Theoretisch können die nachfolgend beschriebenen Schrittmuster aus einer neutralen Grundstellung begonnen werden (vgl. Kap. 3.1), in der Praxis kommen wir eher aus einer Bewegung, wie zum Beispiel dem March oder aus einem Step-Aerobic-Schrittmuster, daher löst sich das Führungsbein meist schon vom Boden oder ist sogar angehoben, wenn die letzte Beinbewegung mit einer Lift-Position endet.

Da fast alle Grundschritte vom Step mit einer Marchbewegung absteigen, gilt auch hier, dass sich im Belastungsverlauf bereits wieder ein Fuß vom Boden löst. Eine Ausnahme bildet ein Schrittmuster, das mit einem Jump auf den Step endet, hier sind beide Füße jeweils zu 50 Prozent belastet.

Eine weitere Ausnahme bildet die Endposition der Schrittmuster der Schrittfamilie Walk & Touch, diese endet mit einem unbelasteten „Touch".

Schrittfamilie Step Lift & March

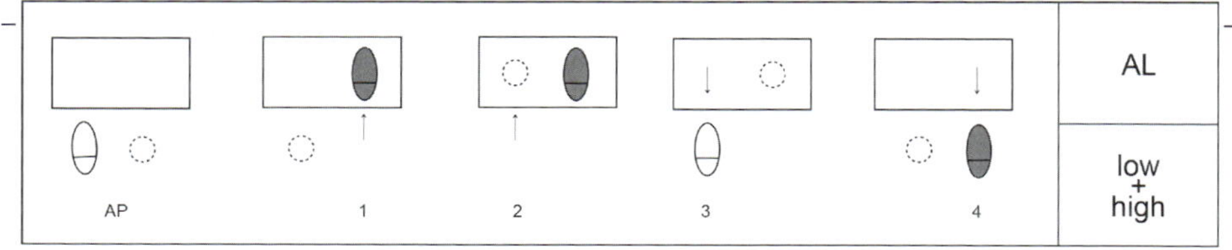

Step Lift & March

Führungsbein: Alternate Lead

Ausgang- und Endposition: Frontal, diagonal, seitlich am Step, Straddle-Position

Impact: Low & High

Beats: 4

Bewegungsbeschreibung: Mit einem Fuß auf den Step aufsteigen (Beat 1), das zweite Bein anheben (Beat 2), das zweite Bein wieder auf dem Boden absetzen (Beat 3), dann folgt das andere Bein genauso zum Boden zurück (Beat 4).

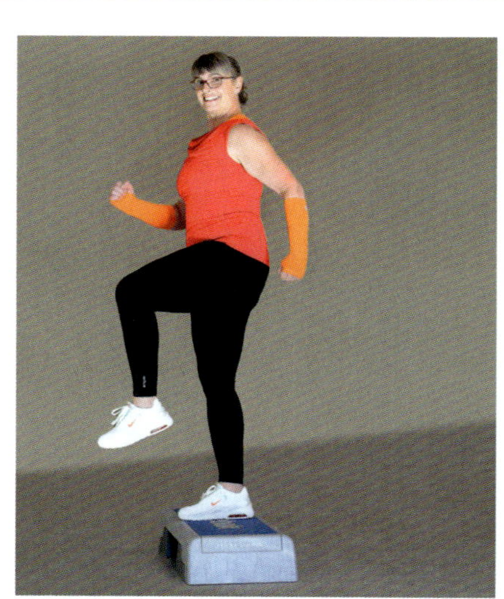

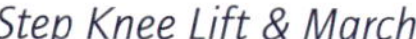

Step Knee Lift & March

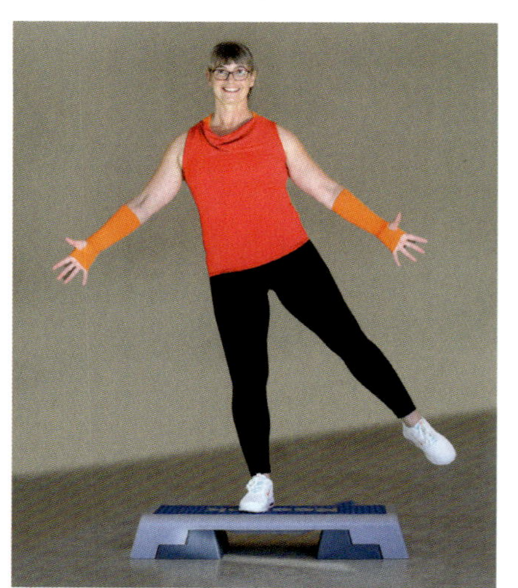

Step Side Leg Lift & March

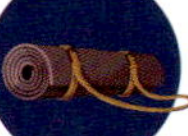

Schrittvarianten:

- Step Knee Lift & March
- Step Leg Curl & March
- Step Leg Lift side & March
- Step Leg Lift front & March
- Step Leg Lift back & March
- Step Touch & March

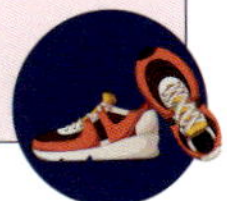

Besonderheit(en):

- Die meisten Schrittvarianten können sowohl frontal als auch diagonal zum Step begonnen und beendet werden.
- Eine Ausnahme bildet das Schrittmuster **Step Leg Lift front & March**, hierbei wird das Spielbein auf etwa 45 Grad (Low) gestreckt angehoben und um ein Hängenbleiben am Step zu vermeiden, beginnt das Schrittmuster **immer** diagonal zum Step.
- Beginnen die Schritte diagonal zum Step, entsteht eine Travel-Bewegung von einem Ende zum anderen Ende des Steps.
- Das Schrittmuster **Step Touch & March** ist die einzige Variante, bei der das Spielbein nicht frei angehoben, sondern mit der Fußspitze auf dem Step auftippt („Touch").

Schrittfamilie Step Kick & March

Hier geht es zum **Video**

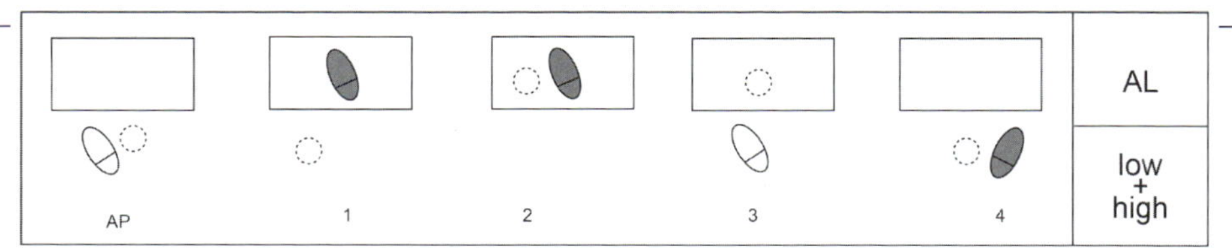

Step Kick & March

Führungsbein: Alternate Lead

Impact: Low & High

Beats: 4

Ausgang- und Endposition: Diagonal, Straddle-Position, seitlich am Step

Bewegungsbeschreibung: Mit einem Fuß diagonal auf den Step aufsteigen („Beat 1"), das zweite Bein führt eine bewusste „Kickbewegung" im Kniegelenk aus („Beat 2"), dann wird das Spielbein zuerst wieder auf dem Boden abgesetzt („Beat 3"), zum Schluss folgt das erste Bein wieder auf den Boden zurück.

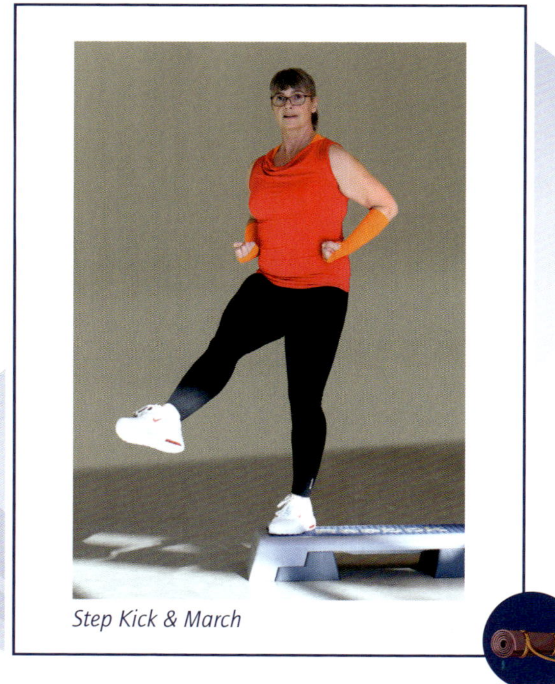

Step Kick & March

Besonderheit(en):

- Die Kickbewegung wird durch Muskelspannung vor der maximalen Kniestreckung gebremst und anschließend aktiv im Knie gebeugt.
- Kicks sollten lediglich bis maximal 45 Grad im Hüftgelenk als „Low Kick" ausgeführt werden. Dabei bleibt das Becken ruhig und die natürliche Schwingung der Lendenwirbelsäule bleibt erhalten.
- Ähnlich wie beim Step Leg Lift front & March startet auch der Step Kick & March diagonal zum Step oder aus der Straddle-Position, um ein Hängenbleiben des Fußes am Step zu vermeiden.

Abfolge Step Kick & March in der Straddle-Position

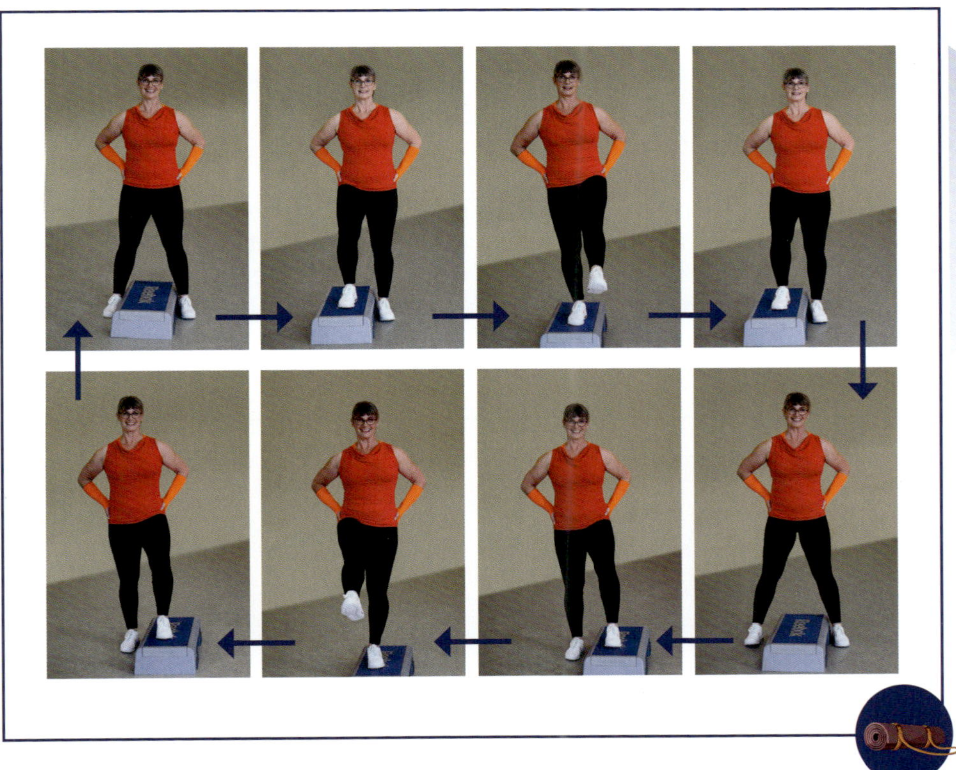

Schrittfamilie Step Lift Repeater 3 & March

Hier geht es zum **Video**

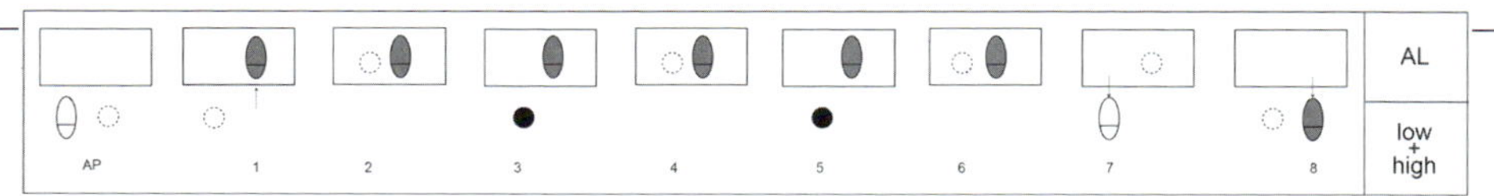

Step Lift Repeater 3 & March

Führungsbein: Alternate Lead

Impact: Low & High

Beats: 8

Ausgang- und Endposition: Frontal, diagonal, seitlich am Step, Straddle-Position

Bewegungsbeschreibung: Mit einem Fuß auf den Step aufsteigen („Beat 1"), das zweite Bein zu einem Knee Lift anheben („Beat 2"), das Spielbein nur mit dem Fußballen auf den Boden aufsetzen („Beat 3"). Das Spielbein wieder anheben (Beat 4), das Spielbein ein weiteres Mal mit dem Ballen auf den Boden setzen („Beat 5"). Nochmals das Spielbein anheben („Beat 6"), danach den Spielbeinfuß komplett am Boden abrollen („Beat 7"). Zum Schluss mit dem ersten Bein zum Boden absteigen („Beat 8").

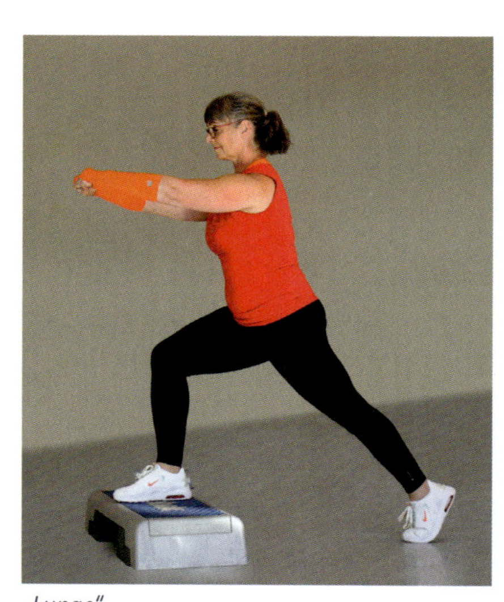

„Lunge"

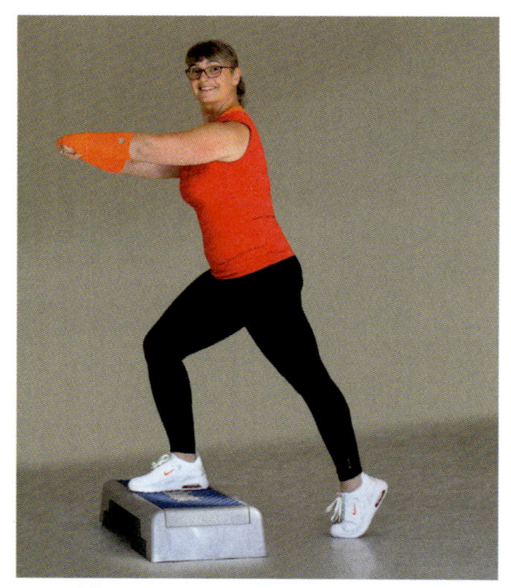

„Touch"

Schrittvarianten:

- Step Knee Lift Repeater & March
- Step Leg Curl Repeater & March
- Step Leg Lift side Repeater & March
- Step Leg Lift back Repeater & March
- Step Kick Repeater & March

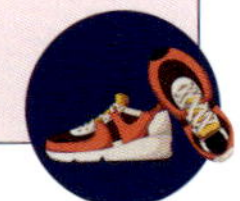

Besonderheit(en):

- Bei den „Beats 3 und 5" ist das Standbeinknie beim kontrollierten Beugen und Strecken zentriert über dem Standbeinfuß zu halten.
- Die Repeater-Bewegung am Boden kann alternativ zum „Lunge" mit einem „Touch" (unbelastetes Aufsetzen des Ballens) ausgeführt werden.
- Beim Repeater mit „Kick" gelten die gleichen Besonderheiten wie beim Step Kick & March.
- Verschiedene Wiederholungsvarianten vom Repeater sind möglich:
  - Step Lift Repeater 2 & March → 6 Beats
  - Step Lift Repeater 4 & March → 10 Beats
  - Step Lift Repeater 5 & March → 12 Beats
  - Step Lift Repeater 6 & March → 14 Beats
  - Step Lift Repeater 7 & March → 16 Beats

Schrittfamilie Up & Down

Hier geht es zum **Video**

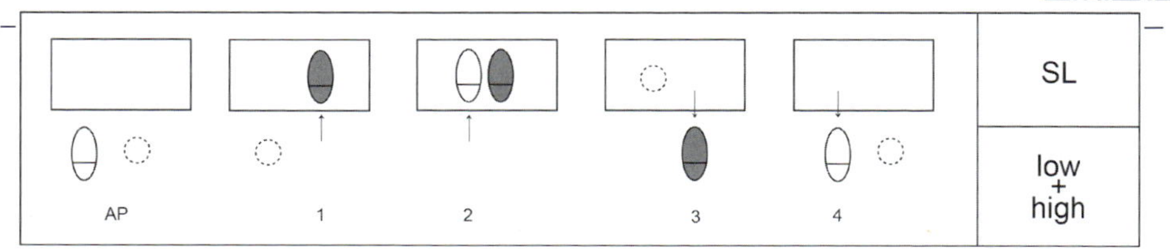

Up & Down

Führungsbein: Single Lead

Impact: Low & High

Beats: 4

Ausgang- und Endposition: Frontal, diagonal, seitlich am Step

Bewegungsbeschreibung: Mit einem Fuß auf den Step aufsteigen („Beat 1"), dabei von der Ferse zur Fußspitze abrollen. Mit dem zweiten Fuß genauso auf den Step steigen, dabei ist die Abrollbewegung etwas flacher („Beat 2"). Mit dem ersten Fuß vom Step heruntersteigen („Beat 3"), dabei vom Fußballen zur Ferse abrollen. Dann mit dem zweiten Bein genauso absteigen („Beat 4").

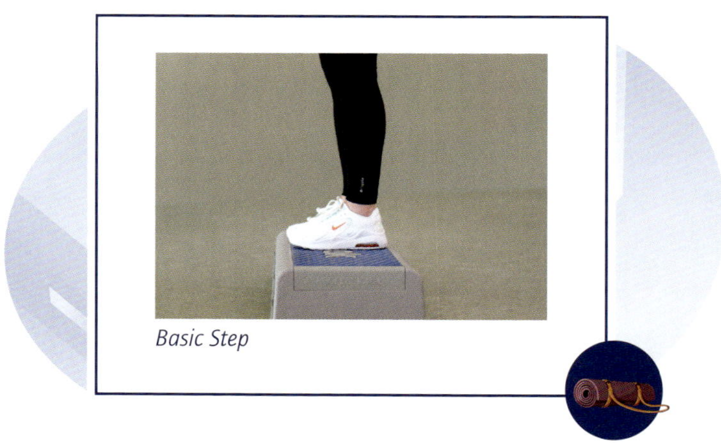

Basic Step

Schrittvarianten:

- Basic over the Step
- Step Cross
- V-Step
- Basic across the Step (High Impact)
- Mambo
- Pivot Turn
- Reverse Turn
- Basic Jog (High Impact)
- Basic Jump (High Impact)
- Step Leap (High Impact)

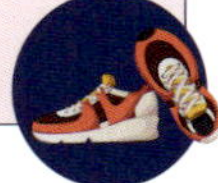

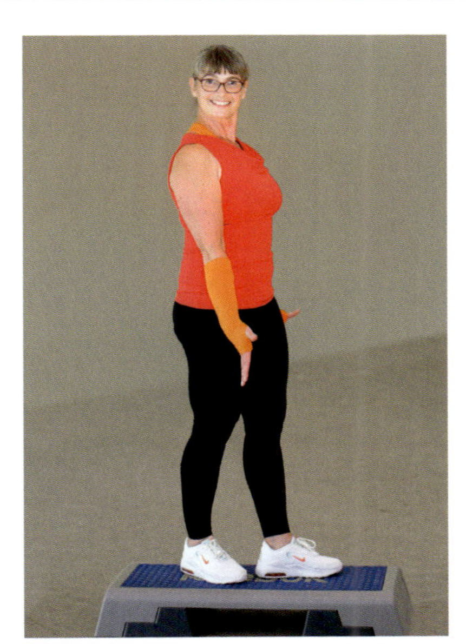

Fußposition auf dem Step vom „Basic over the Step"

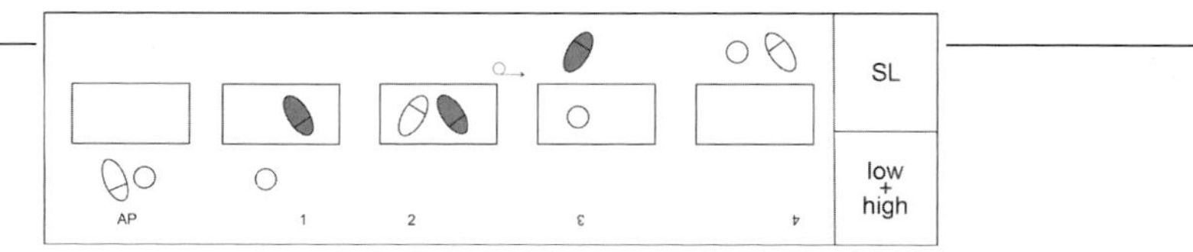

Basic over the Step

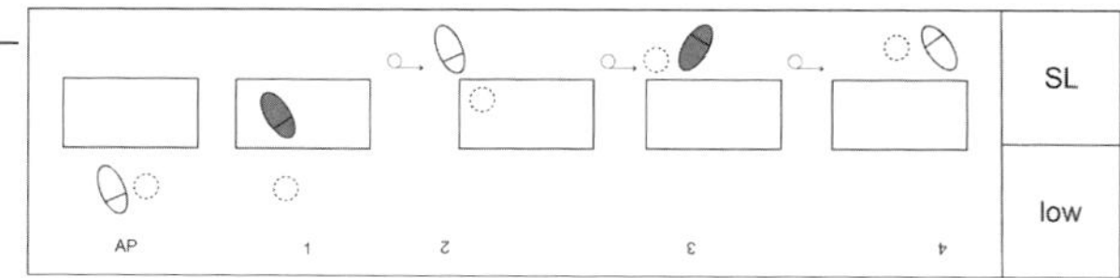

Step Cross

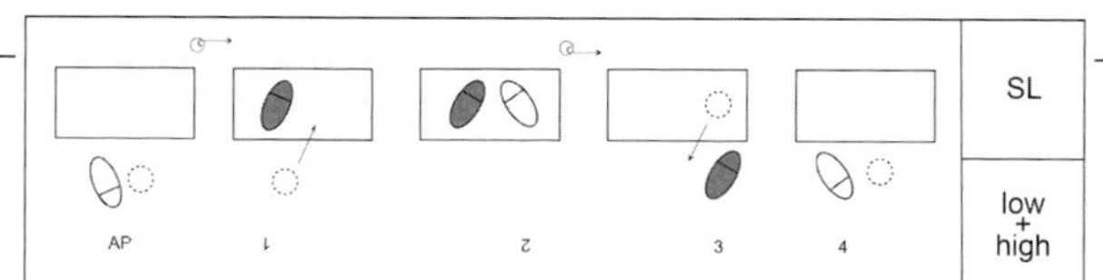

Reverse Turn

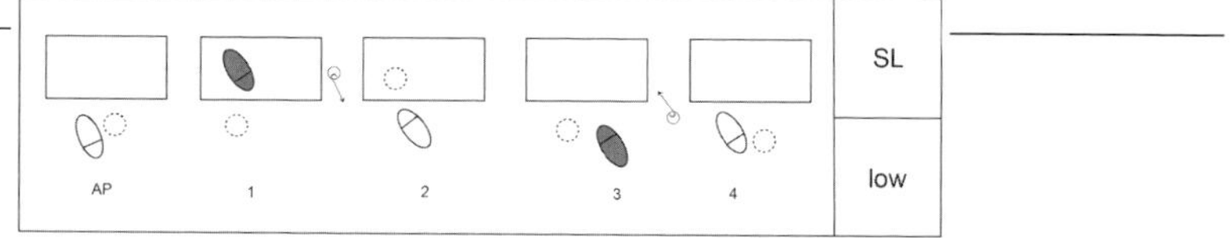

Pivot Turn

Besonderheit(en):

- Einige Schrittvarianten dieser Schrittfamilien starten und enden aus einer diagonalen Position zum Step, dazu gehören: **Basic over the Step**, **Step Cross**, **Reverse Turn**.
- Beim **Basic over the Step** müssen die Füße gut auf dem Step platziert werden (siehe Foto), um den Körperschwung für die Drehung mitzunehmen.
- Der **Reverse Turn** beginnt und endet an der Vorderseite des Steps. Mit diesem Schrittmuster macht man eine 360-Grad-Drehung.
- Beim **Step Cross** und **Basic over the Step** endet das Schrittmuster an der Rückseite des Steps. Erst nach der zweiten Wiederholung endet man wieder an der Vorderseite und hat eine 360-Grad-Drehung beendet.
- Die Schrittvarianten **Mambo** und **Pivot Turn** können sowohl diagonal als auch frontal zum Step starten und enden, dabei bleibt der Körperschwerpunkt vor dem Step. Nur ein Fuß wird bei diesen Schritten auf den Step aufgesetzt, die anderen drei Schritte erfolgen am Boden.
- **Basic Jog** ist die High-Impact-Variante des Basic Steps. Dabei werden die beiden ersten Schritte auf den Step gesprungen (Abrollverhalten vom Fußballen zur Ferse) und die Schritte 3 und 4 werden abgestiegen.
- Beim Schrittmuster **Step Leap** erfolgt die Flugphase vom ersten zum zweiten Schritt. Während beim **Basic Jump** mit beiden Beinen gleichzeitig auf den Step gesprungen wird.

Schrittfamilie Triple Step & March

Hier geht es zum **Video**

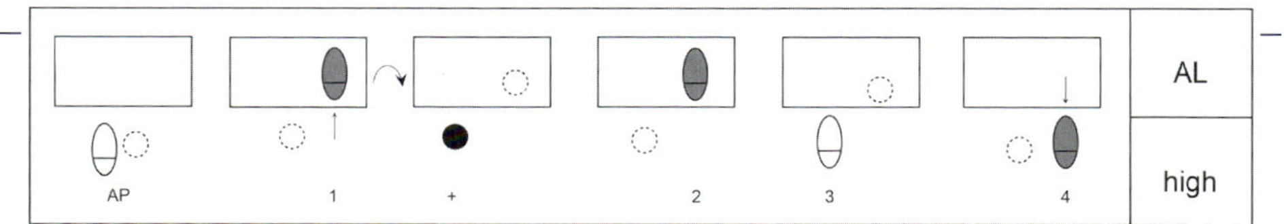

Triple Step & March

Führungsbein: Alternate Lead

Impact: High

Beats: 4

Ausgang- und Endposition: Frontal, diagonal, seitlich am Step, Straddle-Position

Bewegungsbeschreibung: Der erste Schritt rechts wird, von der Ferse beginnend, auf den Step abgerollt („Beat 1"). Der Körperschwerpunkt bleibt dabei vor dem Step. Der zweite Schritt (linkes Bein) wird mit dem Ballen in schneller Folge vor dem Step aufgestellt („und", Off-Beat), danach folgt zügig der nächste Schritt rechts auf dem Step („Beat 2"). Dieser wird über den Ballen beginnend abgerollt. Anschließend folgen zwei Schritte (links und rechts) im normalen Tempo am Boden („Beat 3 und 4"). Das nächste Schrittmuster beginnt mit dem linken Fuß.

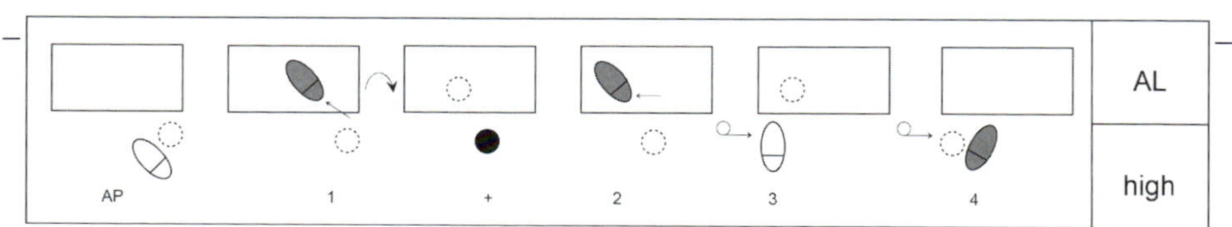

Cha-Cha-Cha & March

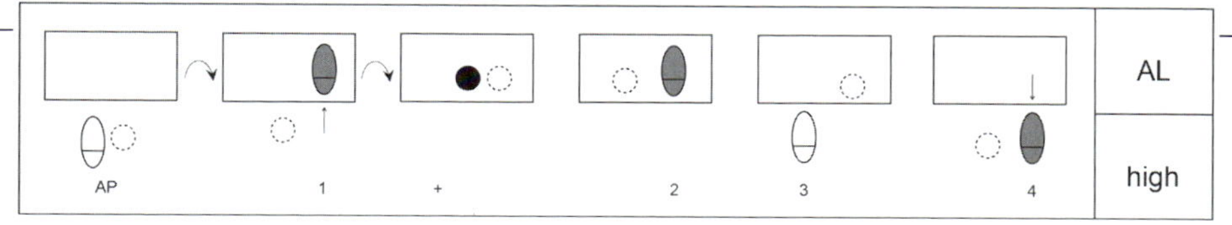

Pony & March

Besonderheit(en):

- Der **Triple Step & March** und alle Schrittvarianten dieser Schrittfamilie nutzen in ihrer Bewegungsabfolge den Off-Beat und beinhalten daher einen Wechselschritt (1 + 2, 3, 4 und so weiter). Durch die Nutzung des Off-Beats wird der **Triple Step & March** zu einem alternierenden Schrittmuster.
- Der **Cha-Cha-Cha & March** beginnt und endet immer diagonal vor dem Step, dabei wandert man mit den Schritten 1 + 2 an der Längsseite entlang. So entsteht eine Bewegung, bei der der Körper eine halbe Drehung vollzieht.
- Beim **Pony & March** springt man mit dem ersten Schritt auf den Step und landet oben („Beat 1"). Durch die Hoch-tief-Bewegung wird der Fuß hierbei vom Fußballen zur Ferse abgerollt. Den zweiten Fuß stellt man dann mit dem Ballen daneben auf („und", Off-Beat), der dritte Schritt („Beat 2") erfolgt ebenfalls auf dem Step. Die Abrolltechnik erfolgt wieder vom Fußballen zur Ferse. Erst danach erfolgt das Absteigen vom Step. Dieser Schritt kann sowohl frontal aus der Straddle-Position als auch diagonal zum Step ausgeführt werden.

Schrittfamilie Stomp

Hier geht es zum **Video**

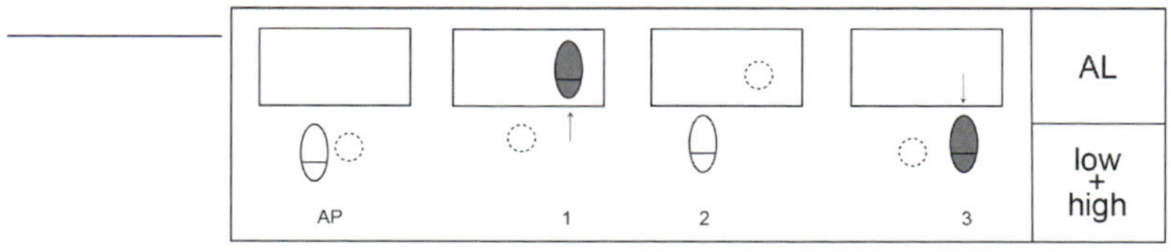

Single Stomp

Führungsbein: Alternate Lead

Impact: Low & High

Beats: 3

Ausgang- und Endposition: Frontal, diagonal, seitlich am Step, Straddle-Position

Bewegungsbeschreibung: Den rechten Fuß von der Ferse bis zum Ballen auf dem Step abrollen („Beat 1"). Dabei belastet man den Fuß voll, während das linke Bein leicht abhebt, das Körpergewicht bleibt dabei allerdings vor dem Step. Mit dem linken Fuß einen Schritt am Boden ausführen („Beat 2"). Anschließend den rechten Fuß wieder auf dem Boden absetzen („Beat 3"). Das nächste Schrittmuster beginnt dann mit links.

Schrittvarianten:

- Double Stomp (5 Beats)
- Triple Stomp (7 Beats)

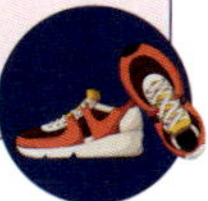

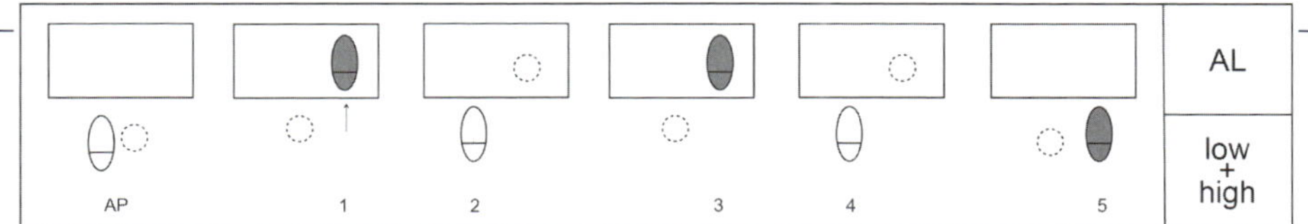

Double Stomp

Besonderheit(en):

- Hervorzuheben ist die ungerade Beat-Zahl der Schrittmuster aus der Schrittfamilie Stomp. Der **Single Stomp** umfasst dabei 3 Beats. Der **Double Stomp** geht über 5 Beats, dabei wird der erste und dritte Schritt in seiner Grundform auf den Step gesetzt („Beat 1" = March up, „Beat 2" = March down, „Beat 3" = March up, „Beat 4" = March down, „Beat 5" = March down).

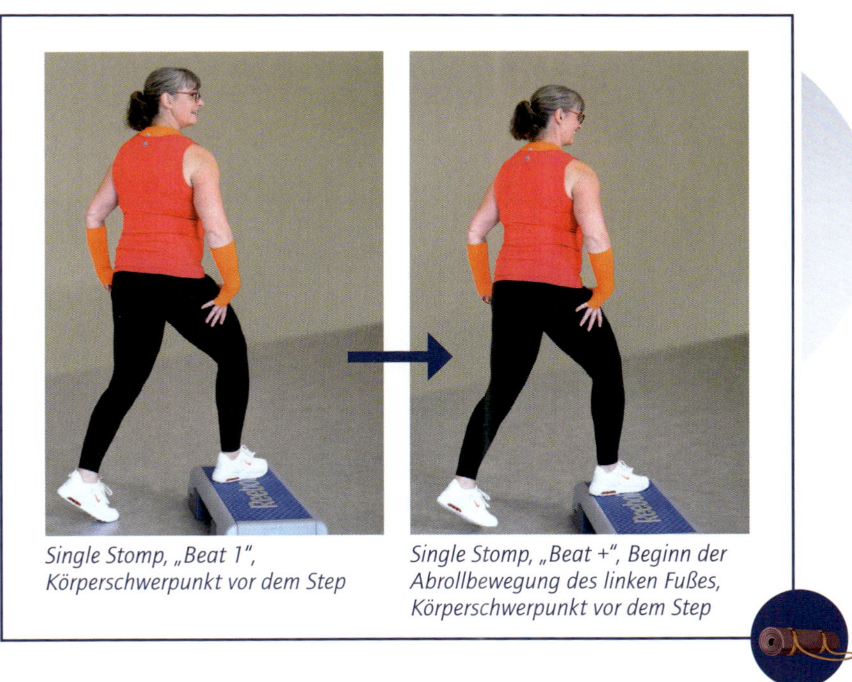

Single Stomp, „Beat 1", Körperschwerpunkt vor dem Step

Single Stomp, „Beat +", Beginn der Abrollbewegung des linken Fußes, Körperschwerpunkt vor dem Step

Die nachfolgende Schrittfamilie nimmt eine Sonderstellung ein. Die Gemeinsamkeit der Schrittmuster besteht vorrangig aus dem Belastungsverlauf der vier Schritte. Alle starten und enden in einer anderen Position an der Plattform.

Schrittfamilie Walk & Touch

Hier geht es zum **Video**

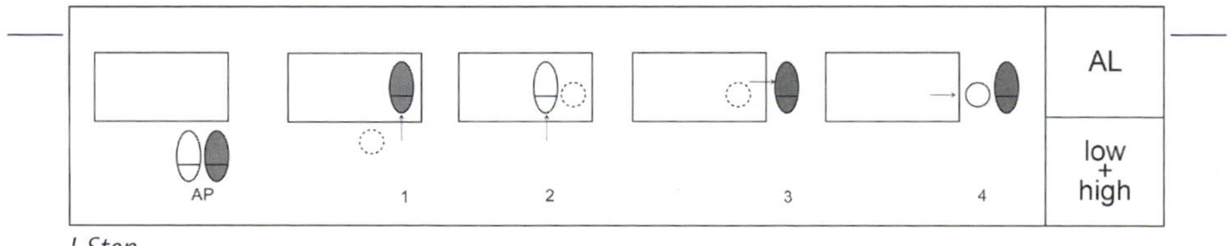

L-Step

Führungsbein: Alternate Lead

Impact: Low & High

Beats: 4

Ausgang- und Endposition: Frontal, diagonal, seitlich am Step

Bewegungsbeschreibung: Mit dem rechten Bein am rechten Ende auf den Step aufsteigen („Beat 1"), mit dem linken Bein aufsteigen („Beat 2"), mit dem rechten Fuß am schmalen Ende seitlich absteigen („Beat 3"), den linken Fuß mit dem Ballen auf den Boden auftippen („Beat 4").

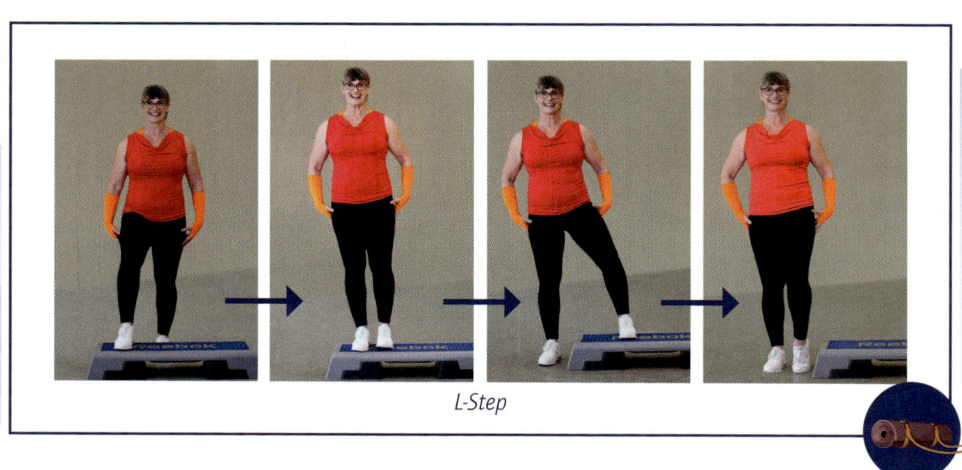

L-Step

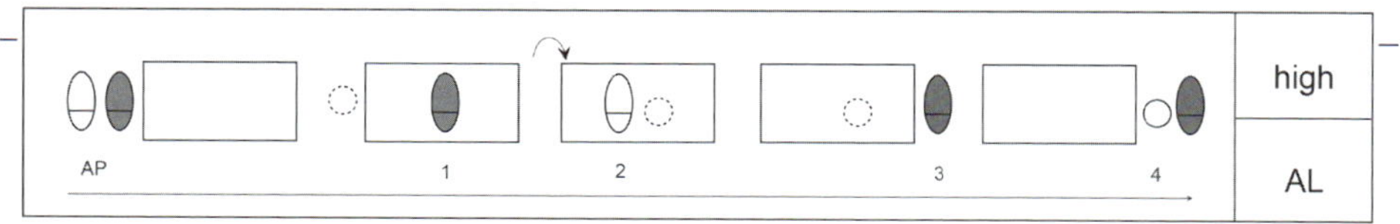

Step across the Step

AP	1	2	3	4	AL / low + high

Over the Step

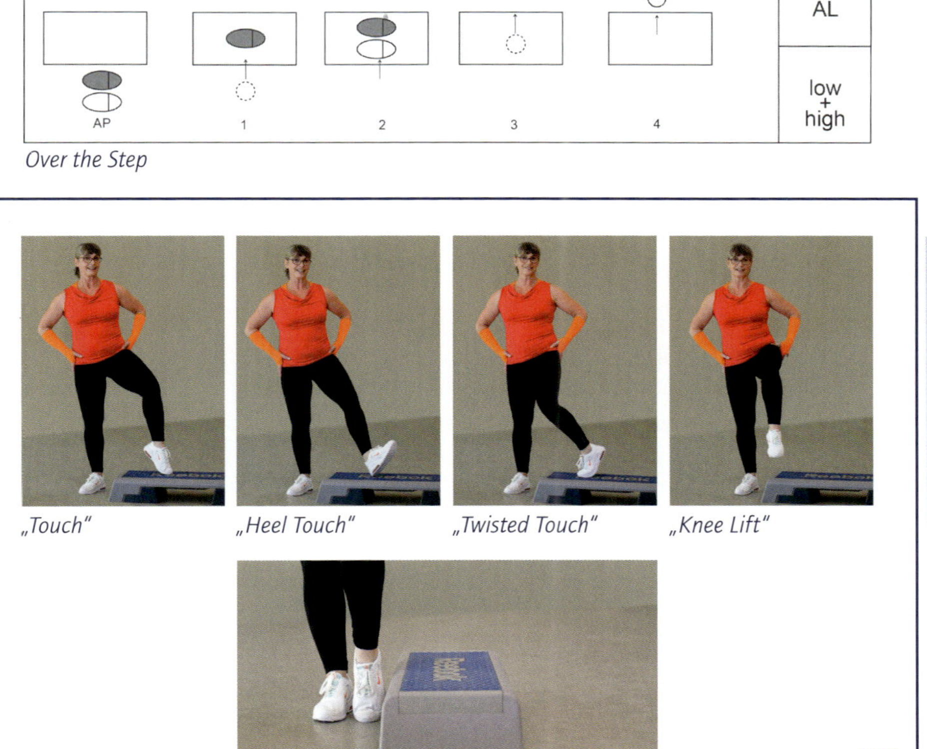

„Touch" *„Heel Touch"* *„Twisted Touch"* *„Knee Lift"*

Endposition Over the Step

Besonderheit(en):

- Das Schrittmuster **Across the Step** startet seitlich am Step (kurze Seite) und wird über die Längsseite des Steps ausgeführt. Dieser Schritt ist ein High-Impact-Schrittmuster.
- Das Schrittmuster **Over the Step** beginnt diagonal zum Step und seitlich am Step und wird über die schmale Seite des Steps ausgeführt. Dieses Schrittmuster kann als Low-Impact- und als High-Impact-Schrittmuster ausgeführt werden.
- Weitere Ausführungsvariationen sind durch eine Veränderung der „Touch"-Bewegung möglich: Statt auf den Boden zu tippen, kann auf und seitlich am Step getippt werden. Es kann die Ferse getippt werden, das Bein kann nach innen getwistet oder sogar angehoben (Knee Lift, Kick etc.) werden. **Hinweis:** Wird Walk & Touch frontal am Step unterrichtet, empfiehlt es sich auf den „Touch" am Boden zu verzichten und diesen durch ein Knieheben, Anfersen etc. zu ersetzen.

Die Schritte dieser Schrittfamilie enden mit einer „Touch"-Bewegung, während im Gegensatz dazu alle anderen Step-Aerobic-Schrittfamilien mit March enden. Daher wurde die Bezeichnung dieser Schrittfamilie an die der Schrittfamilie „Walk & Touch" aus der Aerobic angelehnt.

Schrittfamilie Mixed Steps

Eine besondere Erweiterung der Schrittfamilien in der Step-Aerobic bildet die Gruppe der Mixed Steps. Hier wird ein Aerobic-Schrittmuster in den Step-Aerobic-Grundschritt integriert.

Hierbei liegt folgendes Merkmal zugrunde: Der Grundschritt wird um mindestens 1 Beat erweitert. Häufig werden dabei Schrittvarianten aus den folgenden Aerobic-Schrittfamilien genutzt: Touch Step, Lunge, Squat, Jump, Hop, March. Beispielhaft für die Vielfalt werden nachfolgend einige Schrittmuster beschrieben.

1 Basic Step + 2 Lunge back → 2 March up + 2 Lunge back + 2 March down (8 Beats, Single Lead).

Bewegungsbeschreibung: Mit dem rechten Fuß auf den Step aufsteigen („Beat 1"), der linke Fuß folgt auf den Step („Beat 2"), Lunge back mit dem rechten Fuß, hier wird nur der Fußballen auf dem Boden kurz abgesetzt („Beat 3"), den rechten Fuß wieder auf den Step setzen („Beat 4"). Lunge back mit dem linken Fuß, dabei ebenfalls nur kurz den Ballen am Boden belasten („Beat 5"), wieder den linken Fuß auf dem Step abstellen („Beat 6"). Anschließend mit dem rechten und linken Fuß vom Step absteigen („Beat 7 und 8").

1 Step Knee Lift & March + 2 Pony → 1 Step Knee Lift + 2 Pony + 2 March down (8 Beats, Alternate Lead).

Bewegungsbeschreibung: Mit dem rechten Fuß auf den Step aufsteigen („Beat 1"), das linke Bein wird in einen Knee Lift angehoben („Beat 2"). Jetzt einen Pony auf dem Step, mit links beginnend, ausführen („Beat 3 + 4"). Es folgt ein Pony auf dem Step, mit dem rechten Fuß beginnend („Beat 5 + 6"). Anschließend steigt zuerst der linke Fuß vom Step, dann folgt der rechte Fuß. Das nächste Schrittmuster beginnt in diesem Fall mit links.

1 Basic Step + 1 Squat side → 2 March up + 1 Squat + 2 March down (8 Beats, Single Lead oder Alternate Lead möglich).

Bewegungsbeschreibung: Mit dem rechten Fuß auf den Step aufsteigen („Beat 1"), es folgt der linke Fuß auf den Step („Beat 2"). Mit rechts seitlich vom Step steigen und einen Squat (Kniebeuge) ausführen („Beat 3 und 4"). Mit rechts wieder auf den Step zum linken Fuß zurücksteigen („Beat 5 und 6").

Aus dieser neutralen Stellung der Füße kann jetzt unterschiedlich vom Step abgestiegen werden: Mit rechts beginnend, absteigen („Beat 7"), dann folgt der linke Fuß zum Boden („Beat 8").

Hier würde das nächste Schrittmuster mit rechts beginnen, damit wäre das Schrittbeispiel ein Single-Lead-Schrittmuster. Steigt man aus der neutralen Position mit links zuerst ab, dann wird daraus ein alternierendes Schrittmuster.

1 V-Step + 1 Leap → 2 March up + 1 Leap + 2 March down (5 Beats, Alternate Lead).

Bewegungsbeschreibung: Zuerst mit dem rechten und linken Fuß in die V-Position auf den Step aufsteigen („Beats 1 und 2"), einen Leap auf den rechten Fuß in die Mitte der Step-Plattform ausführen („Beat 3"), dabei löst sich der linke Fuß vom Step. Danach folgt das Absteigen mit dem linken Fuß („Beat 4"). Anschließend wird der rechte Fuß auf den Boden gesetzt („Beat 5"). Das nächste Schrittmuster beginnt jetzt mit dem linken Fuß.

7 GESTALTUNG DER CARDIO-PHASE

Nach dem Aufwärmen und der Balance & Stability-Phase folgt die Cardio-Phase. Ihre Dauer variiert je nach Länge der zur Verfügung stehenden Zeit für die gesamte Stunde. Sie ist zeitlich gesehen eine flexible Phase.

Im Cardio-Teil wird die Anforderung an das Herz-Kreislauf-System noch einmal gesteigert. Der erste Schritt dazu geschieht in den ersten 1-3 Minuten, in der sogenannten ***Pre-Aerobic-Phase***, indem Ansagen zur Bewegungsweite, zum Körperschwerpunkt, zum Einsatz der Arme und auch zur Körperspannung dazu führen, dass die Intensität gesteigert wird. Nonverbal demonstriert der Trainer diese Veränderung durch sein Vormachen (Vorbild, Animateur).

In der anschließenden **Steady-State-Phase** wird diese neue Intensität grundlegend beibehalten. Alle Trainierenden werden intensiver atmen und ein gutes Anstrengungsgefühl verspüren, bei dem ein Sprechen noch möglich ist; ebenso darf geschwitzt werden.

In den letzten 1-2 Minuten der Cardio-Phase beginnt die Rücknahme der Intensität und die Hinleitung zur nachfolgenden Phase, die entweder das Cool-down (Fünf-Phasen-Stunde) oder die Active-Recovery-Phase sein kann.

Wie in der Pre-Aerobic-Phase eine oder maximal zwei Veränderungen dafür sorgen, dass die Intensität ansteigt, werden in der **Post-Aerobic-Phase** eine oder maximal zwei Veränderungen zum leichten Absenken der Intensität genutzt. Dies könnte als Beispiel ein

Zurücknehmen der High-Impact-Bewegung zu Low Impact sein oder dass ein Schrittmuster mit Raumweg wieder am Platz (On the Spot) durchgeführt wird.

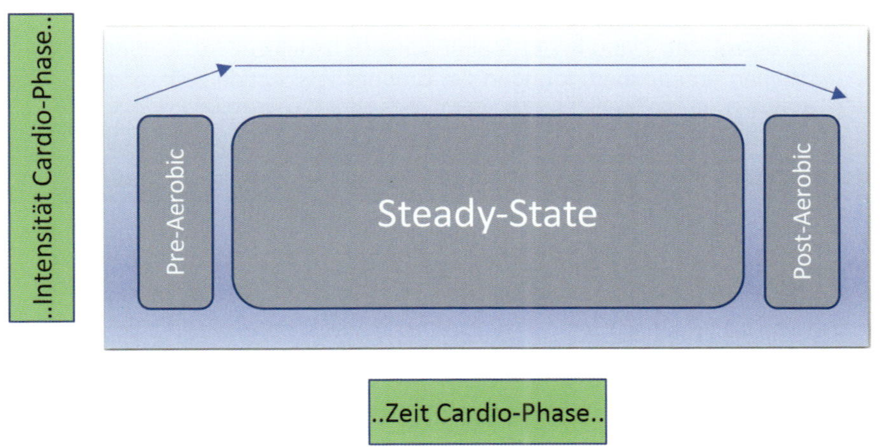

Struktur und Intensitätsverlauf der Cardio-Phase

In der Cardio-Phase können alle möglichen Schrittmuster und Armbewegungen in voller Vielfalt genutzt werden und dabei kann der Trainer diese Phase unter ein besonderes Bewegungsmotto stellen: kraftvoll-geradlinig, fließend-weich. Ebenso denkbar ist es, fasziale Elemente oder Elemente des Functional Trainings einzubeziehen.

So könnte der Hauptteil eine Musik im Dreivierteltakt nutzen oder Musik mit starken Akzenten. Je nachdem, welcher Charakter unterstrichen werden soll.

Die Abwägung, ob die Inhalte zur Zielgruppe passen, bleibt jedoch auch in dieser Stundenphase wichtig. Es gilt, die Belastung in den koordinativen Fähigkeiten, in den Ausdauerfähigkeiten und Konzentrationsfähigkeiten zu berücksichtigen. Gleichzeitig soll die Sicherheit der Durchführung in Form von zum Beispiel sicherem Landen nach Sprüngen sichergestellt werden.

Das Erfolgserlebnis für die Teilnehmenden, „das habe ich gut geschafft", soll erhalten bleiben und letztendlich sollen sie dadurch für eine weiterführende Teilnahme am Kurs gewonnen werden.

„Das Ziel des Aerobic-Trainers in der Cardio-Phase ist es, die Teilnehmer fast unbemerkt, Schritt für Schritt, zu einem komplexen Ganzen zu führen" (Slomka et al., 2015). Der Trainer behält trotz Kreativität seine Gruppe immer im Blick. Welche Dinge bei der Planung eines Stundenbildes zu berücksichtigen sind, zeigt das nächste Kapitel.

7.1 PLANUNG EINER BEWEGUNGSFOLGE

Bevor die eigentliche Planung der Stundeninhalte beginnt, ist es empfehlenswert, sich der gegebenen **Rahmenbedingungen** der Groupfitness-Stunde bewusst zu werden bzw. diese an geeigneter Stelle im Studio oder Verein zu erfragen:

- Zielgruppe (Altersgruppe, Vorerfahrungen)?
- Tageszeit?
- Raumklimaverhältnisse?
- Ausschreibung der Stunde (Ziel, Inhalt)?
- Raumgröße und Gruppengröße?
- Bodenbeschaffenheit?
- Einfache oder komplexere Schrittfolgen?
- Musikstil?

Alle Punkte nehmen Einfluss auf die Planung der Stunde insgesamt und auf die Planung der Cardio-Phase. So wird sich eine Aerobic-Dance-Stunde inhaltlich von einer Fatburner-Stunde unterscheiden, lässt die Raumgröße im Zusammenhang mit der Gruppengröße Rückschlüsse zu, ob Raumwege durchgeführt werden können und Informationen zur Bodenbeschaffenheit bringen Klarheit darüber, ob High-Impact-Schrittmuster (nur bei Schwingboden) und Drehungen (nur auf reibungsarmem Bodenbelag) Teil der Cardio-Phase sein können.

Solche und ähnliche Überlegungen geben dem Planenden eine Richtung vor, schaffen eine gewisse Sicherheit, den Teilnehmerwünschen gerecht werden zu können und bauen unliebsamen Überraschungen vor. Dennoch verlangt die Trainertätigkeit Flexibilität, um auf Unvorhergesehenes schnell reagieren zu können.

Als Nächstes schauen wir unter dem Fokus **Ausgewogenheit** auf die Planung einer Bewegungsfolge. Vier unterschiedliche Aspekte sind in der Ausübung des „Arbeitens mit Endprodukt" und in der „Arbeit ohne Endprodukt" zu beachten: biomechanische Aspekte, physiologische Aspekte, koordinative Aspekte und räumliche Aspekte.

Zuerst beleuchten wir die **biomechanischen Aspekte:** Jede Bewegung birgt allgemein eine gewisse Belastung für den Körper: durch die raumzeitliche Charakterisierung der Bewegung, angreifende und zugrunde liegende Kräfte und z. B. die nervlich-körperlichen Aspekte. Wie stark und wo hauptsächlich Belastung zu spüren ist, wird zudem von den eigenen Körperbaumerkmalen, der vorhandenen eigenen Technik sowie durch die eigene Technikausführung beeinflusst. Dies schreibt Dr. Peter Wastl in seinen *Grundlagen der Bewegungslehre im Sport*, wo er Willimczik (1999) zitiert: „. . . die Wissenschaft von der mechanischen Beschreibung und Erklärung der Erscheinungen und Ursachen von Bewegungen im Sport unter Zugrundelegung der Bedingungen des Organismus". In die Groupfitness übersetzt, heißt es, auf die Ausgewogenheit der rechts und links belastenden Schrittmuster innerhalb der gesamten Cardio-Phase zu achten.

Führt der Trainer zum Beispiel das Schrittmuster V-Step zuerst mit dem rechten Bein (Führungsbein) aus, braucht es einen Wechsel auf die andere Seite mit einem sogenannten *Transition Step*, sodass danach das Schrittmuster V-Step mit dem linken Bein geführt beginnt. Durch diesen Wechsel wird die balancierte Belastung des Körpers – auch nerval – sichergestellt.

Schritte mit Flugphase (High Impact) führen zu einer hohen Belastung des Körpers bei der Landung (abfangen und bremsen) und sind in ihrer Wiederholungszahl eingegrenzt. Sowohl in der Erarbeitungsphase sowie in der „fertigen" bzw. erarbeiteten Anzahl sollte eine Wiederholungszahl von 4-8 hintereinander die Richtlinie sein.

Zum Zweiten betrachten wir den **physiologischen Aspekt**: „Hier geht es um die Ausdauerbelastung. Der Wechsel zwischen intensiven und weniger intensiven Schrittmustern soll einen gleichmäßigen Belastungsverlauf schaffen" (Slomka et al., 2015). Ebenso sind hier weniger intensive und intensive Armbewegungen mit in Betracht zu ziehen.

Der vorletzte Bereich für Ausgewogenheit im Training bezieht sich auf die **koordinativen Aspekte**: Die Aerobic-Schritte miteinander zu verbinden oder die Step-Aerobic-Schritte sowie Armbewegungen hinzuzufügen, beansprucht die koordinativen Fähigkeiten der Teilnehmer. Um mentale Erholungszeiten zu schaffen, wird hier ein Wechsel zwischen anspruchsvollen und weniger anspruchsvollen Schritt-Schritt- sowie Schritt-Arm-Kombinationen nötig.

Der Trainingsraum ist in seiner Größe begrenzt und dadurch eine **räumliche Ausgewogenheit** unabdingbar. Kein Teilnehmer der Welt möchte die Stunde „mit der Nase an der Wand" verbringen. In der Planung der Stunde ist demnach zu beachten, dass innerhalb einer Bewegungsfolge immer wieder zurück zum Ausgangspunkt gefunden wird, und Raumwege variabel eingesetzt werden.

Gute Übergänge, auch fließende Übergänge genannt, sind ein wesentlicher Faktor für das Gelingen der „Arbeit mit Endprodukt" (Choreografie); genauso wie für die „Arbeit ohne Endprodukt".

Wie werden fließende Übergänge (Transition) zwischen den Schrittmustern und zwischen den Armbewegungen geschaffen?

a) Die Endposition des vorangegangenen Schrittmusters entspricht der Ausgangsposition des nachfolgenden Schrittmusters. Gleiches gilt bei den Armbewegungen. Hierbei ist auch auf die Position des Beins zu achten: Ein Step Leg Curl und ein Knee Lift lassen sich durch den langen Weg des Beins nach vorne und durch die Veränderung der Hebephase des Beins in der Musik schwer verbinden.
b) Die Schwerpunktverlagerung zum Ende hin eines Schrittmusters muss der des nachfolgenden Schrittmusters entsprechen. Ein gelungenes Beispiel stellt die Verbindung von Scoop zu Hop Scotch mit dem gleichen Tief-hoch-Rhythmus dar.
c) Der Körperschwung einer Drehung oder eines Raumweges muss vom nachfolgenden Schrittmuster aufgenommen werden. Nach einem Pivot Turn folgt eine Bewegung nach vorne.
d) Auf zusätzliche, hinzugefügte „Taps" oder „Touches", die nicht zur Struktur der Schrittmuster gehören, sollte verzichtet werden, damit der Bewegungsfluss erhalten werden kann. Eine Ausnahme bilden „Taps" zur Gestaltung als Akzent innerhalb einer Choreografie.

Von Trainer zu Trainer

Um unliebsame Überraschungen während der Stunde zu vermeiden, ist es empfehlenswert, die geplanten Schritt- und Armübergänge zu Hause praktisch zu proben. Manches, was auf dem Papier oder im Laptop logisch und passend erscheint, fühlt sich ausprobiert unrund an und kann harmonisch abgeändert werden.

Dieser kleine Mehraufwand lohnt sich besonders zu Beginn des Trainerlebens! Wenn der Erfahrungsschatz fehlt oder noch sehr klein ist, kann eine aufregende, eventuell auch unbefriedigende Situation für den Trainer und für die Teilnehmer im Kurs vermieden werden.

Ein erfolgreicher Trainer wird sich in der Planung der Stundeninhalte mit diesem **R.A.T.-Geber** auseinandersetzen und die **R**ahmenbedingungen, die **A**usgewogenheit und die **T**ransition beachten.

Nach diesen grundlegenden Betrachtungen lenken wir den Blick auf weitere Details, die bei der **Planung einer Bewegungsfolge** wichtig sind:

Meistens stehen die Schrittmuster und Schrittfolgen sowie die Choreografien bei der Planung im Vordergrund. Der Trainer erarbeitet eine Auswahl an Schritten, welche er in der Stunde verwenden möchte, erstellt Ideen für Schrittfolgen oder plant eine ganze Choreografie (Arbeit mit Endprodukt).

Eine zweite Herangehensweise kommt durch die Musik zustande. Die Musik für die Kursstunde kann eine Inspiration für die Auswahl der Schrittmuster und sogar der Armbewegungen sein. Wird zum Beispiel eine lateinamerikanische Musik genommen, ist es sehr wahrscheinlich, dass sie den Trainer zur Verwendung von Schrittmustern wie Mambo oder Cha-Cha-Cha inspirieren wird, da sie eine Verbindung zur Bewegungskultur der lateinamerikanischen Länder herstellen und die durch die Musik gegebenen Bewegungsimpulse gut reflektieren.

Der Trainer steht vor einer begrenzten, doch großen Auswahl an Schrittmustern und muss sich für eine Stunde auf bestimmte Schrittmuster festlegen. Eine Vorauswahl von zwei Grundschritten, wie zum Beispiel March und Step Touch, bietet eine Möglichkeit der Fokussierung und lenkt den Blick auf die Schrittvariationen.

Oder der Trainer nimmt sich vor, ein **Bodenmuster** zu entwickeln. Als Bodenmuster eignet sich in der Aerobic zum Beispiel ein „A", ein Viereck oder ein Kreis. In der Step-Aerobic kann ein „L" oder ein „Z" ein solches (Step-)Bodenmuster sein.

Diese vierte Variante der Herangehensweise bringt einen Akzent in die Nutzung des Raums und macht ihn für die Trainierenden vielfältig erlebbar. Natürlich ist bei allem der Erhalt der Intensität wie in der Cardio-Phase, der Anstieg der Intensität wie im Warm-up oder das Absenken der Intensität wie im Cool-down zu beachten.

Im Folgenden wird genau auf den Entstehungsprozess einer Bewegungsfolge geschaut und Begrifflichkeiten werden festgelegt, die bei der Zuordnung eine Orientierung und Hilfe sein können.

Der einzelne Schritt wird als **Schrittmuster** bezeichnet. 2-4 verschiedene Schrittmuster aneinandergehängt, tragen die Bezeichnung **Schrittfolge**. Werden mehrere Schrittfolgen (mindestens zwei) zusammengefügt, entsteht ein **choreografischer Block**. Ab zwei zusammengefügten choreografischen Blöcken spricht man von einer **Choreografie**.

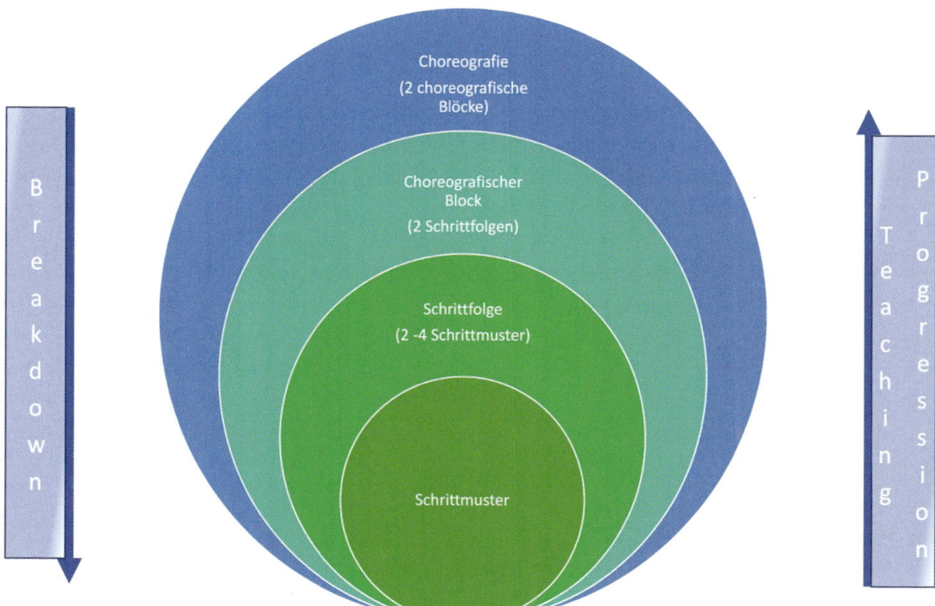

Vom Schrittmuster zur Choreografie

Die Auswahl der Schritte, Schrittfolgen oder der Chorografie wurde vom Trainer getroffen, die Reihenfolge entwickelt und damit ein Rahmen für eine Stundenphase festgelegt. Als Nächstes werden Überlegungen durchgeführt, wie die geplanten Inhalte den Teilnehmern vermittelt werden können.

In diesem Prozess, dem **Breakdown**, wird analysiert, aus welchen „Einzelteilen" die gewünschten Bewegungen bestehen. Der Trainer denkt sozusagen rückwärts: vom Unbekannten zum Bekannten, vom Komplexen zum Einfachen, vom Schweren zum Leichten. Es werden Wege gesucht, wie das gewünschte Ergebnis den Teilnehmern am besten beigebracht werden kann.

Für diesen Vermittlungsprozess benötigt der Trainer sogenannte ***Werkzeuge***! Welche genauen Werkzeuge der Groupfitness-Trainer verwendet, ist in Kap. 7.2 zu lesen. In der Stunde wird der Trainer seine Teilnehmer an die Hand nehmen und Schritt für Schritt zum gewünschten Ergebnis hinführen.

Diesen Prozess bezeichnet man als **Teaching Progression** (Lehrfortschritt). „Der Schlüssel zum erfolgreichen choreografischen Arbeiten liegt zum einen in der guten Planung der Choreografie und zum anderen in einem logisch strukturierten und langsam vermittelten Aufbau der Schrittkombinationen" (Harvey et al., 2008). Nur mit dem Wissen über die Schrittfamilien und Armbewegungen kann dieser Schritt der Vermittlung angewendet werden.

Durch die unterschiedlichsten Verbindungen der Grundschritte und ihrer vielfältigen Schrittvarianten miteinander und ebenso der Armbewegungen entstehen vielfältige Kombinationsmöglichkeiten. Eine weitere Fundgrube an Ideen stellen die **Variationsmöglichkeiten einer Schrittfolge und eines Schrittmusters** dar:

- **Rhythmus:** Jedem Schrittmuster ist ein Rhythmus zugrunde gelegt. Dieser besteht aus betonten und unbetonten Beats. Wird dieser grundlegende Rhythmus verändert, erlangt das Schrittmuster einen anderen Charakter. Es kann mit doppeltem Tempo, mit halbem Tempo oder mit dem Einfrieren einer Bewegung **(Freeze)** sowie einer Betonung einer Zählzeit gearbeitet werden.
- **Ebene:** Ebenen schaffen Variationsmöglichkeiten bei den Arm- und Beinbewegungen. Ein Lateral Raise findet in der Frontalebene und ein Front Raise in der Sagittalebene statt. Eine Kombination aus beiden Richtungen, verbunden mit dem Schrittmuster Kick, welches auch in verschiedenen Ebenen durchgeführt werden kann, ergibt mehrere Kombinationsmöglichkeiten.
- **Raumweg:** Mit einem Schrittmuster können unterschiedliche Wege im Raum begangen werden. Sie führen entweder nach vorne, nach hinten, zur Seite oder in die Diagonale. Ein V-Step kann zum Beispiel im Raum bewegend zur Seite ausgeführt werden.
- **Intensität:** Mit unterschiedlichen Abstufungen in der Schwerpunktverlagerung, mit oder ohne Raumweg, mit oder ohne Armbewegung sowie durch Veränderungen des Impacts des Schrittmusters wird die Intensität zu einer interessanten Variation.
- **Hebel:** Längere Hebel und kürzere Hebel beeinflussen die Intensität einer Bewegung und schaffen durch die Veränderung von der Beugung hin zur Streckung oder umgekehrt ein neues Erscheinungsbild der Bewegung. Ein im Kniegelenk gebeugtes Bein zur Seite angehoben wirkt anders, als ein lang gestrecktes Bein. Die Armbewegung Lateral Raise kann entweder mit angewinkeltem Unterarm nach vorne (horizontale U-Halte) oder mit fast gestrecktem Arm (langer Hebel) ausgeführt werden.
- **Raumorientierung:** Die vier Seiten des Kursraums können mit einem Schrittmuster auf unterschiedlichste Art erreicht werden: zum Beispiel vorwärts, seitwärts oder drehend. Zur Orientierung des Teilnehmers wird empfohlen, im verbalen Cueing im Raum befindliche „Eyecatcher" zu verwenden: „zum Spiegel", in Richtung „Fenster", „zur Tür".
- **Richtung:** Vielleicht kann das gewählte Schrittmuster in eine andere Richtung ausgeführt werden? Beim Step Touch oder dem Touch Step wählt der Trainer zwischen den Richtungen front, side, back aus. Beim Touch Step ist der Körper der Orientierungspunkt.
- **Unilateral und bilateral:** Wenn beide Arme gleichzeitig in Bewegung sind oder beide Beine abwechselnd eine Bewegung ausführen, spricht man von bilateral. Entspricht die Bewegung der Arme oder Beine auf der linken Seite genau der auf der rechten Seite, ist sie bilateral-symmetrisch. Wird nur ein Arm bewegt oder führt ein Bein die Bewegung, beschreibt dies der Ausdruck unilateral. Zum Step Knee Lift & March sind ein Biceps Curl mit dem rechten Arm sowie ein Lateral Raise mit links bilateral-asymmetrisch.

Die Planung einer Bewegungsfolge erscheint im ersten Moment aufwendig, weil es viele Möglichkeiten der Variation und viele grundlegende Dinge zu bedenken gibt. Die grundlegenden Dinge, wie zum Beispiel die Rahmenbedingungen und die Ausgewogenheit, werden, einmal erlernt, dem Trainer zur Selbstverständlichkeit werden. Je geübter ein Trainer ist, desto komplexere Schrittfolgen wird er vermitteln können.

Im Umkehrschluss lautet die Empfehlung für Beginner, sich auf bestimmte Schrittfamilien, bestimmte Armbewegungen oder wenige Variationen erst einmal zu beschränken, diese gut zu beherrschen und Step by Step andere Möglichkeiten hinzuzufügen.

Der Blick fällt im Folgenden auf die Werkzeuge, welche dem Trainer in der Praxis die Vermittlung der verschiedenen Schrittmuster und Armbewegungen, Richtungen und Drehungen ermöglichen.

7.2 WERKZEUGE IM ÜBERBLICK

Werkzeuge bieten dem Trainer eine gute Hilfe bei der Erarbeitung von Schrittmustern und Schrittfolgen. Grundsätzlich wird bei komplexen Schrittmustern zuerst die Beinbewegung erlernt und danach die Armbewegung.

Eine Ausnahme bilden Armbewegungen, welche die Ausübung des Schrittmusters unterstützen, wie es bei Drehungen oder auch Raumwegen der Fall sein kann. In diesem Fall werden die Armbewegungen schon während der Erarbeitungsphase als Unterstützung hinzugenommen. Bei einfachen Schrittmustern kann die Armbewegung relativ schnell hinzugefügt werden, vor allem dann, wenn es sich um eine bekannte Armbewegung handelt. Ganz zum Schluss wird die Raumbewegung hinzugefügt.

Der Trainer wird die Schrittfolge oder das Schrittmuster bis zum Ursprung, der Schrittfamilie, zurückverfolgen **(Breakdown)** und von dieser Basis ausgehend den Lehrweg, die Teaching Progression, starten. In diesem Prozess analysiert der Trainer,

a) ob das Schrittmuster oder die Schrittfolge zu einem Beinwechsel (Alternate Lead) führt oder nicht (Single Lead) und ergreift, wenn nötig, die Maßnahme eines zusätzlich geplanten Seitenwechselschritts (Transition Step);
b) ob die Intensität durch häufiges Wiederholen in der Erarbeitungsphase zu hoch und zu belastend wird und plant gegebenenfalls einen anderen Schritt ein, der weniger belastend ist (Holding Pattern) oder
c) die Intensität durch häufiges Üben sinkt und auch in diesem Fall vielleicht ein Halteschritt (Holding Pattern) eingebaut werden muss, der für den Erhalt der Intensität sorgt.

Im folgenden Beispiel wird eine mögliche **Teaching Progression** für das Schrittmuster Step Knee Lift Repeater 3 & March gezeigt:

1. Das Schrittmuster Step Knee Lift & March (rechts) wird am Step eingeführt.

2. Aus „Single" wird Step Knee Lift Repeater 2 & March (Double). Dieser wird im Wechsel 4 x ausgeführt (24 Beats).

3. Danach folgt die Steigerung zum Step Knee Lift Repeater 3 & March. Dieser wird in einer ungeraden Anzahl durchgeführt (1 x oder 3 x), um in der Arbeit mit der Musik in der Phrase zu bleiben und ist ein Fußwechselschritt (Transition Step).

4a. Es kann ein leichter Halteschritt (Holding Pattern) wie der V-Step (links) eingebaut werden. Dieser bietet eine mentale Pause für die Teilnehmer.

4b. Es kann gleich mit dem Step Knee Lift & March (links) begonnen werden. Die Erarbeitung beginnt auf der zweiten Seite, mit dem neuen Führungsbein.

5. Aus „Single" wird auch auf dieser Seite Step Knee Lift Repeater 2 & March (Double). Dieser wird im Wechsel 4 x ausgeführt (24 Beats).

6. Danach folgt die Steigerung zum Step Knee Lift Repeater 3 & March. Dieser wird in einer ungeraden Anzahl durchgeführt (1 x oder 3 x), um in der Arbeit mit der Musik in der Phrase zu bleiben und ist ein Fußwechselschritt (Transition Step).

7. Hier wird der Halteschritt V-Step (rechts) eingebaut (mentale Pause).

Nun ist das Schrittmuster Step Knee Lift Repeater 3 & March aufgebaut. Weiter geht es mit der Festlegung der benötigten Anzahl des Step Knee Lift Repeater 3 & March in der Schrittfolge und mit dem Hinzufügen einer Armbewegung. Für geübte Teilnehmer ist es möglich, die Armbewegung schon bei Punkt 1 und 5 hinzuzugeben, sofern es sich um eine bekannte Armbewegung handelt.

In dem Beispiel ist die Rede von Holding Pattern; zudem wird das Werkzeug Pyramide eingesetzt. Was genau verbirgt sich dahinter?

Holding Pattern Addition und Holding Pattern Removal

Holding Patterns (HP) werden auch als Halteschritt oder gehaltenes Muster übersetzt und sind meistens einfache Grundschritte. In der Aerobic werden oft Step Touch, V-Step, Easy Walk oder Step Leg Curl und in der Step-Aerobic häufig Basic Step, V-Step, Step Leg Curl & March als Holding Patterns eingesetzt. Sie geben in der Stunde Zeit, um Abläufe zu verstehen, Übergänge nachzuvollziehen oder zur (Neu-)Orientierung im Raum.

Ebenso füllen Holding Patterns in der Arbeit mit Musik die Lücke zu der nächsten Kleinen oder Großen Eins (siehe Kap. 2.4). Wird ein Holding Pattern in seinem zeitlichen Rahmen (z. B. 8 Beats) durch die Zielbewegung ersetzt und die hinzugefügte Zeit zur Schrittfolge bleibt erhalten, spricht man vom **Holding Pattern Addition**.

Das Holding Pattern Removal liegt vor, wenn das genutzte Zeitfenster ersatzlos entfernt wird. Der Einsatzbereich des HP Removals ist: vor Drehungen, zwischen zwei schweren Schrittfolgen, choreografischen Blöcken oder Choreografien und bei Richtungswechseln sowie bei der Einführung einer komplexen Armbewegung. Bei Anfängern zudem noch vor Einführung des Beinwechsels.

Von Trainer zu Trainer

Leider kommt es in der Praxis häufig beim Holding-Pattern-Einsatz zum Absenken der Intensität. Dies ist auf die ungenügende Kommunikation vom Trainer zur Gruppe zurückzuführen und dem oftmals ausgewählten Schrittmuster March (Aerobic) zuzuschreiben.

March ist ein niedrigintensives Schrittmuster und sollte, wenn überhaupt, als „Power-March" mit sehr viel Körperspannung und großen, kraftvollen Bewegungen eingesetzt werden. Soweit das Breakdown es erlaubt, sind Step Touch oder Easy Walk dem March vorzuziehen.

Das gleiche Phänomen findet sich in der Step-Aerobic beim Schritt Step Touch & March. Gut vom Trainer angeleitet, kann die Körperspannung und die Richtung „Travel" gegen einen Intensitätsabfall helfen. Am Step sind Basic Step und V-Step gute Alternativen, sofern es das Breakdown erlaubt.

In manchen Fällen kommt es vor, dass Teilnehmer den eingeübten Holding-Pattern-Schritt im Low Impact beibehalten, weil sie zum Beispiel ohne Flugphase trainieren möchten oder ihnen die hinzugefügte Drehung zu kompliziert erscheint.

Substitute & Layer

In der Groupfitness-Stunde wird häufig mit heterogenen Gruppen gearbeitet. Dies stellt den Trainer vor eine Herausforderung, denn er möchte allen Teilnehmern die Chance auf ein gutes Herz-Kreislauf-Training und eine Schulung der Koordination bieten. Die Werkzeuge Substitute und Layer ermöglichen es ihm.

Der Begriff **Substitute** bezeichnet den Vorgang, wenn ein Schrittmuster innerhalb einer Schrittfolge oder eines choreografischen Blocks durch ein anderes Schrittmuster im gleichen Zeitumfang ersetzt wird.

Während unter Substitute das Schrittmuster willkürlich ersetzt werden kann, bleibt man bei dem Werkzeug **Layer** in der Schrittfamilie. Vielleicht ist es auch der Wunsch nach einer anderen Schrittvariation (ohne Erschwerung), die zur Anwendung dieses Werkzeugs führt.

Insertion

Zwischen zwei bestehenden Schrittfolgen wird ein neues Schrittmuster oder eine neue Schrittfolge eingefügt, die vorher beigebracht worden sind.

Pyramide & Reduction

In unserem Beispiel wurde zum Step Knee Lift Repeater 3 & March hingeführt. Ausgehend vom Step Knee Lift & March, wurde in zwei Schritten die Anzahl erhöht, in diesem Fall die Anzahl der Repeater und damit das Werkzeug **Pyramide** angewandt. In einer Schrittfolge werden erst 2 Step Touches, dann 4 Step Touches und sogar 8 Step Touches verwendet. Auch dies ist eine Pyramide.

Andersherum ausgeführt, wenn es von einer größeren Anzahl des Schrittmusters hin zu einer kleineren Anzahl des Schrittmusters geht, spricht man von **Reduction**, also von einer Minderung der Anzahl.

Die Schrittfolge beginnt z. B. mit 1 Step Leg Curl Repeater 5 & March (12 Beats) und 3 V-Steps (12 Beats). Reduziert wird auf 1 Step Leg Curl Repeater 3 & March (8 Beats) und 1 V-Step (4 Beats); schließlich auf 1 Step Leg Curl & March (4 Beats) und 1 V-Step (4 Beats).

Um die Balance der Belastung sicherzustellen, wird die Reduction oder die Pyramide auf beiden Führungsseiten (rechts, links) identisch durchgeführt. Dies ist beim letzten Beispiel ein Kinderspiel, da der Step Leg Curl & March (Single und Repeater) ein Alternate-Lead-Schrittmuster ist und das führende Bein wechselt (Transition Step), wenn er in einer ungeraden Anzahl verwendet wird. Der V-Step ist Single Lead.

Diese Form der Reduction, bei der, während der Anzahlminderung, die Führungsseite gewechselt wird, heißt: **Balanced Reduction** oder **ungerade Reduktion**.

Bei der **geraden Reduktion** von 8 V-Steps zu 4 V-Steps zu 2 V-Steps benötigt der Trainer einen Holding Pattern zwischen den einzelnen Arbeitsschritten, um eine Abgrenzung zu schaffen und das Vorhaben „Reduction" für den Teilnehmer erkennbar zu machen.

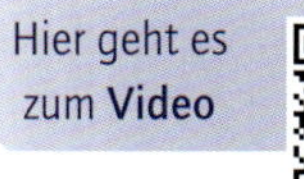

Bei der gewünschten, kleinsten Anzahl des V-Steps angekommen, wird ein Transition Step eingefügt und die Reduktion auf der zweiten Seite wiederholt. Es spielt keine Rolle, welche Variante der Pyramide oder Reduction gewählt wird, sollte ein Arbeiten mit der Musik, das heißt, mit Auffüllung der Phrase, angestrebt werden:

5 Grapevines li. und 3 Easy Walk re. (32 Beats) + 5 Grapevines re. und 3 Easy Walk li. (32 Beats)
3 Grapevines li. und 1 Easy Walk re. (16 Beats) + 3 Grapevines re. und 1 Easy Walk li. (16 Beats)
1 Grapevine li. und 1 Easy Walk li. (8 Beats) + 1 Grapevine re. und 1 Easy Walk re. (8 Beats)
(Balanced Reduction).

Visual Preview

Mithilfe dieses Werkzeugs kann der Trainer Teilnehmern komplexe Bewegungsabläufe als Vorschau präsentieren. Gerne angewendet vor Drehungen, Raumwegen oder Richtungsänderungen. Die Gruppe bleibt entweder in einem Holding Pattern (Intensität) oder durchläuft die aktuelle Schrittfolge und schaut dem Trainer zu. Nach zwei, drei Wiederholungen steigt die Gruppe, aufgefordert durch den Trainer, in die Änderung mit ein.

Half Time

Manche Armvariation ist so komplex, dass sie zuerst langsam, im halben Tempo, geübt und nach einer gewissen Zeit der Erprobung im normalen Tempo durchgeführt wird. Gleiches gilt auch für Drehungen und abgewandelte Schritte. Mit dem Unterschied, dass bei den Schrittmustern stark auf die Einhaltung der Intensität geachtet werden muss. Das Werkzeug **Half Time** ist sehr behutsam und überlegt einzusetzen.

Manchmal sind Schritte zwei Werkzeuge auf einmal: zum Beispiel Holding Pattern Addition und Layer oder Holding Pattern Addition und Pyramide. Mit den Werkzeugen kann das Ziel fließender Übergänge, ein strukturiertes Unterrichten, mit Freude gelingen. Zu den Werkzeugen, die fleißige Helfer in der Vermittlung sind, kommen nun die methodischen Arbeitsweisen hinzu, die entweder zum Aufbau einer Choreografie (Endprodukt) oder maximal zu kleinen Schrittfolgen führen.

7.3 ARBEITEN OHNE ENDPRODUKT

Im Aerobic- und Step-Aerobic-Training werden grundsätzlich zwei Methoden für die Kombination von Schrittmustern unterschieden: Arbeiten ohne Endprodukt und Arbeiten mit Endprodukt. Im Bereich der Arbeit ohne Endprodukt greift der Trainer auf drei methodische Arbeitsweisen zurück:

1. **Balanced Freestyle:** Aus dem Titel ist zu ersehen, dass die Arbeitsweise ausgewogen in der Nutzung des Führungsbeins arbeitet, also „Balanced". Nachdem mit einem Schrittmuster auf der linken Seite (Führungsbein, Lead) gearbeitet wurde, erfolgt ein Seitenwechselschritt (Transition Step) und das Schrittmuster wird ebenso auf der rechten Seite eingeführt. Hierfür steht der Begriff „Balanced" und meint die biomechanische sowie physiologische Ausgewogenheit im Training und ebenso die koordinative und räumliche Ausgewogenheit (siehe Kap. 7.1).

   Der Begriff „Freestyle" steht für die freie Auswahl an Aktionen, was, wann und wie viel geändert werden darf, während der Trainer von einer Bewegung zur nächsten Bewegung führt.

   Ein Beispiel: Die Gruppe befindet sich gerade im Mambo mit der Armbewegung Press & Pull. Der Trainer möchte zum nächsten Schrittmuster mit Armbewegung wechseln und sagt dieses Vorhaben der Gruppe an. Mit dem Countdown beginnt das neue Schrittmuster Jog mit der Armbewegung Overhead Press. Was ist alles verändert worden? Die Armbewegung, der Impact, das Schrittmuster.

Hier geht es zum **Video**

2. **Balanced Linear Progression:** Genauso wie bei der ersten methodischen Arbeitsweise wird hier auf die ausgewogene Rechts-links-Belastung geachtet. Im Unterschied zu Balanced Freestyle darf hier geradlinig weiterentwickelt werden und immer nur ein Element verändert werden.

   Ein Beispiel: Die Gruppe befindet sich in der Schrittfolge 2 Step Knee Lifts & March und 2 V-Steps. Der Trainer fügt die Armbewegung Biceps Raise beim V-Step hinzu. Mit der neuen Armbewegung wird die Schrittfolge weiter durchgeführt.

   Als Nächstes verändert der Trainer das Schrittmuster Step Knee Lift & March auf dem zweiten Beat, indem er einen Sprung einfügt (High Impact). Der V-Step und die Armbewegung bleiben unverändert. Es schließt ein Transition Step an und die Zeit, die mit den unterschiedlichen Bewegungen auf der linken Seite verbracht wurde (maximal drei Minuten), wird genauso auf der rechten Seite genutzt.

   Die Reihenfolge der Veränderung kann auf der zweiten Seite in umgekehrter oder in gleicher Reihenfolge erfolgen. Es wird immer nur ein Element verändert und so können sich die Trainierenden auf nur eine Veränderung konzentrieren: Armbewegung, Beinbewegung, Raumrichtung, Impact, Rhythmus, Wiederholungsanzahl. Diese methodische Arbeitsweise kann auch zum Techniktraining herangezogen werden.

   Hier geht es zum **Video**

3. **Balanced Top & Tail:** In dieser methodischen Arbeitsweise werden zwei Schrittmuster miteinander verbunden. Fügt der Trainer einen neuen Schritt hinzu, bildet dieser den neuen „Schwanz" und die Anfangsbewegung „Kopf" fällt weg. Der vormalige zweite Schritt wird nun zum „Top".

   Ein Beispiel: Es beginnt mit der Einführung des Schritts Step Touch (re.). Hinzugefügt und geübt wird der zweite Schritt Grapevine (re.). Über eine ungerade Anzahl des Grapevines wird das Führungsbein gewechselt und dort der Step Touch (li.) geübt, sowie das Schrittmuster Grapevine auch hier hinzugefügt. Mit einer ungeraden Anzahl gelangt man zurück auf die erste Seite.

   Der neue Schritt Step Knee Lift (re.) wird hinten rangehängt und geübt. Die Schrittwiederholung beginnt nun beim Grapevine (re.). Der Step Touch fällt weg. Es bleibt einen Moment bei diesen zwei Schrittmustern und so kann z. B. eine (andere) Armbewegung integriert werden, ein Raumweg oder eine Drehung; vielleicht auch eine Schwerpunktverlagerung hinzugefügt und wieder herausgenommen werden.

Es folgt spätestens nach drei Minuten auf der rechten Seite der Transition Step auf die linke Seite und die Wiederholung der „Top & Tail"-Bewegungen: Üben des Step Knee Lifts, Wegfall des Step-Touch-Schrittmusters und Wiederholung ab dem Grapevine mitsamt den hinzugefügten Veränderungen.

Es entsteht eine einfache, für den Teilnehmer leicht nachzuvollziehende Kombination aus zwei Schrittmustern. Gerade für Einsteiger ist „Top & Tail" eine gute Möglichkeit, um ihre Merk- und Koordinationsfähigkeit zu trainieren.

Für alle drei Arbeitsweisen gilt: Die zeitnahe Wiederholung des vorher Durchgeführten auf der anderen Seite ist eine von zwei Möglichkeiten, um „Balanced" zu arbeiten. Die zweite Möglichkeit ist, die Wiederholung der Bewegung auf einen späteren Zeitpunkt innerhalb der Stundenphase zu verschieben. Wichtig ist, dass es eine Wiederholung auf der anderen Seite gibt! Durch die Verwendung einiger Schrittmuster und Armbewegungen und der Wichtigkeit, dass diese gut zusammenpassen, wird die Planung unter Zuhilfenahme der Schrittfamilien empfohlen. Die verwendeten Transition Steps sollten einfacher Natur sein und können sich wiederholen.

Bei Balanced Freestyle und Balanced Linear Progression dürfen maximal drei Schrittmuster zu einer kleinen Kombination zusammengefügt werden. Kleine Schrittkombinationen auf Zeit, wie zum Beispiel 1 single, single, double Step Leg Curl und 2 Mambo (Aerobic) oder 2 Pony & March mit 2 Single Step Leg Lift back & March und 1 Step Leg Lift back Repeater 3 & March (Step-Aerobic).

Die Vermittlung der angedachten Bewegungen erfolgt unter Einsatz der Werkzeuge.

7.4 ARBEITEN MIT ENDPRODUKT

Das **Arbeiten mit Endprodukt** stellt die Teilnehmer vor die etwas größere Aufgabe, sich die Choreografie merken zu dürfen. Der Trainer gibt hier mit systematischen Arbeitsschritten eine gute Hilfestellung, sodass am Ende das Finale mit der Wiederholung der choreografischen Blöcke zu einer passenden Musik dem Trainierenden einen Motivationskick gibt, um wiederzukommen.

Die Arbeit mit Endprodukt, der Choreografie, eignet sich besonders gut für Teilnehmer mit Vorkenntnissen, die einige Armbewegungen und die Grundschritte aus der Aerobic und Step-Aerobic automatisiert haben. Genau wie bei der Arbeit ohne Endprodukt gibt es verschiedene Möglichkeiten der Vermittlung, die allesamt die ausgewogene Rechts-links-Belastung eint. Als Erstes betrachten wir die **Aufbaumethode**.

Balanced Add On

Die Aufbaumethode **Balanced Add On** ermöglicht die Arbeit mit Endprodukt, indem einzelne Schrittmuster nacheinander zusammengefügt („to add") werden. Während der Erarbeitungsphase und im fertigen Endprodukt rechts-links ausgewogen zu trainieren, gelingt, indem das erste Schrittmuster oder die erste Schrittfolge das Führungsbein wechselt; also ein Transition Step verwendet wird. Dieser Transition Step wird immer wieder zum Wechsel des Führungsbeins herangezogen.

Die beschriebene Vorgehensweise setzt voraus, dass alle anderen Schrittmuster mit dem Transition Step kompatibel sind. Während der Erarbeitungsphase ist das Zusammenpassen des neuen Schrittmusters mit dem Transition Step nicht immer gegeben, sodass an dieser Stelle ein anderer, sozusagen externer und leichter Transition Step hinzugezogen werden kann, um das neue Schrittmuster „Balanced" üben zu können. Mit dem Hinweis „von vorne" startet die bis dahin aufgebaute Reihe wieder mit dem der Choreografie zugehörigen Transition Step.

Mit diesen zwei Möglichkeiten werden fließende Übergänge geschaffen und es gelingt die Entstehung einer Choreografie, die einmal mit der linken Seite führend beginnt und einmal mit der rechten Seite. Jede Choreografie umfasst entweder 32 Beats oder 64 Beats. Als Beispiel für die Aufbaumethode Balanced Add On kommt unten folgendes Beispiel mit 32 Beats (pro Seite) aus der Step-Aerobic zum Einsatz:

Beat	Anzahl	Schrittmuster	Führungsbein
4	1	Step Knee Lift & March (Transition Step)	Rechts
4	1	Basic Step	Links
8	2	V-Step	Links
8	2	Step Leg Curl & March	Links/rechts
8	2	Mambo	Links

Plus die zweite Seite

Beat	Anzahl	Schrittmuster	Führungsbein
4	1	Step Knee Lift & March (Transition Step)	Links
4	1	Basic Step	Rechts
8	2	V-Step	Rechts
8	2	Step Leg Curl & March	Rechts/links
8	2	Mambo	Rechts

Zu bemerken ist, dass, auf die Aufzählung der gewählten Armbewegungen verzichtet wird; sie dennoch, genau wie die Schrittmuster, nach und nach Einzug in die Choreografie halten sollten.

Teaching Progression mit Balanced Add On (ohne Aufführung der verwendeten Werkzeuge):

Übe und verbinde	1 Step Knee Lift & March rechts + 1 Basic Step links (8 Beats) und 1 Step Knee Lift & March links + 1 Basic Step rechts (8 Beats)
Übe	2 V-Steps rechts
Nutze	1 Step Knee Lift & March rechts + 1 Basic Step links als Transition
Übe	2 V-Steps links
Nutze	1 Step Knee Lift & March links + 1 Basic Step rechts als Transition
Verbinde	1 Step Knee Lift & March rechts + 1 Basic Step links mit 2 V-Steps links und 1 Step Knee Lift & March links + 1 Basic Step rechts mit 2 V-Steps rechts
Übe	2 Step Leg Curls & March rechts/links
Nutze	1 Step Knee Lift & March rechts + 1 Basic Step links als Transition
Übe	2 Step Leg Curls & March links/rechts
Nutze	1 Step Knee Lift & March links + 1 Basic Step rechts als Transition
Verbinde	1 Step Knee Lift & March rechts + 1 Basic Step links + 2 V-Steps links mit 2 Step Leg Curls & March links/rechts und 1 Step Knee Lift & March links + 1 Basic Step rechts + 2 V-Steps rechts mit 2 Step Leg Curls & March rechts/links
Übe	2 Mambos rechts
Nutze	1 Step Knee Lift & March rechts + 1 Basic Step links als Transition
Übe	2 Mambos links
Nutze	1 Step Knee Lift & March links + 1 Basic Step rechts als Transition
Verbinde	1 Step Knee Lift & March rechts + 1 Basic Step links + 2 V-Steps links + 2 Step Leg Curls & March links/rechts mit 2 Mambos links und 1 Step Knee Lift & March links + 1 Basic Step rechts + 2 V-Steps rechts + 2 Step Leg Curls & March rechts/links mit 2 Mambos rechts
Ergebnis	Es sind zwei choreografische Blöcke entstanden, die gemeinsam eine Choreografie bilden.

Welche Werkzeuge und zu welchem Zeitpunkt die Werkzeuge eingesetzt werden, bestimmt der Trainer in Abhängigkeit von der Zielgruppe jedes Mal aufs Neue. Diese Freiheit in der Gestaltung genießt der Trainer ebenso bei der zweiten Aufbaumethode

Balanced Add In Front

Es handelt sich hier um eine Variante der klassischen Balanced-Add-On-Methode. Auch hier wird die Reihenfolge der Schritte sukzessive mit einem immer wiederkehrenden Transition Step aufgebaut. Es wird jedoch mit dem letzten Schritt der Endchoreografie begonnen!

Diese Methode darf besonders dann angewendet werden, wenn der letzte Schritt des choreografischen Blocks der gewählte Transition Step ist. Durch die Aufbaumethode Balanced Add In Front wird sichergestellt, dass während der Erarbeitungsphase ausgewogen gearbeitet werden kann. Das Beispiel für Balanced Add In Front sieht folgende choreografischen Blöcke (Aerobic, 32 Beats) ebenso ohne Notation der Armbewegungen vor:

Beat	Anzahl	Schrittmuster	Führungsbein
4	2	Lunge back	Rechts/links
4	2	Speedy	Rechts
8	2	V-Step	Rechts
8	2	Grapevine	Rechts/links
8	1	S, S, D Step Knee Lift	Re./li./re.

Plus die zweite Seite

Beat	Anzahl	Schrittmuster	Führungsbein
4	2	Lunge back	Links/rechts
4	2	Speedy	Links
8	2	V-Step	Links
8	2	Grapevine	Links/rechts
8	1	S, S, D Step Knee Lift	Li./re./li.

Bei der nun folgenden Erläuterung der möglichen Herangehensweise in der Groupfitness-Stunde wird auf ein anderes System zurückgegriffen als oben, indem den einzelnen Phrasen (8 Beats) Buchstaben zugeordnet werden. Der Buchstabe „D" steht für die Schrittmuster S, S, D Step Knee Lift, der Buchstabe „C" für das Schrittmuster Grapevine, „B" steht für die 2 V-Steps und „A" ist der Platzhalter für die Schrittmuster Speedy und Lunge back.

Teaching Progression mit Balanced Add In Front (ohne Aufführung der verwendeten Werkzeuge):

Übe und verbinde	„D" rechts und „D" links
Übe	„C" rechts
Nutze	„D" rechts als Transition
Übe	„C" links
Nutze	„D" links als Transition
Verbinde	„C" rechts mit „D" rechts und „C" links mit „D" links
Übe	„B" rechts
Nutze	„D" rechts als Transition
Übe	„B" links
Nutze	„D" links als Transition
Verbinde	„B" rechts mit „C" rechts + „D" rechts und „B" links mit „C" links + „D" links
Übe	„A" rechts
Nutze	„D" rechts als Transition
Übe	„A" links
Nutze	„D" links als Transition
Verbinde	„A" rechts mit „B" rechts + „C" rechts + „D" rechts und „A" links mit „B" links + „C" links + „D" links
Ergebnis	Es sind zwei choreografische Blöcke entstanden, die gemeinsam eine Choreografie bilden.

Die dritte Aufbaumethode unterscheidet sich in ihrem Ablauf von den Balanced-Add-Varianten. Bislang wurden die Schrittmuster hintereinander in Reihe oder Schlange gebracht unterrichtet. Quasi wie bei dem Spiel „Ich packe meinen Koffer und nehme mit", wird bei den Balanced-Add-Varianten das zuvor Gelernte immer wiederholt.

Dies verändert sich bei der Aufbaumethode **Balanced Link**. Es werden immer mindestens zwei Schrittmuster eingeübt, sich gemerkt und dann mit einer anderen Schrittfolge, die vorher ebenso geübt und gemerkt worden ist, verbunden. Wie woher bleiben die Rechts-links-Ausgewogenheit und die Nutzung der Werkzeuge auch in der Aufbaumethode Balanced Link erhalten.

Für **Balanced Link** steht folgendes Beispiel mit einer 32-Beats-Choreografie ohne Notation der Armbewegungen bereit:

Beat	Anzahl	Schrittmuster	Führungsbein
4	1	Double Step Touch	Rechts
4	1	Easy Walk	Links
8	2	Chassée diagonal vor + rück	Links/rechts
4	1	V-Step	Links
4	1	Reverse V-Step	Links
8	4	Scoop vor + rück	Links/rechts

Plus die zweite Seite

Beat	Anzahl	Schrittmuster	Führungsbein
4	1	Double Step Touch	Links
4	1	Easy Walk	Rechts
8	2	Chassée diagonal vor + rück	Rechts/links
4	1	V-Step	Rechts
4	1	Reverse V-Step	Rechts
8	4	Scoop vor + rück	Rechts/links

Auf den ersten Blick sieht die aufgeschriebene Choreografie aus wie die zuvor gezeigten. Einzig die Farbgebung deutet die besondere Arbeit „im Block verbunden" („Link") an.

Teaching Progression mit Balanced Link (ohne Aufführung der verwendeten Werkzeuge):

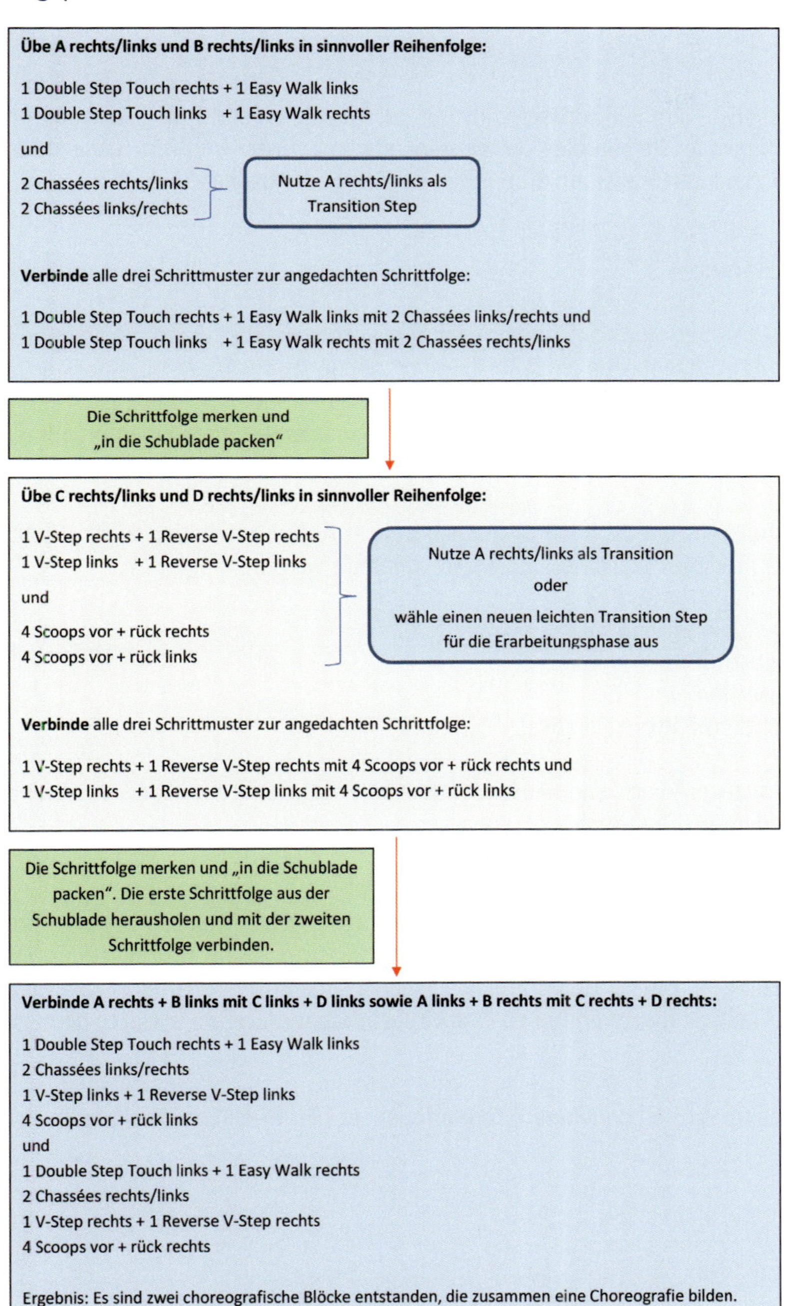

Balanced Link – Beispiel ohne Werkzeuge

In dem gewählten Beispiel befindet sich der Transition Step als „A" gleich zu Beginn der ersten Schrittfolge. Diese Position ist nicht festgelegt, obwohl sie den Vorteil bietet, dass im Unterricht sofort mit diesem eingeübten Schritt der Seitenwechsel vollzogen werden kann.

Möglich ist es ebenso, den Fußwechselschritt als „B" zu setzen. Der Trainer übt dann in gut überlegter sinnvoller Reihenfolge die einzelnen Schrittmuster und fügt gegebenenfalls einen neuen leichten Transition Step mit in die Erarbeitungsphase ein.

Von Trainer zu Trainer

Transition Steps in den Aufbaumethoden: Bei Balanced Link muss innerhalb der ersten 16 Beats der Choreografie ein Transition Step eingebaut werden! Bei Balanced Add On und Balanced Add In Front innerhalb der ersten 8 Beats! Bei Balanced Add In Front ist es „D" (aufgrund der Erarbeitungsphase in umgekehrter Reihenfolge).

In der Aerobic und Step-Aerobic finden sich noch weitere Aufbaumethoden, welche durch ihre Komplexität an dieser Stelle nur namentlich genannt werden:

- Balanced Divide and Match
- Balanced Substitute
- Balanced Insertion
- Balanced Holding Pattern Removal

In speziellen „Advanced"-Fort- und -Ausbildungen für Fortgeschrittene kann der Trainer sein Wissen um diese Aufbaumethoden erweitern.

Die Choreografie versteht sich als künstlerische Gestaltung und Festlegung von Bewegungsfolgen. Der Schlüssel zum erfolgreichen choreografischen Arbeiten liegt für den Trainer in der guten Vorbereitung, Planung und in der strukturierten Vermittlung der einzelnen Schrittfolgen. Eine Choreografie wachsen zu sehen, zu erleben, dass am Ende alles zusammenfließt, ist nicht nur für den Trainer ein erhabenes Gefühl, sondern genauso für die Gruppe.

Im nächsten Kapitel gibt es genauere Informationen zu den Bereichen Drehungen und Raumwegen.

7.5 RAUMWEGE UND DREHUNGEN

Wie bereits deutlich wurde, kann der Trainer auf vielfältige Art und Weise mit den Schrittmustern und Armbewegungen arbeiten. **Raumwege** und Drehungen so zu vermitteln, dass alle Teilnehmer mitkommen, gehört in der Groupfitness zur Königsklasse des Unterrichtens.

- Welche Schrittmuster gehören zu den Drehungen?
- Welche Schrittmuster können für die Entstehung eines Raumwegs genutzt werden?

Zuerst wird der Raumweg in der Aerobic beleuchtet:

Um verstehen zu können, welche Raumwege es in der Aerobic gibt, sind wieder einmal die Grundschritte zu betrachten. Der Grundschritt Step Touch kann nach vorne, zur Seite und nach hinten ausgeführt werden. Somit ist seine Ausführung in diese Richtungen definiert und grundlegend im Schritt-Bewegungsmuster implementiert und aus diesem Grunde sind ein Step Touch side oder vier Step Touchs im Karree kein Raumweg.

Der Grundschritt Walk & Touch front ist in seiner Ausführung mit drei Schritten nach vorne und einen „Touch" definiert. Er wird erst zu einem Raumweg, wenn er zweimal oder mehrere Male hintereinander in die gleiche Richtung durchgeführt wird.

Wie lautet die Definition?

Wenn der Grundschritt sich in seiner „Grundform der Ausführung" im Raum bewegt, stellt er in der Aerobic keinen Raumweg dar.

Als Beispiele für Raumwege aus der Aerobic sind zu nennen: 2 Double Step Touch diagonal nach vorne, V-Steps mit Raumbewegung zur Seite, Jog in den Raum, Scissor Jump mit Raumbewegung. Ebenso entsteht ein Raumweg, wenn die Schrittvariante Grapevine mit einer halben Drehung ausgeführt wird: Grapevine nach rechts, auf dem 4. Beat wird ein Hop eingefügt und während der Flugphase eine halbe Drehung nach hinten ausgeführt (rechte Schulter rück).

Mit dem Blick nach hinten gerichtet, beginnt der zweite Grapevine (linkes Bein). Dieser führt in die gleiche Bewegungsrichtung wie der erste, nach rechts. Ob der zweite Grapevine ebenso mit einem Hop und einer halben Drehung abschließt oder in seiner Grundform mit dem „Touch" bleibt und ob auch der danach folgende Schritt in die neue Richtung ausgeführt wird, fällt in den Bereich Gestaltungsmöglichkeiten des Trainers.

Den Raumwegen aus der Step-Aerobic liegt ein ähnliches Prinzip zugrunde: Wird das Schrittmuster Step Cross in seiner definierten Grundausführung durchgeführt, ist es kein Raumweg, obwohl es von „frontal vor dem Step" zu „frontal hinter dem Step" führt. Mit dem Schrittmuster entsteht ein Raumweg, wenn der Endpunkt ein anderer ist, als in der Grundform des Schrittmusters vorgegeben.

In unserem Beispiel Step Cross endet der Schritt nun zum Beispiel „diagonal hinter dem Step, an der linken Ecke". Ein weiteres Beispiel für einen Raumweg: Die letzten zwei Schritte des Schrittmusters Cha-Cha-Cha & March werden, den Schwung der Bewegung des Cha-Cha-Chas aufnehmend, weiter in die Blickrichtung „nach vorne" gesetzt und lassen so einen Raumweg entstehen.

Sogenannte *Mix-Schrittmuster*, die eine Kombination aus einem Step-Aerobic-Schrittmuster und einem Aerobic-Schrittmuster darstellen, können Raumwege sein: Nach einem halben Mambo am Step („Beat 1, 2") schließt der Cha-Cha-Cha („Beat 3 + 4") mit einer 180-Grad-Drehung nach hinten an. Für die Gestaltung des Rückwegs nutzt das darauf folgende Schrittmuster anteilig den „fremden" Step.

Der Trainer macht sich in der Vorbereitung der Stunde einen Plan, in welchen Teilstücken (Breakdown) und mit welchen Werkzeugen er den **Raumweg** für seine Teilnehmer aufbaut (Teaching Progression). Dabei sollte er so wenig wie möglich und so viel wie nötig mit dem Rücken zur Gruppe stehen. Spätestens nach drei Minuten wird ein Umdrehen in die Position „mit dem Gesicht zur Gruppe" notwendig, um die persönliche, klare Kommunikation (nonverbal und verbal) und die Motivation aufrecht zu halten.

Diesen Wechsel, das Umschalten, nennt man **Switch**. Das Vorhaben, die Trainerblickrichtung zu verändern, sollte idealerweise den Teilnehmern vorher mitgeteilt werden, um Irritationen zu vermeiden. Wann bzw. ob ein Umdrehen in Teilnehmerblickrichtung notwendig wird, ist

a) vom Vorwissen der Teilnehmer abhängig und
b) von der Komplexität des Raumwegs.

Ungeübte Teilnehmer brauchen ein längeres Vor- und Mitmachen in ihrer Blickrichtung als Unterstützung des Lernprozesses; Fortgeschrittene kommen mit einem kürzeren Zeitrahmen aus. Im Aerobic-Bereich wird häufig das Schrittmuster Step Touch zum **Switchen** benutzt.

Um das spiegelbildliche Arbeiten zu durchbrechen, verzichtet der Trainer in der Umdrehphase auf den „Touch" und ersetzt ihn durch einen belasteten Schritt und „landet" somit auf der gleichen Führungsbeinseite der Teilnehmer. Die etwas weniger „elegante Lösung" besteht darin, sich gehend umzudrehen und statt des letzten belasteten Schritts einen „Touch" einzufügen.

Im Step-Aerobic-Bereich bieten die Step Lift & March-Familien-Mitglieder eine gute Möglichkeit, elegant zu „switchen".

Befindet sich die Gruppe zum Beispiel im V-Step, kann der Trainer mit einem Step Knee Lift & March im High Impact (Sprung) und einer 180-Grad-Drehung über den Step spielend auf die Seite der Gruppe kommen, um dann von dort aus den Raumweg oder auch die Drehung beizubringen.

Ebenso wie in der Aerobic kann hier die etwas weniger „elegante Lösung" des Gehens um den Step herum gewählt werden. Der letzte Schritt wird auch hier zum „Touch". Der Trainer entscheidet, welchen Schritt bzw. welche Variante er anwendet.

Drehungen werden ausschließlich in der Cardio-Phase eingesetzt. Manchmal als „halbe Drehung" (180 Grad) oder „Vierteldrehung" (90 Grad). Im Folgenden werden häufig verwendete Schrittmuster aufgeführt, die eine „ganze Drehung" (360 Grad) entstehen lassen

a) durch ihre „Grundform der Ausführung" oder
b) durch ihre wiederholte Ausführung (mindestens zwei).

Im Bereich Step-Aerobic sind es:

1. Pivot Turn
2. Reverse Turn
3. 2 Basics over the Step
4. 2 Steps Cross
5. 4 Stomps around the Step

Im Bereich Aerobic sind es:

1. Pivot Turn
2. 4 Step Touchs im Karree
3. 4 Step Leg Curls im Karree
4. 8 Walks im Kreis
5. 4 V-Steps

Von Trainer zu Trainer

In manchen Fällen entscheidet die Absicht des Trainers darüber, ob ein Schrittmuster einen Raumweg oder eine Drehung darstellt. Wie im Fall des Schrittmusters Stomp.

Ein Stomp, mit einem anderen räumlichen Endpunkt als in der Grundform definiert, ist ein Raumweg. Verwendet der Trainer 4 Stomps hintereinander, ist es eine Drehung mit einem integrierten Raumweg bei Stomp zwei und folgende. Da der Fokus jedoch auf der Entstehung einer Drehung liegt, tritt der Raumweg in den Hintergrund. Der Trainer plant und spricht für seine Gruppe von einer Drehung.

Drehungen verlangen wie die **Raumwege** nach einem guten Cueing des Trainers, unter Nutzung visueller Hilfen des Raums, wie „in Richtung Tür", „zum Bild" oder mit Hinweisen zum Körper, wie „rechte Schulter dreht zurück".

Zu Beginn wird der Trainer die Drehung in der gleichen Blickrichtung der Teilnehmer, also mit dem Rücken zu ihnen **(Switch)**, ausführen und damit eine gute visuelle Hilfe geben. Sollte sich die Blickrichtung ändern, stellt sich der Trainer auf die Seite des „neuen Vorne" (siehe Kap. 2.5 und 7.6).

Im Aerobic-Dance-Bereich lassen sich Double Step Touch oder Grapevine zur Drehung verändern, indem die ersten drei Schritte zu einer gegangenen ganzen Drehung (360 Grad) werden. Es wird auf dem Fußballen gedreht, der „Touch" schließt die Bewegung ab. Diese Art der Drehung setzt eine gute Zentriertheit und eine gute Orientierungsfähigkeit des Trainierenden voraus.

Armbewegungen, welche die Bewegung der Drehung unterstützen, sind eine Hilfe für die Gruppe, um gut folgen zu können. In jeder Form des „Switchs" ist auf die Einhaltung der maximalen Zeit von drei Minuten mit dem Rücken zur Gruppe zu achten.

Im weiteren Verlauf wird nun ein Blick auf die unterschiedlichen Gruppenpositionierungen geworfen, die im Warm-up, in der Cardio-Phase, im Active-Recovery-Bereich, in der Workout-Phase und der Cool-down-Phase Anwendung finden können.

7.6 TRAINER- UND GRUPPENPOSITIONIERUNG

Im Groupfitness-Bereich hat sich die sogenannte ***Blockaufstellung*** bewährt. Dadurch, dass die Teilnehmer auf Lücke stehen, ist ein guter Blick in Richtung Trainer gewährleistet; ebenso kann der Trainer die einzelnen Teilnehmer gut sehen. Somit wird die nonverbale **Kommunikation** unterstützt und zugleich kann das Gesagte besser zu den Ohren der Teilnehmer gelangen.

Oftmals befindet sich ein Spiegel im Raum, mit dem die Trainierenden sich selbst beobachten und gegebenenfalls die eigene Technik korrigieren können. Der Trainer steht mit dem Rücken zum Spiegel (spiegelbildliches Arbeiten), schaut die Teilnehmer direkt an und kann jederzeit Blickkontakt aufbauen.

Der Blickkontakt ist für jeden Teilnehmer eine besondere Motivation: Er schenkt das Gefühl, beachtet zu werden, zeigt Offenheit und Entschlossenheit genauso wie Ehrlichkeit. Wenn die „Augen lächeln", ist viel gesagt. Durch die Ausrichtung des Blicks nach vorne ist für jeden Teilnehmenden die Richtung „nach rechts" oder „nach hinten" die Gleiche und schützt dadurch bei Bewegungen im Raum vor Zusammenstößen und damit vor Verletzungen.

Hier findet sich jedoch auch die Herausforderung für den Trainer: Durch das spiegelbildliche Arbeiten ist „links" für den Trainer „rechts" für die Gruppe. Soll die Gruppe im Raum nach vorne gehen, zeigt der Trainer mit den Händen und Armen (für sich) „nach hinten" an.

Doch einzig durch das **spiegelbildliche Arbeiten** kommt die Körpersprache des Trainers zur vollen Geltung und lässt sich der persönliche Kontakt zur Gruppe wirklich herstellen! Vor diesem Hintergrund nimmt der neue Trainer die Herausforderung des spiegelbildlichen Arbeitens gerne an.

Hier ein paar weitere Beispiele für das spiegelbildliche Arbeiten:

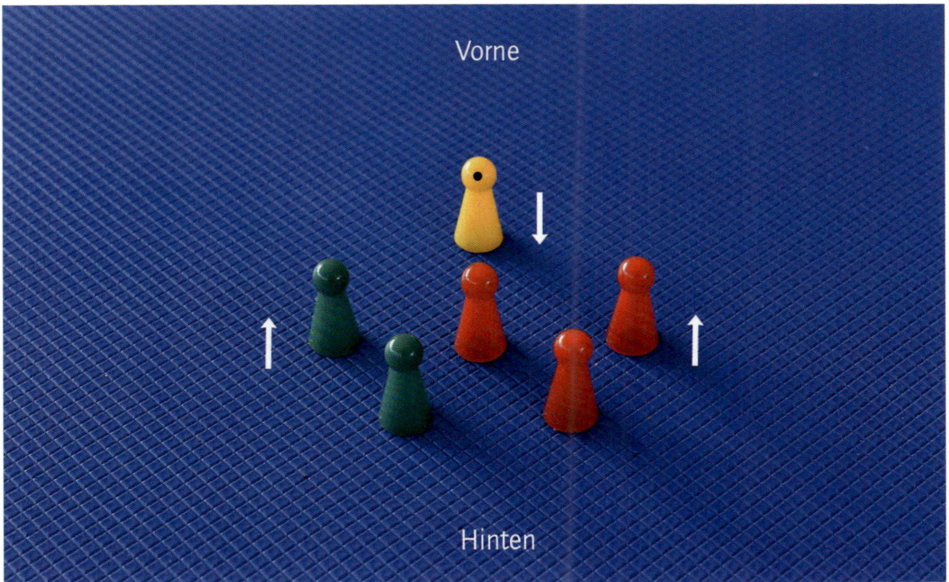

„Block, normal"

- Die Gruppe führt das Schrittmuster Grapevine nach rechts aus → der Trainer nach links.
- Die Gruppe geht mit „Walk" nach vorne → der Trainer nach hinten.
- Die Gruppe führt das Schrittmuster Step Leg Curl & March Travel in die rechte Ecke des Steps aus → der Trainer arbeitet spiegelbildlich in die linke Ecke seines Steps.
- Die Gruppe führt das Schrittmuster Basic over the Step mit rechts aus → der Trainer steigt mit dem linken Fuß zuerst auf den Step und schaut diagonal zur rechten Seite des Steps. In der Absteige-Phase mit 2 x March steigt die Gruppe „nach hinten" vom Step ab und blickt auch nach hinten → der Trainer wird ebenso die Seite beim Absteigen wechseln.

Von Trainer zu Trainer

In dieser Situation sehen sich die Gruppe und der Trainer für einen Augenblick lang nicht mehr. Wenn der Trainer sich dessen bewusst ist, wird er in der Erarbeitungsphase nach dem Schrittmuster Basic over the Step einen Holding-Pattern-Schritt einbauen (Removal oder Addition), seinen Step vorne verlassen und zu dem bereitgestellten Step im hinteren Teil des Raums gehen und so sicherstellen, dass ihn alle Teilnehmer wieder sehen können.

Entweder wird mit dem Blick „nach hinten" das nächste oder auch die nächsten Schrittmuster erarbeitet oder der Trainer führt die Teilnehmer mit dem nächsten Schritt zurück in die Ansicht „nach vorne", zum Beispiel mit einem zweiten Schrittmuster Basic over the Step.

Im Aerobic-Bereich bilden die Schrittmuster V-Step, Reverse V-Step, Mambo, Pivot Turn, Squat front & back, Step Stomp sowie Easy Walk, Box Step, A-Step und Step Cross eine Ausnahme! Diese Schrittmuster beschreiben „in sich", in ihrer Grundstruktur, einen Weg nach vorne oder hinten, der die Ausführenden nur einen Schritt, also nur eine Ebene nach vorne, führt. Diese Schritte werden sowohl von den Teilnehmern wie vom Trainer nach vorne oder hinten in ihrer Grundstruktur ausgeführt. So geht der Trainer bei einem V-Step genau wie die Gruppe nach vorne.

Eine weitere mögliche Positionierung kann die **Kreisaufstellung** sein. Der Kreis bietet ein hohes Maß an Kommunikationsmöglichkeit zwischen den Teilnehmern selbst und natürlich auch vom Trainer zu den Teilnehmern. Es blicken alle „zur Mitte" und für alle ist die Bewegungsrichtung „rechts" auch eben in diese Richtung.

Bei ungeübten Teilnehmern kann es dazu kommen, dass die rechte Seite mit der linken Seite verwechselt wird und Teilnehmer zusammenstoßen, weil zudem auch die spiegelbildliche Ausführung vom Trainer fehlt. Der Trainer ist in dieser Aufstellung zu großer Sorgfalt angehalten, mit den ihm zur Verfügung stehenden Mitteln des Cueings, dies zu vermeiden.

Ein großer Vorteil der Kreisaufstellung ist die Förderung des Gefühls der Gemeinschaft, da wirklich jeder im Kreis verbal und nonverbal in Kommunikation gehen kann. Damit die Kommunikation der Gruppe den Fluss der Stunde und den Plan des Trainers nicht zu sehr beeinträchtigt, können gemeinsam mit der Gruppe Regeln abgesprochen werden.

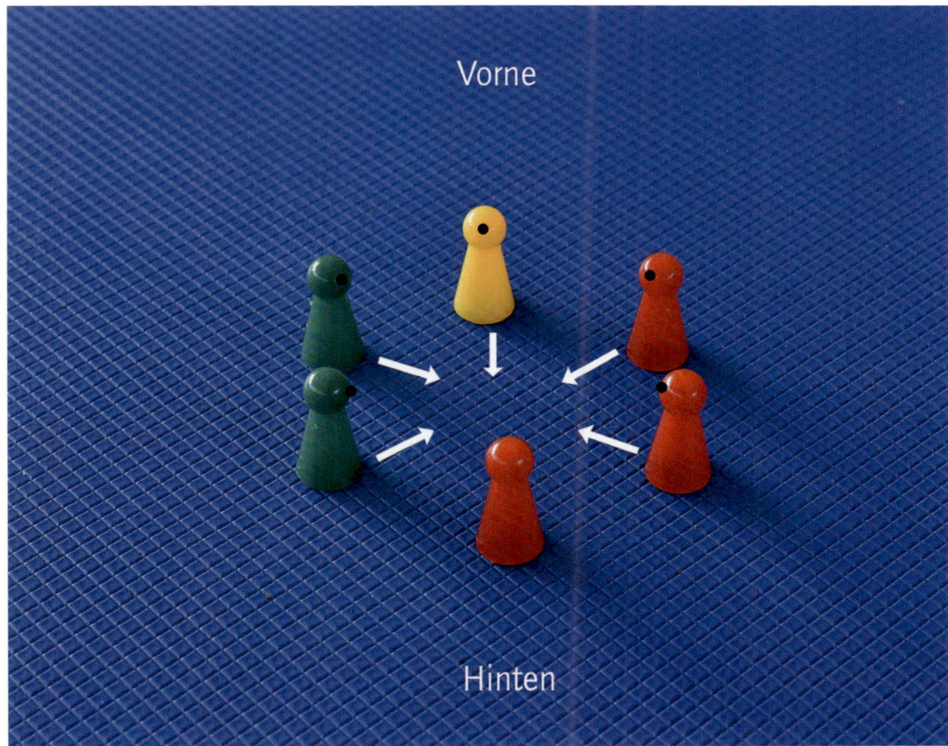

„Kreis"

Manchmal führen Schrittmuster oder Schrittfolgen dazu, dass die Gruppe in die Diagonale nach vorne schaut. Der Trainer verändert seine Position „in die Ecke" mit Blick zur Gruppe, um weiterhin allen Gruppenmitgliedern die Möglichkeit zu bieten, ihn sehen zu können. Die Körper der Gruppe und des Trainers stehen quasi in einem 90-Grad-Winkel zueinander.

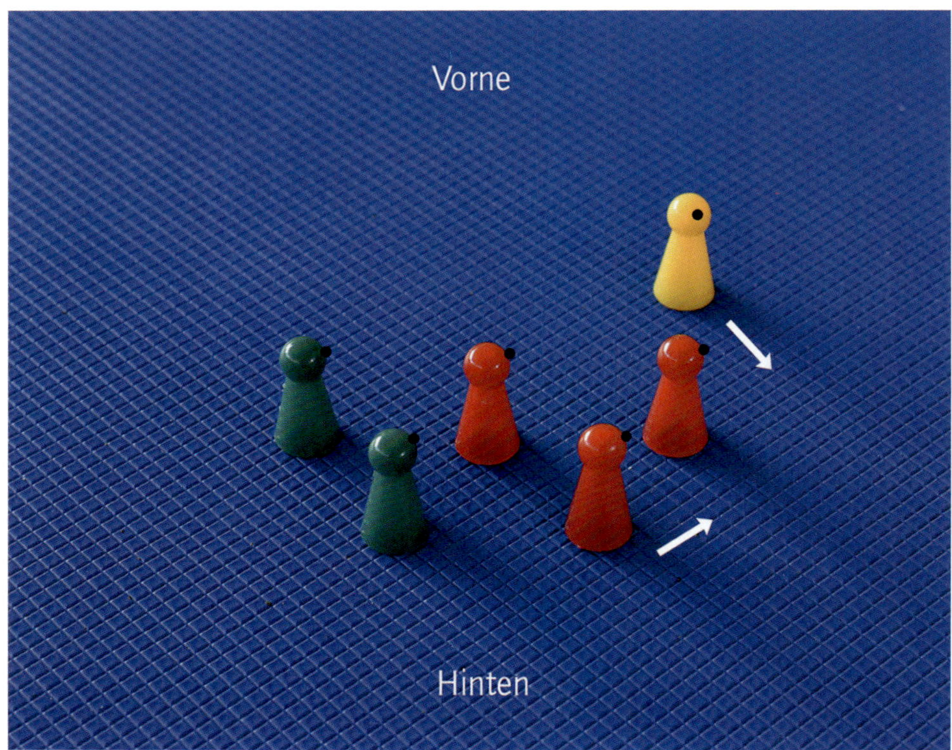

„Diagonale, 90-Grad-Winkel"

Bei sehr großen Gruppen ist es möglich, dass der Trainer nicht alle Teilnehmer sehen kann, die in seinem Rücken stehen. Aus diesem Grunde kann der Trainer sich ganz spiegelbildlich zur Gruppe aufstellen und schaut von der Ecke direkt zu den Teilnehmern hin. Gerade, wenn die Verweildauer an diesem Ort länger ist, zum Beispiel in der Erarbeitungsphase, bietet sich diese Variante der Trainerpositionierung an.

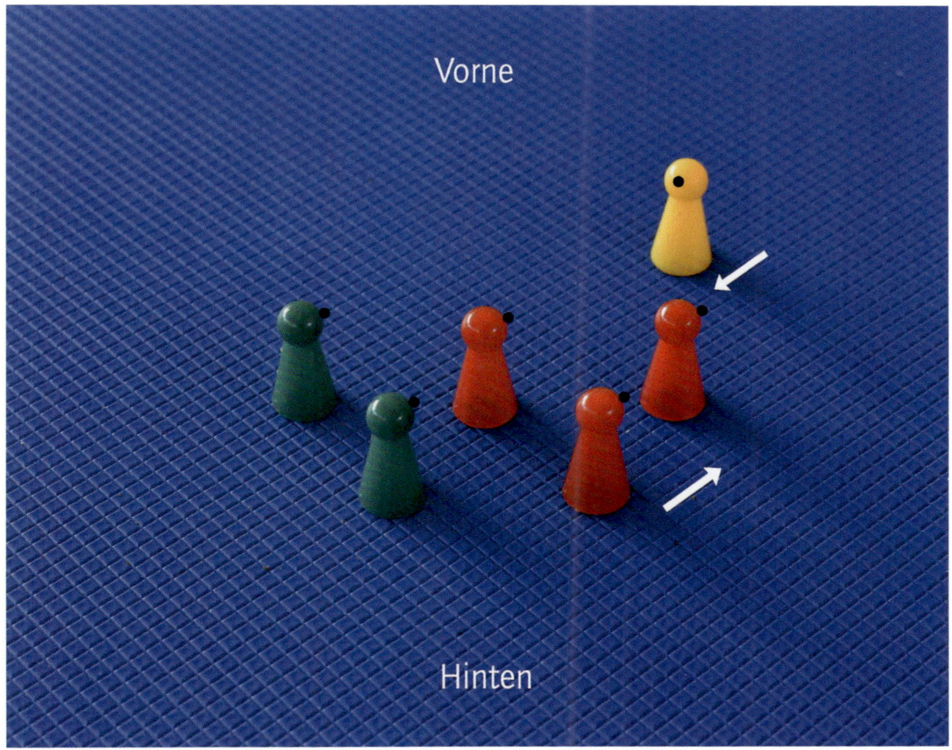

„Diagonale, komplett zur Gruppe gedreht"

Das spiegelbildliche Arbeiten ist aus der motivationalen Sicht und ebenso aus funktionaler Sicht wichtig! Das Mitgehen des Trainers bei einem Frontwechsel der Gruppe innerhalb einer Choreografie oder einer Schrittfolge erhöht den gruppendynamischen Prozess und bringt eine mitreißende Dynamik in das Trainerverhalten hinein. Durch den Frontwechsel stehen Teilnehmer „plötzlich" vorne, die vorher an der Seite standen und der Trainer kann einen intensiveren Kontakt zu ihnen aufbauen.

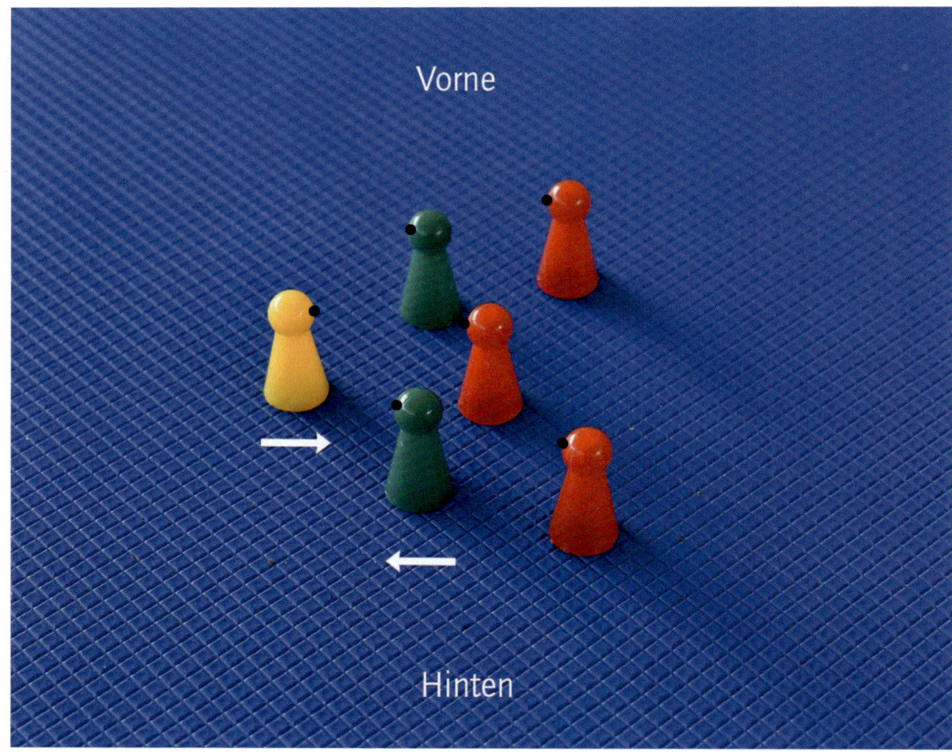

„Frontwechsel"

Im weiteren Verlauf der Stunde könnte der Trainer ein Teil der Gruppe werden und aus seiner Rolle als Vorbild sowie des Lehrers hinaustreten, indem er sich „unter die Trainierenden mischt". Diese Positionierung nennt sich **„Breakout"**.

In dieser Position bleibt er mit dem verbalen wie nonverbalen Cueing dennoch aktiv in der Gruppenführung und nutzt die freiwerdenden Ressourcen für eine noch stärkere Kommunikation und Motivation der Gruppe. Voraussetzung für das Gelingen des „Breakouts" ist, dass die Gruppe in den Bewegungen sicher ist und sie alleine ausführen kann.

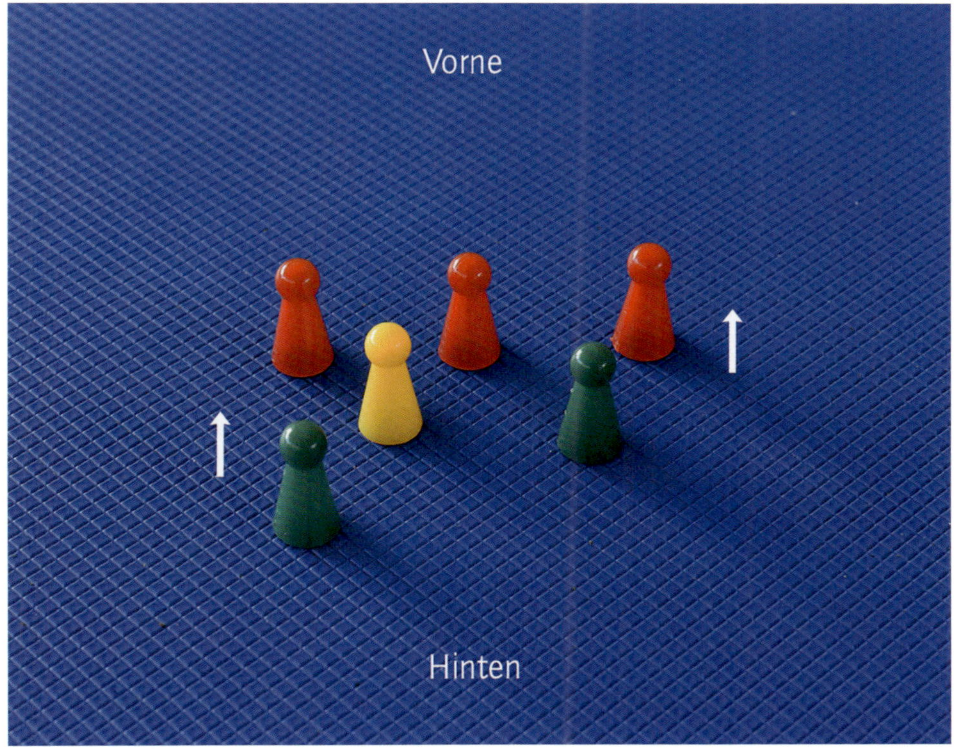

„Breakout"

Das „Breakout" kann am Ende einer Choreografie eingesetzt werden oder zwischendurch, wenn kleine Schrittfolgen mehrfach hintereinander durchgeführt werden. Die genannten Trainer- und Gruppenpositionen werden häufig in der Aerobic und Step-Aerobic angewendet.

Wobei zum Beispiel der „Kreis" ebenso Potenzial für die Anwendung in der Workout-Phase hat. Die klassische Aufstellung in der Workout-Stunde oder Workout-Phase ist die geteilte Gruppe mit Blick zur Mitte, somit in Richtung des Trainers. Die Blickrichtung stellt sicher, dass alle Trainierenden das Vormachen des Trainers gut sehen können.

Dieser platziert sich dafür in manchen Übungen sogar seitlich zu den Teilnehmern, damit die entscheidenden Merkmale einer Bewegung oder Übung erkennbar sind: Wirbelsäulenschwingung, Stellung des Knies, Positionierung des Fußes. Der Trainer ermuntert die Gruppe, es ihm gleichzutun, sodass die Teilnehmer sich im Spiegel sehen und ggf. korrigieren können. Der Spiegel stellt eine Ergänzung zur Förderung der Innenansicht dar.

Wenn der Raum optisch in zwei Hälften geteilt worden ist, kann der Trainer die Teilnehmer für die einzelnen Übungen leichter ausrichten. So legen sich alle Teilnehmer bei einer Übung in Rückenlage mit dem Kopf nach außen und bei einer Übung in Bauchlage mit dem Kopf zur Mitte auf die Matte, um wiederum die bestmögliche Sicht auf den Trainer zu erlangen.

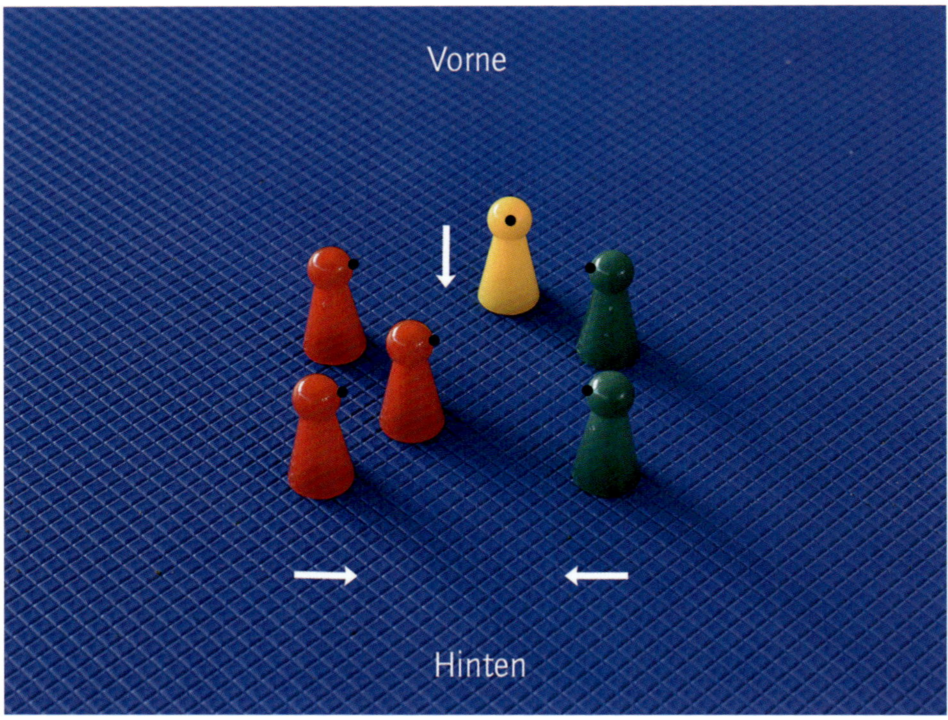

„Workout"

Die seitliche Demonstration wendet der Trainer ab und an auch im Cardio-Training an. So kann die Ausführung des Schrittmusters Squat in der Seitansicht mehr Klarheit für die Teilnehmer bringen, wie das Schrittmuster richtig ausgeführt wird. Beim Schrittmuster Grapevine bietet sich die seitliche Stellung des Trainers zur Demonstration des Vor- und Rückgehens an.

Je nach Choreografieverlauf kann die Positionierung „Workout" in der Aerobic- oder Step-Aerobic-Stunde für eine schöne Abwechslung sorgen; die Teilnehmer zudem koordinativ herausfordern.

In diesem Fall kann der Trainer entweder weiterhin vorne stehen und beim ersten Durchlauf die eine und beim nächsten Durchlauf die andere Gruppe verbal begleiten und er kann sich zu einer Gruppenhälfte gesellen, mitmachen und danach die andere Hälfte durch sein Mitmachen unterstützen: „Breakout", etwas anders.

Der Einsatz von unterschiedlichen Gruppen- und Trainerpositionen belebt die Groupfitness-Stunde.

7.7 MISCHFORMEN AEROBIC UND STEP-AEROBIC

Unter **Mischformen** versteht man Schrittfolgen, welche sich aus einem Aerobic- und einem Step-Aerobic-Schrittmuster zusammensetzen.

Ein Beispiel aus der Step-Aerobic für die Cardio-Phase einer Stunde: 1 Step Knee Lift & March Travel und 4 Cha-Cha-Chas um den Step herum. Das erste Schrittmuster wird unter Einbezug des Steps durchgeführt. Das zweite Schrittmuster stammt aus der Schrittfamilie March (Aerobic) und findet am Boden statt. In der Erarbeitungsphase sollte auf den Erhalt der Intensität achtgegeben werden. Dies gelingt dem Trainer unter anderem mit einem leichten Holding Pattern Removal während der Reduktion und Einführung der Richtung.

Mischformen lassen eine noch größere Vielfalt an möglichen Schrittfolgen in der Arbeit mit dem Gerät „Step" entstehen, da der Boden um das Step-Gerät herum mit eingesetzt werden kann. Wird zum Schrittmuster V-Step das Schrittmuster Reverse V-Step (Aerobic) hinzugefügt, entsteht wieder eine Mischform: Der V-Step wird unter Einbezug des Steps („hoch-hoch-tief-tief") und des Reverse V-Steps („rück-rück-vor-vor") unten am Boden durchgeführt.

In diesen zwei Beispielen wird das Aerobic-Schrittmuster hinter das Step-Aerobic-Schrittmuster gehängt. Denkbar ist, dass Aerobic-Schrittmuster in die Mitte eines Step-Aerobic-Schrittmusters zu setzen, wie das nächste Beispiel zeigt:

Beats	Verwendete Schrittmuster
8	2 Basic Steps werden zu ↓
8	„Hoch-hoch" des Basic Steps bleibt + 4 Marchs on the Top & March ↓
	Die „4 Marchs" werden zum Schrittmuster Lunge back (Aerobic) ↓
8	„Hoch-hoch" des Basic Steps bleibt + 2 Lunges back (nach unten) & March

Das Schrittmuster Lunge back wird in das Schrittmuster Basic Step eingeschoben. Zum Einschub eignen sich auch andere Schrittmuster aus der Aerobic, wie zum Beispiel Pendulum oder Speedy.

Die Schrittmuster Step Knee Lift & March und Step Knee Lift Repeater 3 & March finden in der Aerobic-Einheit ab und an ihre Verwendung. Die Ausführung erfolgt dann entweder nach vorne oder in die Diagonale.

Die Aufgabe des Trainers ist es, den Step-Aerobic-Schritt gut in die Aerobic-Schrittfolge einzubinden, indem er zum Beispiel aus dem bekannten Aerobic-Schrittmuster Step Knee Lift mit dem Schrittmuster March Stück für Stück das neuen Schrittmuster aus der Step-Aerobic Step Knee Lift & March entwickelt. Der Trainer kann nicht voraussetzen, dass seine Teilnehmer den Step-Aerobic-Schritt kennen und wissen, wie seine Ausführung geht. Es braucht wieder einmal Breakdown und Teaching Progression.

Mischformen bieten dem erfahrenen Trainer die Möglichkeit, sein Maß an Kreativität zu steigern. Dem neuen Groupfitness-Trainer ist erst einmal die Orientierung an den Schrittfamilien der Aerobic und Step-Aerobic und deren Verwendung in „Aerobic zu Aerobic" und „Step-Aerobic zu Step-Aerobic" zu empfehlen.

Wie in den vorangegangenen Kapiteln deutlich wurde, bieten alleine die Schrittfamilien, die Armbewegungen, Impact, Tempo usw. viele Variationsmöglichkeiten. Ihre Vermittlung stellt den Trainer vor genügend Aufgaben, wie zum Beispiel die Motivation und die Kommunikation, die mit Freude bewältigt werden dürfen.

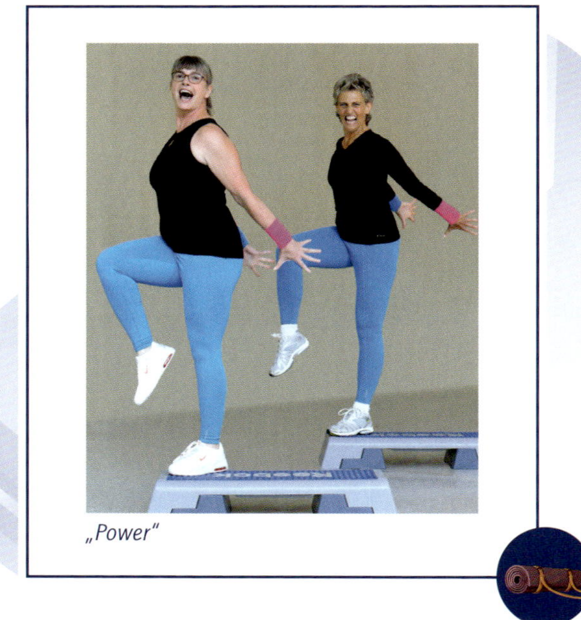

„Power"

8 TRAININGSLEHRE KOMPAKT

In der Trainingswissenschaft ist ein Strukturmodell verbreitet, dass über die fünf Hauptbeanspruchungsformen Ausdauer, Kraft, Schnelligkeit, Beweglichkeit und koordinative Fähigkeiten (Koordination), die Voraussetzungen für das Erbringen von körperlicher und sportlicher Leistung darstellt.

„Sie lassen sich in vereinfachter Form in konditionelle und koordinative Fähigkeiten unterteilen. Dabei beruhen die konditionellen Eigenschaften vor allem auf energetischen Prozessen, die koordinativen überwiegend auf zentralnervösen Steuer- und Regelungsprozessen" (Weineck, 2009, S. 137).

Das Groupfitness-Training legt die Trainingsschwerpunkte vorrangig auf folgende Grundkomponenten Ausdauer, Kraft, Koordination und Beweglichkeit. In diesem Kapitel konzentrieren wir uns auf die Trainingsschwerpunkte Herz-Kreislauf-Training (Ausdauertraining), Krafttraining und Aspekte des Trainings aus dem Bereich der Beweglichkeit.

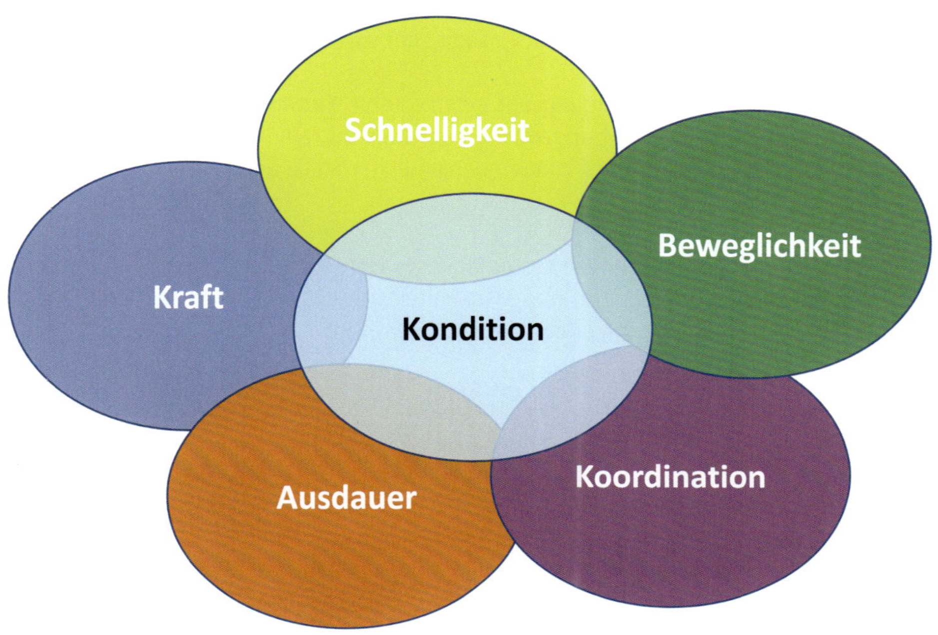

Die fünf Hauptbeanspruchungsformen der Kondition

8.1 HERZ-KREISLAUF-TRAINING

Ein wichtiger Bestandteil der Groupfitness-Stunde ist das Training des Herz-Kreislauf-Systems. Die gewählte Schreibweise oben deutet auf verschiedene Parameter hin, die durch ein Training verbessert werden können: das Herz und seine Leistungsfähigkeit sowie die Fähigkeit des Gefäßsystems, elastisch zu bleiben und eine gute Blutumverteilung bis in die Peripherie (Transport) zu gewährleisten (Blutgefäße). Das Wort „Training" steht für die Möglichkeit, positiven Einfluss auf die Gesamtheit des Herz-Kreislauf-Systems nehmen zu können.

Die wichtigsten **Aufgaben des Herz-Kreislauf-Systems** bestehen aus:

a) der Versorgung der Zellen mit Sauerstoff (mit Hämoglobin) und Nährstoffen (Proteine, Vitamine, Mineralstoffe, Kohlenhydrate, Fette);
b) dem Abtransport der Stoffwechselendprodukte (Kohlendioxid, Milchsäure);
c) dem Austausch von Botenstoffen zur Informationsübertragung (z. B. Hormone, Neurotransmitter) und
d) dem Wärmeaustausch sowie
e) der Immunabwehr.

Das Herz-Kreislauf-System ist demnach ein wichtiges Transportsystem und für die Leistungsfähigkeit sowie die Gesundheit insgesamt sehr wichtig.

Obwohl die medizinische Versorgung auf einem guten Niveau ist und das Bewusstsein der Bevölkerung für Gesundheit angestiegen ist, stehen Krankheiten des Herz-Kreislauf-Systems in 2020 mit 34,3 Prozent immer noch an erster Stelle der Todesursachen (Destatis Statistisches Bundesamt).

Ein Grund mehr für den Trainer, ein systematisches Herz-Kreislauf-Training in die Groupfitness-Stunde zu integrieren. Zur Wissenserweiterung wird als Erstes ein Blick auf die unterschiedlichen Ausprägungen der Ausdauer geworfen:

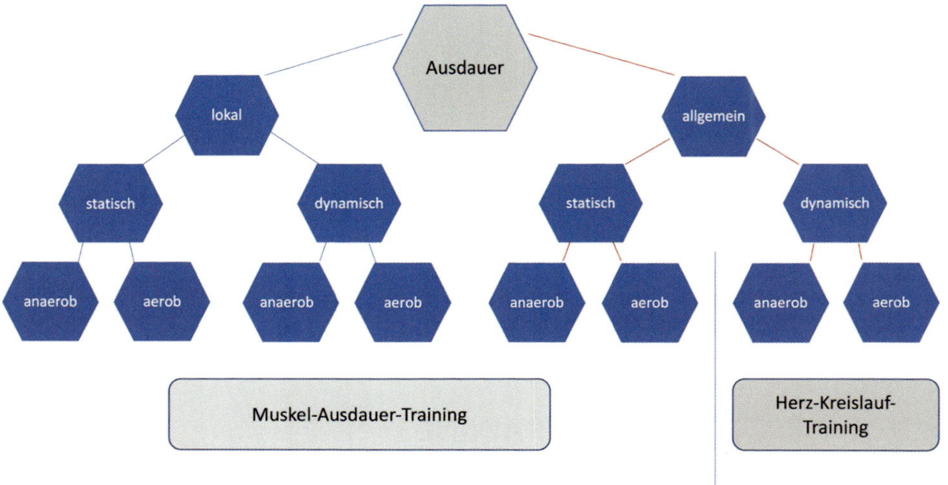

Ausprägungen der Ausdauer

Eine **Definition der Ausdauer** lautet: „Ausdauer ist eine konditionelle Fähigkeit, deren erreichbares Niveau anlage- und größtenteils trainingsbedingt ist. Sie ist eine komplexe Fähigkeit, bei der Bewegungsökonomie, Kraft und Schnelligkeit sowie Durchhaltevermögen zusammenspielen" (Slomka et al., 2015).

Die **allgemeine Ausdauer** wird trainiert, wenn mehr als ein Siebtel bis ein Sechstel der gesamten Skelettmuskulatur in Bewegung ist. Die **lokale Ausdauer** immer dann, wenn weniger als ein Sechstel der Skelettmuskulatur in Bewegung ist.

Wenn in der Groupfitness-Stunde Ganzkörperbewegungen durchgeführt werden, wie zum Beispiel das Schrittmuster Step Leg Lift side & March oder das Schrittmuster Mambo, ist ein Siebtel bis ein Sechstel der Skelettmuskulatur aktiv. Alleine die Dynamik der Bein- und Gesäßmuskulatur reicht aus, um die allgemeine Ausdauer zu trainieren (dynamische Ausdauer).

Es kann die anaerobe oder die aerobe Ausdauerleistung trainiert werden. **Anaerob** steht für die Energiebereitstellung ohne Nutzung von Sauerstoff und **aerob** heißt, dass die Energiebereitstellung unter Einsatz von Sauerstoff stattfindet.

Die Basis aller Ausdauerprägungen ist die **Grundlagenausdauer**: allgemeine, aerobe Ausdauer. Erst durch eine gute Ausprägung im Bereich Grundlagenausdauer können andere Bereiche der Ausdauer, die Kraftausdauer, die anaerobe Ausdauer sowie die Schnelligkeitsausdauer, weiterentwickelt und stark ausgeprägt werden.

Die Grundlagenausdauer ist wie ein großer, alter Baum, dessen Stamm kräftig mit großem Umfang (gut ausgebildete Grundlagenausdauer) jedem Sturm trotzt. Die große Baumkrone mit vielen starken Ästen stellt die speziellen Ausdauerprägungen dar. Ein junger Baum, mit dünnem Stamm (geringe Grundlagenausdauer), trägt nur eine kleine Baumkrone mit sehr dünnen, zarten Ästen, da eine große Baumkrone zum Umstürzen des Baums führen würde.

Die Grundlagenausdauer teilt man in zwei Bereiche ein: **Grundlagenausdauer 1** (GA 1) und **Grundlagenausdauer 2** (GA 2). Die Grundlagenausdauer 1 findet in dem Bereich statt, in dem der Trainierende sich unterhalten kann und die Atmung ruhig ist. Dies ist bei circa 65-75 Prozent der maximalen Leistungsfähigkeit der Fall (von der VO_2max oder der Herzfrequenz abgeleitet). Die Intensität kann als locker bis wenig intensiv beschrieben werden; die Trainingsdauer ist lang (1-3 Stunden).

Ein Training in der **Grundlagenausdauer 1** ist wichtig für die Entwicklung und Stabilisierung der Grundlagenausdauer überhaupt und kann mit der **extensiven Dauermethode**, also einer konstanten Beanspruchung im aeroben Bereich, in der Aerobic und Step-Aerobic gesteigert werden.

Der Belastungsbereich der **Grundlagenausdauer 2** liegt bei circa 75-85 Prozent der maximalen Leistungsfähigkeit (von der VO_2max oder der Herzfrequenz abgeleitet) und geht mit einer gesteigerten Intensität einher, bei welcher der Atem spürbar intensiver wird. Das Sprechen ist immer noch möglich, doch in kürzeren, prägnanteren Sätzen.

Mit dem Training der Grundlagenausdauer 2 gelingt eine Weiterentwicklung der Grundlagenausdauerfähigkeit, bezogen auf das Intensitätsniveau. Die möglichen Trainingsformen sind die extensive Intervallmethode und die **intensive Dauermethode**, wie sie im Aerobic- und Step-Aerobic-Training ebenso ihre Anwendung finden kann.

Im Vergleich zur Grundlagenausdauer 1 trainiert man die Grundlagenausdauer 2 in kürzeren und intensiveren Einheiten von 30-60 Minuten oder an der unteren Schwelle bis zu zwei Stunden.

Wissenswertes

In der sportmedizinischen Literatur finden sich im Zusammenhang mit der Grundlagenausdauer 1 und 2 leichte Abweichungen in den genannten Prozentangaben von bis zu fünf Prozent plus oder minus der oben genannten Werte.

Ein Versuch, diese kleinen Unterschiede zu erklären, lautet: Da es keine wirklich genau erkennbaren Grenzen im Trainingsprozess gibt, Übergänge von dem einen zum anderen Bereich fließend sind – zumindest in dem an Laien orientierten Training der Groupfitness – und demnach verschiedene Forschungsergebnisse vorliegen, kommt es zu unterschiedlichen Aussagen.

8.1.1 Welche Wirkungen hat das Ausdauertraining auf den Körper?

- **Verbesserung der Kapillarisierung:** Die Fläche der im Körper vorkommenden Kapillaren beträgt ungefähr zwei Tennisplätze. Durch Ausdauertraining wächst ihr Querschnitt und die Kapillaröffnung wird verstärkt. Ebenso können neue Kapillare gebildet werden: durch die sogenannte *Aussprossung* (Angiogenese) (Erenler, 2009) sowie aus sogenannten *endothelialen Vorläuferzellen* (postnatale Vaskulogenese Asahara et al., 1999 in Velthaus, 2016). Durch verschiedene Anpassungen entsteht ein verbessertes Austauschsystem von Stoffwechselprodukten (in der Muskulatur).
- **Ökonomisierung der Herzarbeit:** Die Herzfrequenz in Ruhe und unter Belastung wird reduziert sowie die Blutmenge pro Zeiteinheit, die in das Blutgefäßsystem gelangt, wird erhöht. Man spricht hier vom Herzminutenvolumen. Durch die Hypertrophie des Herzmuskels (Querschnittwachstum) steigert sich seine Arbeitsleistung.
- **Erhöhung des Blutvolumens:** Im Blut befinden sich Puffersysteme, deren Aufgabe es ist, einer Übersäuerung des Körpers entgegenzuwirken. Durch Ausdauertraining vermehrt sich die Absolutmenge der im Blut befindlichen Puffersysteme, der Säure-Basen-Haushalt wird positiv beeinflusst.
- **Vergrößerung der maximalen aeroben Kapazität:** Die maximale Sauerstoffaufnahme pro Zeiteinheit ist eine Standardmessgröße der aeroben Leistungsfähigkeit. Durch die Verbesserung der Sauerstoffaufnahme (Atmungssystem) und des Transports hin zur Muskelzelle (Herz-Kreislauf-System) kommt der Trainierende weniger schnell außer Atem, kann seine Leistung steigern.
- **Verbesserung der aeroben Energiegewinnung:** Die Kraftwerke des Körpers (Zelle), die Mitochondrien, sind Ort der aeroben Energiegewinnung. Die Mitochondrien werden durch Training größer und ihre Anzahl wird gesteigert. Ein Training ohne „Schnaufen" wird länger und intensiver möglich.

Im Allgemeinen erlangt man mit dem Herz-Kreislauf-Training folgende Vorteile: Erhöhung der Belastungsverträglichkeit, Erhöhung der Belastbarkeit, Ausbildung einer guten Regenerationsfähigkeit sowie Ermüdungswiderstandsfähigkeit, Kompensation von Stressoren und damit Entwicklung und Aufrechterhaltung eines guten Gesundheitszustandes.

Wie erlangt der Körper seine Energie für die Bewegung in einer Cardio-Trainingseinheit, bzw. „die Bewegungsenergie" überhaupt?

8.1.2 Energiegewinnung

Damit der Mensch sich bewegen kann, benötigt er genügend **Adenosintriphosphat**, kurz ATP. Diese energiereiche Verbindung wird bei der Muskelkontraktion gespalten (Adenosindiphosphat + P + Energie) und die freiwerdende Energie für die Bewegung genutzt. Der Körper „beherbergt" verschiedene Energiespeicher und Brennstoffe, die schneller oder langsamer, mehr oder weniger, mit oder ohne Einbezug von Sauerstoff Energie bereitstellen können.

Es beginnt in den Muskelzellen. In ihnen ist ein kleiner Vorrat an Adenosintriphosphat und damit der „Bewegungsenergie" gespeichert. Es ist direkt am Ort des Geschehens vorhanden und somit schnell verfügbar. Durch die Abspaltung einer Phosphatgruppe vom ATP wird die gespeicherte Energie für Bewegung zur Verfügung gestellt.

Das entstandene Adenosindiphosphat kann mithilfe vom kleinen Speicher **Kreatinphosphat** – welches in der Leber, Pankreas und in den Nieren gebildet wird – durch Abspaltung des Phosphatrestes neues ATP bilden (Resynthese: ATP + Kreatin). ATP und KP erreichen zusammen eine Arbeitsdauer von circa 6-8 Sekunden, bei sehr gut Trainierten circa 15-20 Sekunden.

Die Wiederherstellung des ATP verlangt nach Energie. Diese wird durch die biochemische Spaltung der als **Brennstoffe** fungierenden Nährstoffe Kohlenhydrate (Glykogen/Zucker), Fette (Triglyzeride) und Eiweiße bereitgestellt. Letztere spielen unter „normalen" Bedingungen keine Rolle; erst bei sehr intensiver Arbeit „greift" der Körper auf die Eiweißenergie (Notreserve) zurück.

Im Gegensatz zur anaeroben Spaltung des ATP und KP kann die Energiegewinnung aus Kohlenhydraten mit (aerob) und ohne Sauerstoffverbrauch (anaerob) erfolgen. Fette werden ausschließlich über den aeroben Stoffwechselweg verbrannt. Die Speichergröße der **anaeroben Glykolyse** (Kohlenhydrate/Glykogen) liefert relativ schnell für circa 40 Sekunden Belastung „die Bewegungsenergie".

Als Abfallprodukt des anaeroben Kohlenhydratstoffwechsels fällt Milchsäure (Laktat) an, sodass es zur Muskelermüdung kommt, je höher der Anteil an der Energiegewinnung ist. Eine hohe Laktatansammlung (temporär) macht sich durch ein „Nicht-weitermachen-Können" und „schwere Beine" bemerkbar.

Mit der **aeroben Glykolyse** (Glykogen (Speicherform der Glukose)) greift der Körper auf eine große Speichergröße zurück, welche es erlaubt, 1-6 Stunden in Bewegung zu sein (intensitätsabhängig). Die Energiegewinnung findet hier nicht mehr im Sarkoplasma, sondern in den Mitochondrien statt und ist relativ langsam. Das heißt, dass die Geschwindigkeit der unterschiedlichen Reaktionsschritte bis hin zur ATP-Bildung und die pro Zeiteinheit zur Verfügung gestellte ATP-Menge hier eine recht langsame Durchflussrate bedingen.

Kreatinphosphat hat hingegen eine sehr schnelle und die anaerobe Glykolyse eine recht schnelle Durchflussrate, jedoch die erlangte Energie dieser zwei Speichergrößen ist geringer bis viel geringer als die der aeroben Glykolyse.

Als nächste und sehr große Speichergröße kommt der **Fettstoffwechsel** zum Tragen, der aus der größten Speichergröße schöpfen kann, die es möglich macht, 14 Tage lang am Stück das Schrittmuster Step Touch durchzuführen. Die Durchflussrate ist als langsam zu bezeichnen und wird für Bewegungen von niedriger bis mittlerer Intensität herangezogen, während der Kreatinphosphatspeicher sehr schnelle, intensive Intensitäten wie bei Hochsprüngen bedient.

Jede Speichergröße bringt Vorteile für die Energiebereitstellung und so werden sie auch alle gleichzeitig mit mehr oder weniger nennenswertem Anteil an der Energiegewinnung genutzt. Es ergibt sich also ein Mix aus den verschiedenen Möglichkeiten der Energiebereitstellung.

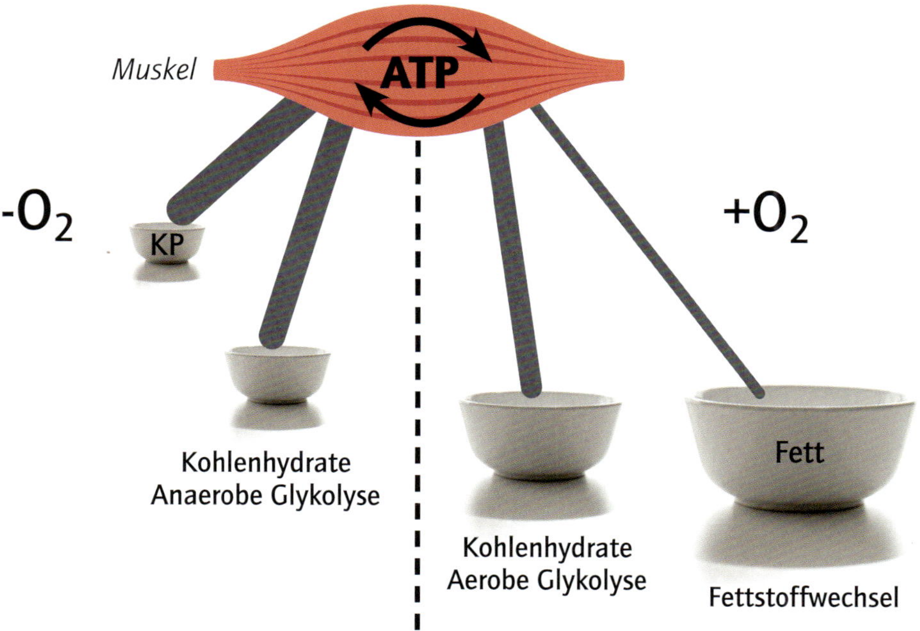

Speichergröße und Durchflussrate der einzelnen Energielieferanten und Energiegewinnungssysteme (modifiziert nach Slomka et. al., 2015 und angelehnt an Trunz & Hamm, 2001)

Die folgende tabellarische Übersicht gibt einen etwas differenzierteren Einblick in die Energiebereitstellung:

Tab.: Energiebereitstellung

	(1) Energiegewinnung durch die Spaltung des Phosphats aus der Verbindung Kreatinphosphat (KP)	(2) Anaerober Kohlenhydratstoffwechsel	(3) Aerober Kohlenhydratstoffwechsel	(4) Fettstoffwechsel
Grundstoff	KP + ADP = ATP + Kreatin	Energiegewinnung aus Kohlenhydraten (Zucker)	Energiegewinnung aus Kohlenhydraten (Zucker)	Energiegewinnung aus Fetten
Ort	Im Sarkoplasma	Im Sarkoplasma	In den Mitochondrien	In den Mitochondrien
Sauerstoff zur Energiegewinnung notwendig?	Nein – anaerob	Nein – anaerob	Ja – aerob	Ja – aerob
Produktion von Stoffwechselnebenprodukten bei der Energiegewinnung	Nein (kaum), die ersten sieben Sekunden alaktazide Phase – keine Laktatproduktion	Produktion von Laktat (Milchsäure): Übersäuerung des Muskels; mit steigender H+-Ionenkonzentration kommt es zur Muskelermüdung. Die Muskeltätigkeit wird reduziert, bis sie ganz eingestellt werden muss.	Nein (Energiestoffproduktion ist gleich dem Verbrauch)	Nein (Energiestoffproduktion ist gleich dem Verbrauch)
Geschwindigkeit der Reaktionsschritte bis zur Energiebereitstellung	Sehr schnell, direkte Abgabe einer freien Phosphatgruppe an das ATP	Relativ schnell	Relativ langsam	Langsam
Mögliche Dauer der Energiegewinnung	Sehr kurz, maximal 20 Sekunden	Maximum bei 45 Sekunden Belastung	Je nach Intensität 1-6 Stunden	Ca. 14 Tage durchgängige Low-Impact-Aerobic
Energieausbeute	1 mol KP = 1 mol ATP	1 mol Glykogen = 3 mol ATP 1 mol Glukose = 2 mol ATP	1 mol Glykose/ Glykogen = 38/39 mol ATP	1 mol Fettsäure = 129 mol ATP

Die Durchflussrate, die Speichergröße sowie die Geschwindigkeit der Bereitstellung „vom Topf zum Muskel" der Energieträger können trainiert werden. So wird im untrainierten Muskel weniger Glykogen als im trainierten Muskel gespeichert. Dies findet ebenso in der Leber seine Anwendung und hat positive Auswirkungen auf den Blutglukosewert. Alles ist miteinander in „Bewegung".

Festzuhalten bleibt: „Die Anpassung des aeroben Energiestoffwechsels an das Training verläuft langsamer als die des anaeroben Stoffwechsels" (Neumann et al., 2013, S. 95).

- Wie kann in der Groupfitness-Stunde ein Gefühl für die gerade stattfindende Belastung gefunden werden?
- Welche Mittel zur Überprüfung der Anstrengung seiner Teilnehmer stehen dem Trainer zur Verfügung?
- Wie kann der Trainer auf die Bedürfnisse seiner heterogenen Gruppe eingehen?

8.1.3 Belastungssteuerung in der Groupfitness

Das subjektive Empfinden abfragen: Der Trainer fragt seine Gruppe, wie angestrengt sich der Teilnehmer fühlt und kann zur einfachen Beantwortung der Frage mit der Gruppe Zeichen vereinbaren: Daumen hoch heißt: „Mir geht es gut, meine Anstrengung ist leicht zu spüren", Daumen in der Mitte heißt: „Mir geht es gut, meine Anstrengung ist deutlich zu spüren." Und Daumen nach unten heißt: „Noch geht es mir gut. Ich bin sehr intensiv angestrengt." Ebenso kann der Trainer mit der Borg-Skala arbeiten, welche er im Workout-Buch von Haberlandt und Holst findet (Haberlandt & Holst, 2017, S. 17).

Level anbieten: Der Trainer gibt seiner Gruppe mindestens zwei Intensitätsvarianten an die Hand. Zum Schrittmuster wird eine Armbewegung hinzugefügt und er formuliert zum Beispiel: „Wähle für dich die passende Alternative mit oder ohne Armbewegung aus." Ebenso kann mit den anderen Instrumenten des „Levelings" zur persönlichen Intensitätssteuerung verfahren werden.

Die Teilnehmer bewusst wahrnehmen:

1. Welche Gesichtsfarbe haben die Teilnehmer: Rosig durchblutet oder hochrot-blass?
2. Wie setzen die Teilnehmer die Technik um: Sind die Bewegungen der Füße kaum mehr klar definiert oder sind die Schritte gezielt eingesetzt (Abrollverhalten)?
3. Welche Dynamik setzen die Trainierenden in ihre Bewegungen?
4. Koordinieren die Teilnehmer die Bewegungen gut?
5. Wie atmen die Teilnehmer; eher schneller und tiefer oder stoßweise und keuchend?

Die Kommunikation anregen: Offene Fragen stellen und auf die Antworten aus der Gruppe warten oder auch die Gruppe untereinander zur Kommunikation anregen: Sollten die Teilnehmer sich zu stark anstrengen (im Bereich mehr als 85 Prozent maximale Leistungsfähigkeit), werden sie „keinen Ton" herausbringen. Befinden sich die Teilnehmer im angestrebten Bereich der Grundlagenausdauer 1 oder 2, werden sie mit dem Trainer in Kommunikation treten können.

Den Puls wahrnehmen: Der Trainer kann sich eine Variante der Pulskontrolle mit Zählung der Pulsschläge am Handgelenk (Palpation) oder am Hals sowie mit Herzfrequenzmessgeräten aussuchen. Zu beachten ist hier, dass sich die Teilnehmer im Training befinden und während der Messung mit der Hand in einer leichten Bewegung befinden sollten, zum Schutz des Herz-Kreislauf-Systems.

Dieses „In-Bewegung-Bleiben" stellt für ungeübte Teilnehmer eine Herausforderung dar, weil sie die Bewegungen der Beine zählen werden oder bei der Arbeit mit Musik den Beat der Musik zählen könnten.

Wenn die Teilnehmer „Lust auf mehr" haben, sie mit Freude bei der Sache sind und ein leichtes Lächeln den Mund umspielt, trotz Anstrengung, weiß der Trainer, dass er seiner Gruppe ein effektives, gesundheitsförderndes Training zur Verfügung stellt.

Hinter dem obigen Aufzählungspunkt „Puls wahrnehmen" steht die Frage, ob man und wie man den **individuellen Trainingspulsbereich** für die Förderung des Fettstoffwechsels oder das Training der Grundlagenausdauer 2 feststellen kann. Eine Basis zur Ermittlung der Trainingsherzfrequenz bildet die Karvonen-Formel:

THF = F x (220 – Alter – Ruhepuls) + Ruhepuls bei Männern

THF = F x (226 – Alter – Ruhepuls) + Ruhepuls bei Frauen

Mit dem Rechenschritt „220 oder 226 minus Ruhepuls" wird die maximale Herzfrequenz errechnet. Mit dem Abzug des Ruhepulses (Puls nach dem Aufwachen am Morgen ohne Wecker) erlangt man die Herzfrequenzreserve. Insgesamt wird diese Zahl mit dem gewünschten Trainingszielbereich („F") von z. B. 75 Prozent der Grundlagenausdauer multipliziert und der Ruhepuls wieder hinzugegeben. Die Trainingsherzfrequenz ist ermittelt.

Von Trainer zu Trainer

Bei der Verwendung der Herzfrequenzformeln ist zu beachten, dass diese trotz Hinzunahme des Ruhepulses und des Alters (wie oben) ein gewisses Maß an Ungenauigkeit beinhalten, da entscheidende Parameter wie die Tagesform, Trainingszustand, Schlafqualität, Diät, Hormone sowie die genetische Disposition keine Berücksichtigung finden. Dennoch stellen sie eine gute Orientierungsmöglichkeit dar, vor allem dann, wenn das subjektive Empfinden mit dem errechneten Wert gekoppelt und eingeordnet wird!

Die elektronische Herzfrequenzmessung bietet hier die Möglichkeit der genaueren Werte durch die Berücksichtigung der Herzfrequenzvariabilität (modellabhängig).

Wie oben in der Aufzählung erwähnt, ist es wichtig, **unterschiedliche Level** für das Training mit heterogenen Gruppen wie in der Groupfitness anzubieten, damit jeder Teilnehmer die Chance auf ein gesundheitsförderndes und die Ausdauer förderndes Training erhalten kann. Des Trainers Aufgabe ist es,

- die Erläuterung der verschiedenen Steuerungsmöglichkeiten vor Stundenbeginn zu geben;
- während der Stunde konsequent an die Steuerungsmöglichkeiten zu erinnern und
- die Mittel zur Intensitätssteuerung einzusetzen.

Mittel zur Intensitätssteuerung in der Groupfitness

In Anlehnung an Harvey et al. (2008) erläutert die nächste Aufzählung die Wirksamkeit der **Mittel zur Intensitätssteuerung**:

1. Je klarer die **Technik**, desto größer ist die Muskelspannung, desto höher ist die Intensität.
2. Gegen die Erdanziehungskraft muss der Körper**schwerpunkt** aktiv wieder gehoben werden.
3. In die Flugphase (High **Impact**) zu gelangen und die hohe Aufpralllast mit guter Technik „abzumildern", erfordert eine große Muskelspannung.
4. Je größer die Bewegungsweite **(Amplitude)** der Schritt- und Armbewegungen ist, desto größer ist die Anstrengung. Dies ist meist mit anderen Steuerungselementen gepaart.
5. Mit zunehmender **Hebellänge** steigert sich die zu leistende Muskelkraft und Muskelspannung.
6. Ein gesteigertes **Tempo** innerhalb einer Zeiteinheit erhöht die Intensität. Damit einher gehend, sorgt der neue Impact zusätzlich für mehr Intensität.

7. Je mehr ein Schrittmuster den **Raum** einbezieht, desto größer wird der Einsatz der insgesamt eingesetzten Steuerungsmittel (Amplitude, Spannung, Muskelmasse).
8. Um den arbeitenden Muskelanteil zu erhöhen, werden Armbewegungen eingesetzt.

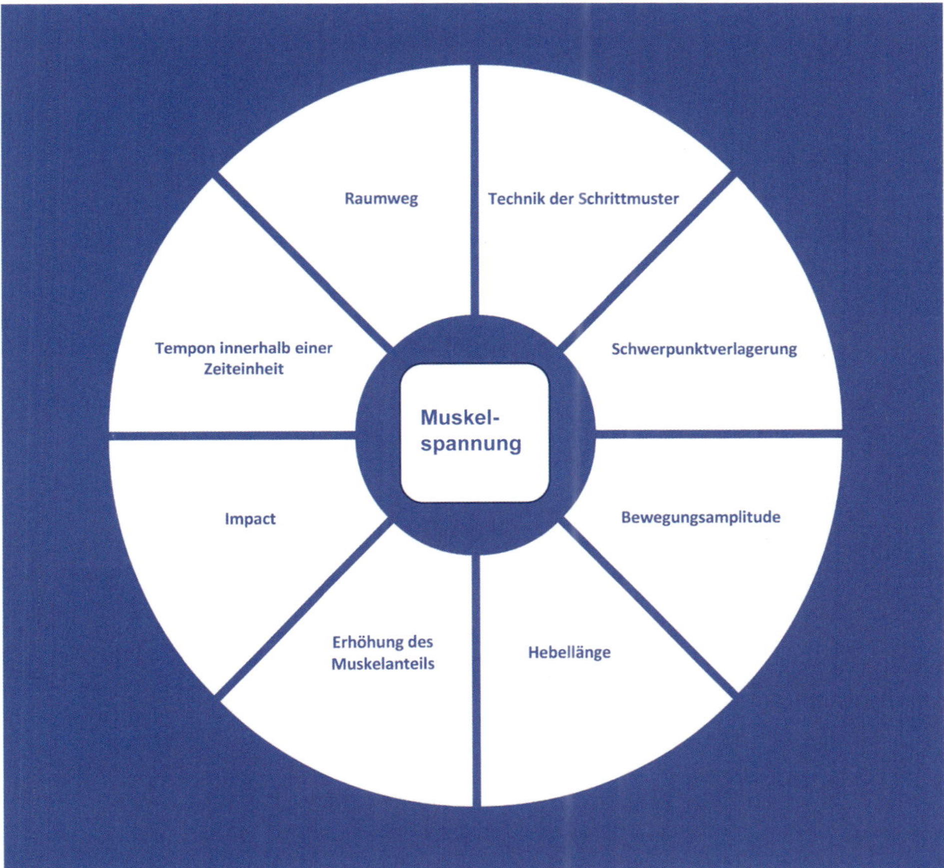

Mittel zur Intensitätssteuerung

Grundsätzlich nimmt die Veränderung der Muskelspannung sowie der eingesetzte Muskelanteil Einfluss auf die Intensität. Ebenso nimmt die **Schrittauswahl** Einfluss auf die zugrunde gelegte Intensität der Stunde, des Stundenabschnitts: Ein March ist weniger anstrengend als ein V-Step und ein Step Knee Lift & March ist weniger intensiv als ein Step Knee Lift Repeater & March.

Eine Veränderung der **Musikgeschwindigkeit** zum schnelleren Tempo hat nur eine Verstärkung der Intensität zur Folge, wenn die Ausführung der Technik auf hohem Niveau bleibt, die Schrittgröße beibehalten wird und eben die Körperspannung aufrechterhalten wird!

8.1.4 Ausdauertrainingsmethoden in der Groupfitness

Die Dauermethode

Im Einsatz der Dauermethode bleibt die Belastung für das Herz-Kreislauf-System kontinuierlich, ohne eine Pause zu erhalten. Es steht die **Verbesserung der aeroben Kapazität** im Vordergrund; damit geht die Energiegewinnung vornehmlich aus dem Fettstoffwechsel und/oder dem aeroben Kohlenhydratstoffwechsel einher.

Die Belastungsdauer reicht von mehr als 15 Minuten bis mehrere Stunden **(Belastungsdauer)** und nimmt einen sehr großen **Belastungsumfang** in kauf. Es findet ein Üben **ohne Pause** statt.

Diese Methode wird häufig in der Cardio-Phase angewendet und bietet den Vorteil des „Steady States" (Gleichgewicht zwischen Energieverbrauch und Energiebereitstellung, vgl. Kap. 7). Je länger im „Steady State" trainiert wird, desto größer ist der Trainingsanreiz zur Adaption für den Körper.

„Eine sanfte Low-Impact-Stunde mit geringen Belastungsintensitäten bedeutet für Einsteiger einen schönen Einstieg in die aerobicspezifischen Belastungen, das Anlegen einer gut ausgeprägten Grundlagenausdauer und die Erhöhung der Energiebereitstellung über den Fettstoffwechsel" (Slomka et al., 2015).

Die Intervallmethode

In der Intervallmethode findet ein geplanter Wechsel zwischen Belastung und aktiver Pause statt. Es steht die **Verbesserung der Energiegewinnung aus den Kohlenhydratspeichern** im Vordergrund:

a) mit anaerober Energiebereitstellung und dem Ziel der Verbesserung der Laktattoleranz und der anaeroben Glykolyse (intensives Intervalltraining);
b) mit aerober Energiebereitstellung und den Zielen der Steigerung der Durchflussrate, Speichergröße und Rekrutierung der aeroben Glykolyse und
c) das Anheben des sogenannten *Schwellenbereichs* zwischen aerober und anaerober Energiebereitstellung zugunsten der aeroben Glykolyse.

Extensive Intervallmethode

Die Belastungsdauer geht bei den Mittelzeitintervallen (MZI) von 1-8 Minuten und bei den Langzeitintervallen (LZI) von 8-15 Minuten; der Belastungsumfang ist groß und die Belastungsintensität geht bis maximal 75 Prozent der maximalen Herzfrequenz.

Es findet ein Training mit **aktiven Pausen** in der Länge von 3-5 Minuten statt, in denen leichte Ganzkörperbewegungen bis zum Erreichen einer Herzfrequenz von 120-140 Schlägen in der Minute ausgeführt werden. Man spricht von der **lohnenden Pause**.

Die Pause wird aufgrund des Trainingsziels der Aerobic- und Step-Aerobic-Stunde (Grundlagenausdauer) in dieser Länge empfohlen, wenn auch in der Trainingslehre eine kürzere Pausengestaltung bekannt ist.

Intensive Intervallmethode

Die Belastungsdauer geht bei den Kurzzeitintervallen (KZI) von 15-60 Sekunden, bei den Mittelzeitintervallen (MZI) von 1-8 Minuten und bei den Langzeitintervallen (LZI) von 8-15 Minuten; der Belastungsumfang ist kleiner und die Belastungsintensität geht bis maximal 85 Prozent der maximalen Herzfrequenz. Wie bei der extensiven Intervallmethode wird mit der **lohnenden Pause** gearbeitet.

Von Trainer zu Trainer

In der **lohnenden Pause** soll der überwiegende Teil der Erholung des Sportlers abgeschlossen sein, die Erholung bleibt unvollständig und es wird mit leichten Ganzkörperbewegungen wie March, Easy Walk oder Basic Step gearbeitet. Ausschütteln, die Muskulatur lockern, durchbluten – damit der Körper für die folgende Belastungsphase neue Energie gewinnen kann.

Im ersten Drittel der lohnenden Pause findet die größtmögliche Erholung mit circa 66 Prozent statt. Es gibt verschiedene „Faustregeln", um die Länge der lohnenden Pause zu bestimmen: Die Pause soll 50 Prozent der Belastungszeit entsprechen oder auch die „Ein-Drittel-" und „Ein-halb-Regel".

Der Groupfitness-Trainer kann zudem seine Teilnehmer fragen, wie erholt sie sich fühlen und daraufhin seine Erfahrung in jeder Gruppe stärken und für die Gruppenmitglieder anpassen. Durch **die Heterogenität der Gruppe** wird es generell schwierig sein, eine Pausenzeit zu finden, die für alle Gültigkeit hat. Im Training mit Anfängern sollte ein intensives Intervalltraining nur unter Einhaltung von längeren Pausen Anwendung finden!

Sonderformen

In den letzten Jahren ist die Trainingsmethode **H.I.I.T.** (High Intensity Intervall Training) mit Begeisterung in der Fitness-Szene aufgenommen worden. Das „High" steht für eine hohe Belastungsintensität von über 85 Prozent bis zu 95 Prozent HF_{max}, in einer Trainingszeit von 20-30 Minuten. Kurze Intervalle von Übungen zwischen circa 20 bis circa 60 Sekunden wechseln sich mit Pausen ab (circa dreifache Länge der Belastungszeit).

Da sich der Trainierende bis an seine Grenze ausbelastet (Training über der anaeroben Schwelle), wird die Pause ohne große Bewegungen verbracht. Eine weitere, wenn auch moderate Belastung, wie bei den extensiven oder intensiven Intervallmethoden oben, ist nicht möglich.

Noch nicht ganz so bekannt ist der Begriff **L.I.I.T.**, hinter dem sich das Low Intensity Intervall Training verbirgt. Das „Low" steht für eine geringere Belastungsintensität von 65 Prozent bis zu 85 Prozent bei einem Zeitumfang von 40-60 Minuten. Das L.I.I.T. ist gerade für Einsteiger und für Senioren (an der unteren Belastungsgrenze) oder Wiedereinsteiger gut geeignet und belastet den Körper viel moderater als das H.I.I.T.!

L.I.I.T. kann als aktive Regeneration für fortgeschrittene Sportler genutzt werden. L.I.I.T. ist quasi das Joggen und H.I.I.T der Sprint. Ebenso werden hier 4 x 3-Intervalle mit einer Pause zwischen den einzelnen Belastungsphasen durchlaufen.

„Es gibt ein weit verbreitetes Missverständnis, dass Training intensiv sein muss, um effektiv zu sein. Eine in den Annals of Internal Medicine veröffentlichte Studie zeigt jedoch, dass LIIT und HIIT einen ähnlichen Effekt auf die Gewichtsabnahme haben. Forscher der School of Kinesiology and Health Studies der Queen's University in Kingston, Ontario, beobachteten unterschiedliche Gruppen von Personen, die LIIT- und HIIT-Workouts machten, und fanden heraus, dass sie vergleichbare Ergebnisse erzielten" (Polar.com, Block).

Eine weitere Form des Herz-Kreislauf-Trainings ist das sogenannte ***polarisierte Training***, in dem 80 Prozent des Trainings unterhalb der anaeroben Schwelle und 20 Prozent des Trainings im Bereich der Laktattoleranz oder hochintensiv trainiert wird (80:20). Hier wird angenommen, dass diese Form ein gutes Gleichgewicht zwischen positiven und negativen Trainingseffekten (Überbelastung) von zu intensivem Training bietet.

Vieles „steht hier noch in den Sternen". Es scheint so zu sein, dass das High Volume Training (HVT) optimal für eine verbesserte Kapillarisierung, den Myoglobingehalt und eine höhere Mitochondrienanzahl (mit Enzymbesatz) steht und das H.I.I.T. eher für eine zentrale Anpassung sorgt, wie Herzarbeit und Sauerstoffbindungskapazität des Blutes. Weiteres wird in der Zukunft die Forschung zeigen.

Im Groupfitness-Training kann der Trainer gerne „einen Ausflug" in die Bereiche H.I.I.T., L.I.I.T. und HVT „wagen": als „kleiner Ausflug" z. B. in die Welt des L.I.I.T. und auf jeden

Fall unter Betrachtung der Zielgruppe und dem Hauptziel des Herz-Kreislauf-Trainings (Ausbau der Grundlagenausdauer) in der Aerobic und Step-Aerobic.

Wir empfehlen, gerade als Beginner, eine zusätzliche Fortbildung im Bereich Intervalltraining zu besuchen, um die Risiken und Möglichkeiten zielgruppengerecht abwägen zu können.

8.2 KRAFTTRAINING

Die Workout-Phase und viele spezielle Stundenformate wie Bodyforming, Fullbody Workout, Rückentraining usw. erfüllen den Wunsch der Kursteilnehmer nach „Krafttraining" für eine schöne Muskeldefinition, eine aufrechtere Haltung, den Ausgleich von neuromuskulären Dysbalancen, weniger Rückenschmerzen und vielem mehr.

In diesem Kapitel werden wir knapp und bündig die wichtigsten Trainingsschwerpunkte, die Methoden und Prinzipien des Krafttrainings in einer Groupfitness-Stunde darstellen. Zur Vertiefung und Ergänzung der Inhalte empfehlen wir das Buch *Groupfitness – Workout Basics und Variationen* (2017).

8.2.1 Kraftfähigkeiten

In der Groupfitness wird vorrangig ein Kraftausdauertraining und ein Training zum Muskelaufbau (Hypertrophie) angeboten. Zum besseren Verständnis folgen hier zunächst die Definitionen der entsprechenden Kraftfähigkeiten:

Maximalkraft

Die Maximalkraft ist die größtmögliche, willentlich zu realisierende Kraft. Sie wird beeinflusst durch den Muskelquerschnitt und die intramuskuläre Koordination. Im Trainingsprozess verbessert sich durch eine vermehrte Innervation der Muskelfasern zuerst die intramuskuläre Koordination, bevor es zu einem Dickenwachstum (Hypertrophie) der Muskelfasern kommt (Haberlandt & Holst, 2017, S. 11).

Kraftausdauer

Kraftausdauer ist die Widerstandsfähigkeit der Muskulatur gegenüber Ermüdung bei lang andauernden oder sich wiederholenden Kraftleistungen. Die Kraftausdauer beruht auf zwei Fähigkeiten: Kraft und Ausdauer. Sie ist also keine reine Kraftfähigkeit, denn auch die Energiebereitstellung spielt bei den Anpassungsmechanismen eine zentrale Rolle.

Es wird dabei in intensives und extensives Kraftausdauertraining unterschieden. Je höher das zu bewegenden Gewicht ist, desto größer ist der Einfluss der Maximalkraft. Verringert sich der Widerstand, hat die Ausdauerfähigkeit und damit die Energiebereitstellung größeren Einfluss (Haberlandt & Holst, 2017, S. 12).

In der Sportwissenschaft wird zur Abgrenzung von Kraft und Ausdauer in der Regel erst ab einer Intensität von 30 Prozent der Maximalkraft von Kraftausdauer gesprochen.

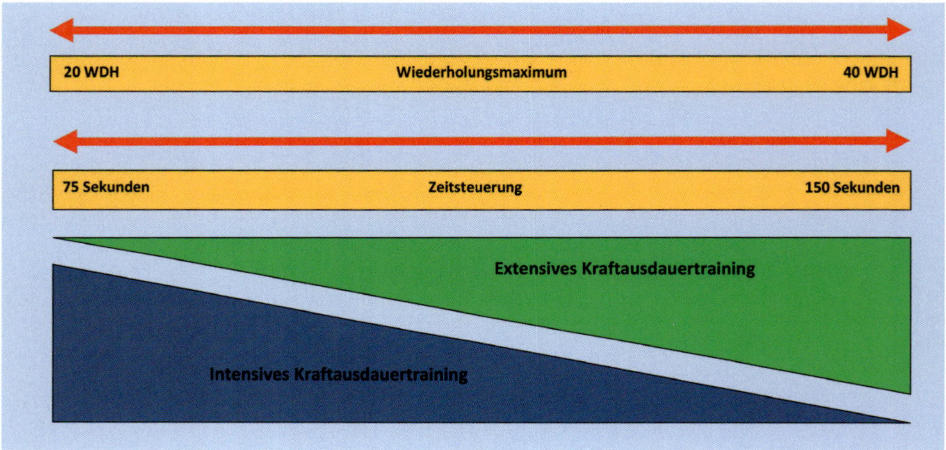

Zuordnung der Wiederholungszahlen und der Zeitsteuerung im extensiven und intensiven Kraftausdauertraining (verändert nach Slomka et al., 2015)

Um eine Leistungsverbesserung im Kraftbereich zu erreichen, müssen angemessene Reize gesetzt werden. Gleichermaßen spielt dabei aber auch die Belastungsgestaltung wie Reizdichte, Reizumfang, Belastungsdauer und Intensität eine entscheidende Rolle. Dabei sind Regenerationszeiten zwischen den einzelnen Trainingseinheiten unabdingbar, damit die entsprechenden Adaptionen in der Muskulatur stattfinden können.

Tab.: Krafttrainingsziele und die Steuerungsparameter in der Groupfitness (in Anlehnung an Haberlandt & Holst, 2017)

Methode	**Maximalkraft**	**Hypertrophietraining**	**Kraftausdauertraining**
Satzdauer	5-30 Sekunden	30-75 Sekunden	75-150 Sekunden
Wiederholungen	1-6	6-15	15-40
Satzpause	3-5 Minuten	1-4 Minuten	1-2 Minuten
Intensität (% Maximalkraft, High Load)	80-100 %	50-80 %	30-50 %
Übungen pro Muskel	1-2	1-3	1-3
Wirkungsweise	Verbesserung der intramuskulären Koordination, Vergrößerung des Muskelquerschnitts	Vergrößerung des Muskelquerschnitts	Verbesserung der Ermüdungswiderstandsfähigkeit, verbesserte aerobe und anaerobe Energiebereitstellung

Trainingswissenschaftlich wird die Belastungsintensität als Prozent der Maximalkraft beschrieben und mithilfe eines Maximalkrafttests bestimmt. In den Groupfitness-Stunden ist diese Vorgehensweise zum Scheitern verurteilt. Es wird meist mit dem eigenen Körpergewicht oder einem Gummiwiderstand gearbeitet, eine genaue Prozentangabe der Maximalkraft ist daher nicht eindeutig möglich. Deshalb wird im Groupfitness-Training mit dem Wiederholungsmaximum oder der Zeitsteuerung gearbeitet.

Wissenswertes

Durch Kraftausdauertraining werden Muskeln besser ernährt, sie sind leistungsfähiger und erholen sich schneller. All diese Faktoren kommen auch dem Muskelaufbautraining zugute und können es noch effektiver werden lassen. Daher ist eine gute Muskelkraftausdauer eine wichtige Voraussetzung für den Stoffwechsel und den Energieverbauch (Stengele, 2020, S. 51).

8.2.2 Trainingsprinzipien

Wiederholungsmaximum (WHmax)

Ein Wiederholungsmaximum beschreibt den Widerstand, der mit einer festgelegten Wiederholungszahl bewältigt werden kann, jedoch keine weitere Wiederholung zulässt (Slomka et al., 2015, S. 151).

Das bedeutet zum Beispiel für das Kraftausdauertraining mit einer Vorgabe zwischen 20 und 40 Wiederholungen, dass man für die ausgewählte Übung und die Zielmuskulatur eine Wiederholungszahl aus diesem Bereich wählt.

Damit es zu einer vollständigen Ermüdung mit der letzten Wiederholung kommt, muss der Trainer die Übung mit verschiedenen Levels (Schwierigkeitsstufen) für die Teilnehmer anbieten. Die Teilnehmer entscheiden über das **subjektive Belastungsempfinden**, wann und wie oft sie die Schwierigkeitsstufen der Übung wechseln, um am Ende mit der letzten Wiederholung vollständig ermüdet zu sein.

Dabei ist zu empfehlen, dass das Bewegungstempo, das heißt, die Rhythmusvariante, für alle Wiederholungen identisch ist.

Zeitsteuerung

Die Intensität einer Übung kann in der Groupfitness im jeweiligen Krafttrainingsziel auch über die Zeit gesteuert werden. Dabei sind folgende Grundsätze zu beachten: Für das Kraftausdauertraining liegt die Belastungsdauer **(Time-under-Tension)** bei einer Übungszeit von 75-150 Sekunden (siehe Tab. S. 213), auch hier wählt der Trainer entsprechend des Trainingsziels eine feste Satzdauer (Belastungsdauer), zum Beispiel 90 Sekunden.

Am Ende des Trainingssatzes muss jeder Teilnehmer wieder eine vollständige Ermüdung erreichen. Dies wird möglich durch ein entsprechendes Angebot von Schwierigkeitsstufen der ausgewählten Übung. Ein großer Vorteil der Zeitsteuerung ist die Möglichkeit, mit Rhythmusvariationen zur Musik zu arbeiten.

Von Trainer zu Trainer

Damit es zur vollständigen Ermüdung bei der Anwendung der Trainingsmethode Wiederholungsmaximum bzw. Zeitsteuerung kommt, empfiehlt sich folgende Vorgehensweise:

- Erläutere und demonstriere die Schwierigkeitsstufen der Übung (Level) vor Beginn des Trainingssatzes. Alle Teilnehmer machen 1-2 Wiederholungen in Form eines Techniktrainings.
- Erkläre das Ziel der vollständigen Ermüdung!
- Weise während der Wiederholungen bzw. der Übungszeit auf die verschiedenen Levels hin und fordere die Teilnehmer auf, eine Progression oder auch Regression vorzunehmen.
- Informiere regelmäßig während des Übungsablaufs über die verbleibende Trainingszeit oder bereits absolvierte Wiederholungen.
- Jeder Teilnehmer entscheidet selbstständig, zu welcher Zeit er welche Übungsvariante wählt!
  → Bei geübten Teilnehmern kann, den persönlichen Kraftreserven entsprechend, mit der schwierigsten Variante der Übung begonnen werden. Gegebenenfalls kann individuell die Übung während des Satzes vereinfacht (Regression) werden, um die Zeitvorgabe bzw. die endgültige Wiederholungszahl zu erreichen. Zeigt sich jedoch zum Ende des Satzes, dass noch Kraftreserven vorhanden sind, sollte der Schwierigkeitsgrad der Übung wieder gesteigert werden (Progression).

Einen festen Platz haben auch **Aspekte des sensomotorischen Trainings** (SMT) in der Groupfitness-Stunde. So zielen die Übungen in der Balance & Stability-Phase auf die Ansteuerung bzw. Aktivierung der gelenkstabilisierenden Muskulatur und auf eine Optimierung der Bewegungs- und Haltungskontrolle (Kempf, 2014), sowie des Gleichgewichts ab. Es kann aber laut Rühl und Laubach (2011) auch als koordinatives Krafttraining durchgeführt werden.

Im Übungskatalog (vgl. Kap. 9.1) konzentrieren wir uns auf Übungen der Stundenphase Balance & Stability. Eine Vielzahl von Übungsvarianten für das SMT in der Stundenphase Workout sind im Buch *Groupfitness – Workout Basics & Variationen* (2017) beschrieben.

Stabilisatoren benötigen feine, niedrige Reize ohne eigentliche Bewegung in den Gelenken (segmentale Stabilisation). Sie benötigen nur einen geringen Anteil von 5-15 Prozent der Maximalkraft (Hammes, Rühl, Laubach & Sutor, 2014).

Tab.: Sensomotorisches Training und die Steuerungsparameter in der Groupfitness

Methode	**Übungen in der Balance & Stability-Phase**	**Übungen in der Workout-Phase**
Dauer	20-40 Sekunden	20-60 Sekunden
Wiederholungen	1-2	1-10 (15)
Satzpause	Kurz, fließende Übergänge mit Schrittmustern	30 Sekunden bis 5 Minuten
Übungen	1-2	2-10, je nach Schwerpunkt
Intensität (Low Load)	Individuell fordernd, nicht ermüdend	Individuell fordernd, gegebenenfalls ermüdend

8.2.3 Spezielle Trainingsprinzipien im Workout-Training

Diese Prinzipien sind grundlegend und bestimmen die Übungsauswahl, den Geräteeinsatz und die Qualität des Krafttrainings.

1. **Prinzip des Trainings gegen die Schwerkraft**
   Schwerkraft bzw. Erdanziehungskraft zieht Gegenstände, Körperteile etc. in Richtung Erde. So ist der aufrechte Stand ein kontinuierliches Arbeiten des Körpers gegen die Schwerkraft. Das bedeutet für das Workout-Training, dass in der ausgewählten Übung die Zielmuskulatur gegen die Schwerkraft arbeiten muss. So bestimmt die Zielmuskulatur darüber, welche Übungspositionen geeignet sind.

2. **Prinzip der Dauerspannung (Continuous Tension)**
   Es ist das wichtigste Grundprinzip des Krafttrainings, das Aufrechterhalten der Muskelspannung während des gesamten Bewegungsablaufs der Übung. Das Prinzip der Dauerspannung muss immer eingehalten werden. Nicht alle Abschnitte eines Bewegungsablaufs empfinden die Trainierenden als gleich anstrengend, das liegt am Verhältnis vom Gelenkwinkel einer Übung zur entwickelten Muskelspannung. Die sogenannte *Kraftkurve* ist hoch übungsspezifisch!

3. **Prinzip der vollständigen Bewegungsamplitude (Range of Motion, ROM)**
   Dieses Prinzip beschreibt die Bewegungsausführung über den gesamten zur Verfügung stehenden Bewegungsradius bei Beibehaltung der muskulären Führung im Gelenk. Wird nur in einem bestimmten Gelenkbereich trainiert (oft bei statisch ausgeführten Übungen), bildet sich auch nur dort der Kraftzuwachs aus. Ein Krafttraining in vollständigen Bewegungsamplituden gewährleistet eine maximale Kraftentwicklung über die volle Gelenkbeweglichkeit.

Von Trainer zu Trainer

Tipps zur Planung der Workout-Phase einer Groupfitness-Stunde

- Trainiere nach dem Prinzip der Dauerspannung und wähle vorrangig Übungen, die dieses Gebot beherzigen.
- Trainiere ebenso nach dem Prinzip Full Range of Motion und nutze, unter Anwendung des Prinzips der Dauerspannung, die gesamte sinnvolle Bewegungsamplitude einer Übung aus.
- Nutze als Hauptarbeitsmittel bei den Übungen mit dem eigenen Körpergewicht und bei Übungen mit Gewichten die Schwerkraft.
- Achte bei der Arbeit mit einem Gummiwiderstand darauf, dass die Zugrichtung des Bandes der Zugrichtung des Muskels entspricht.
- Arbeite mit großer Übungsqualität in Bezug auf Bewegungstechnik und Körperspannung.
- Erläutere und demonstriere die Übungen und deren Variationen deutlich.
- Gib deinen Teilnehmern während des Trainings Feedback!
- Arbeite mit dem Down-Beat der Musik und verwende Rhythmusvariationen (vgl. Haberlandt & Holst, 2017, S. 42-45).
- Beachte Sicherheitsregeln zum Beispiel beim Geräteeinsatz und achte auf ein rückengerechtes und gelenkschonendes Hinlegen und Wiederaufstehen!
- Plane deine Stundenphase unter den Aspekten:
  - Welchen Übungsschwerpunkt sollen die Übungen erfüllen?
  - Welche Übungen und Zusatzgeräte sind dafür geeignet?
  - Welche Muskelgruppen sollen angesprochen werden?
  - Beachte das Leistungsvermögen deiner Teilnehmer und plane entsprechend die Schwierigkeitsstufen der Übungen.
  - Plane sinnvolle Übergänge zwischen den Übungen und beachte dabei die Gruppenaufstellung und deine Trainerpositionierung.

Die heutigen Workout Formate sind sehr vielfältig und neue Trainingskonzepte wie „Functional Training" und „Faszientraining" finden so vermehrt ihren Weg in das klassische Groupfitness-Angebot. Kurz und knapp möchten wir aufzeigen, wie man Aspekte dieser Trainingsschwerpunkte in das Workout einfließen lassen kann, ohne dabei den Anspruch auf Vollständigkeit zu erfüllen. Beide Bereiche sind so umfassend, dass sich eine gezielte Weiterbildung für alle Trainer empfiehlt.

8.2.4 Aspekte des „Functional Trainings" im Workout

Wissenswertes

Definitionen „Functional Training"
Laut Wikipedia ist funktionelles Training eine alltagsrelevante und sportartübergreifende Trainingsform. Sie beinhaltet komplexe Bewegungsabläufe, die mehrere Gelenke und Muskelgruppen gleichzeitig beanspruchen.

Laut Bruscias (2017) ist funktionales Training eine Trainingsform, die sich auf die Funktion bezieht, aufgrund der ein Muskel oder vielmehr eine kinematische Kette überhaupt existiert und aufgrund dessen sich auf eine bestimmte Weise entwickelt hat.

Laut Duden – die Funktion betreffend, auf die Funktion bezogen, der Funktion entsprechend.

Im „Functional Training" werden Übungen oft in Funktionsgruppen eingeteilt:

- drückende Übungen;
- ziehende Übungen;
- Übungen zum Beugen und Strecken von Knie und Hüftgelenk;
- Komplexübungen und rumpfkräftigende Übungen;
- Übungen mit Rotationen;
- Übungen zur Rumpfstabilisation sowie
- lauf- und sprungbetonte Übungen.

Auch unser Übungspool enthält Übungen aus verschiedenen Bereichen dieser Funktionsgruppen. Somit kann der Groupfitness-Trainer die Workout-Phase nach den oben genannten Funktionsgruppen gestalten. Dafür eignen sich im Besonderen Circuit- und Intervalltrainingsformen, dabei sollte laut Stengele (2020) unter anderem überwiegend im Stand gearbeitet, in langen Muskelketten trainiert und alle koordinativen Fähigkeiten angesprochen werden.

8.2.5 Aspekte des „Faszientrainings" im Workout

Faszien sind in aller Munde – vor einiger Zeit hat man in der Wissenschaft Faszien als eine Art Füllmasse ohne höhere Funktion bezeichnet. Doch neueste Forschungen haben aufgezeigt, dass gerade diese Strukturen des Bindegewebes viele wichtige und unterschiedliche Aufgaben im gesamten Organismus übernehmen.

Faszien stützen und geben dem Körper seine Form, schützen die inneren Organe, leiten die Kraft der Muskeln auf die Knochen weiter, speichern Wasser, Nährstoffe und Fett, dienen der Immunabwehr und unterstützen Heilungsprozesse des Körpers. Das Bindegewebe ist das größte Sinnesorgan des Körpers (der sechste Sinn).

Wissenswertes

Das Fasziennetzwerk durchzieht den gesamten Körper und hat keinen Anfang und kein Ende. Diese myofaszialen Strukturen verlaufen in anatomischen Bahnen durch den Körper. Manche reichen dabei von Kopf bis Fuß.

So entwickelte Tom W. Myers (2010) das Modell der myofaszialen Leitbahnen. Er beschreibt dabei folgende Leitbahnen: die oberflächliche Rückenlinie (ORL), die oberflächliche Frontallinie (OFL), die Laterallinie (LL) und die Spirallinie (SPL), erweitert durch Armlinien, funktionelle Linien und die tiefe Frontallinie.

Der deutsche Wissenschaftler Dr. Robert Schleip (2014; 2016) entwickelte die „Säulen des Faszientrainings" und das „Panther-Training" im Krafttraining, anhand dieser Säulen gestaltet man das faszienorientierte Training. Viele Bewegungsexperten entwickelten auf dieser Basis weitere Faszien-Bewegungskonzepte.

Die Faszienforschung ist im Vergleich zu anderen Forschungsgebieten noch sehr jung. Es gibt noch viele Fragen zu klären! Durch weitere Forschungen wird es immer wieder neue Erkenntnisse geben und das Wissen um die Faszien, ihre Aufgaben, ihre Wirkungen, ihr Training wird sich stetig erweitern. So können einige derzeit angenommene Aussagen vielleicht bald überholt sein bzw. ergänzt werden müssen.

Im Moment wissen wir,

a) dass die Bindegewebszellen (Fibroblasten), nach der Aktivierung durch einen mechanischen Trainingsreiz, vermehrt Kollagen bilden.
b) dass Muskelfasern und Faszienhüllen dicker (Hypertrophietraining) werden.
c) dass auch Faszien Regenerationszeiten wie die Muskulatur brauchen, denn sie wachsen und vernetzen sich in den Trainingspausen.
d) dass die Veränderung von Fasziengewebe mehr Zeit benötigt als die Veränderung der Muskulatur durch Training (sechs Monate bis zu zwei Jahren).

In unserem Übungskatalog haben wir einige ausgewählte Übungen mit faszialem Charakter zusammengetragen. Somit kann in der Planung der Workout-Phase der Fokus auch auf das Training der Faszien gelegt werden.

Von Trainer zu Trainer

„Dabei sollte uns Folgendes inspirieren: „Arbeite kreativ und vielseitig – nutze schwingende und federnde Elemente der Bewegungsausführung, arbeite dreidimensional im Raum und im Körper durch weitgreifende Bewegungen, fördere die Körperwahrnehmung auch im Krafttraining."

Im Krafttraining kann man zusätzlich über das Training in verschiedenen Winkelstellungen, mit Mini-Federungen in Endbereichen der Bewegung oder durch das Starten der Bewegung in einer vorgedehnten Position fasziale Akzente setzen."

8.3 TRAINING DER BEWEGLICHKEIT

Was ist Beweglichkeit?

Im Sport findet man die unterschiedlichsten Ausprägungsformen der Beweglichkeit. Die Beweglichkeit eines Tänzers, eines Schwimmers, eines Hürdenläufers oder die eines Kickboxers und Sumo-Ringers und anderer Sportler stellt sich uns sehr unterschiedlich dar. Ohne die (sportartspezifische) spezielle Beweglichkeit sind in vielen Sportarten keine Höchstleistungen möglich.

Aber wer kennt nicht auch Situationen aus dem Alltag, die durch die allgemeine, „normale" Beweglichkeit bestimmt sind: Zum Beispiel der weite Schritt über einen Graben, das Recken und Strecken, um einen entfernten Gegenstand zu erreichen oder sogar eine eingeschränkte Beweglichkeit nach einer Verletzung der Schulter, bei der sogar das selbstständige Anziehen des Pullovers zu einer Qual werden kann und man sich seine normale Beweglichkeit wieder zurückwünscht.

8.3.1 Definition der Beweglichkeit

„Die Beweglichkeit ist die Fähigkeit und Eigenschaft eines Sportlers, Bewegungen mit großer Schwingungsweite selbst oder unter dem unterstützenden Einfluss äußerer Kräfte in einem oder mehreren Gelenken ausführen zu können" (Weineck, 2009).

Von **allgemeiner Beweglichkeit** wird gesprochen, wenn die Beweglichkeit in den Gelenksystemen einem funktionellen Ausmaß entspricht. Die **spezielle Beweglichkeit** bezieht sich auf ein bestimmtes Gelenk. Als **aktive Beweglichkeit** wird die größtmögliche Bewegungsweite (ROM) verstanden, die man mithilfe der antagonistischen Muskulatur in einem Gelenk erreichen kann.

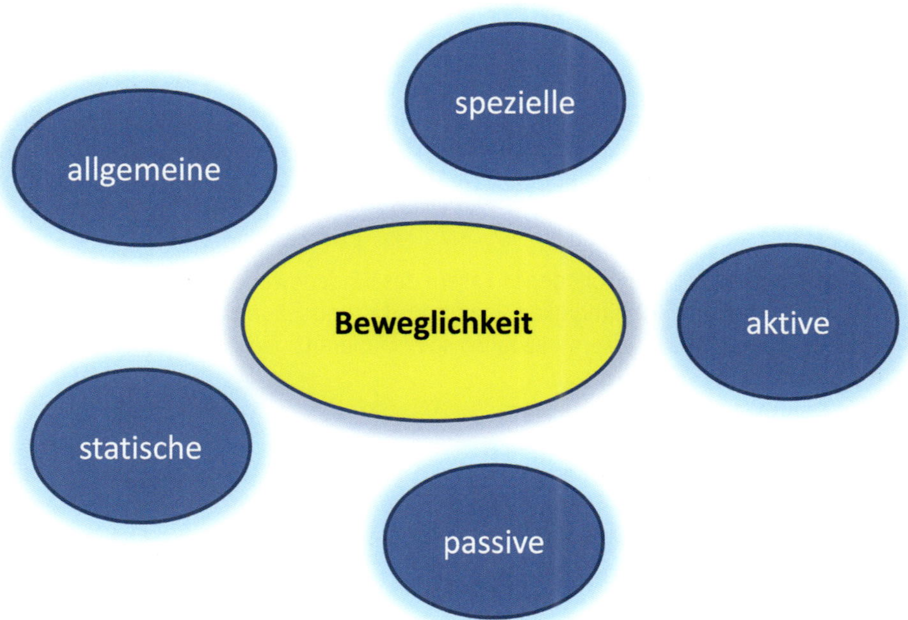

Arten der Beweglichkeit

Die **passive Beweglichkeit** bezeichnet währenddessen die größtmögliche Bewegungsamplitude, die durch äußere Kräfte (Partner, Gegenstände) oder durch nicht antagonistische Muskulatur in einem Gelenk erreicht werden kann. Die **statische Beweglichkeit** ist durch die Arbeitsweise der Muskulatur bestimmt, hier wird eine Dehnposition gehalten (erweitert nach Weineck, 2009).

Beweglichkeitsbeeinflussende Faktoren

Des Weiteren wird die Beweglichkeit bestimmt durch:

- die **Gelenkigkeit**, das heißt, hier bestimmt die knöcherne Struktur des Gelenks den möglichen individuellen Bewegungsradius.
- die **Dehnfähigkeit**, das heißt, hier bestimmen die beteiligten Gewebestrukturen wie Gelenkkapsel, Bänder, Muskulatur, Faszien (Bindegewebe) und die vorliegenden Muster im Gehirn (Haltungs- und Bewegungsmuster) das Ausmaß der Beweglichkeit.

Neben den gewohnheitsbedingten Haltungen, den anatomischen und auch genetischen Dispositionen nehmen weitere Faktoren Einfluss auf die Beweglichkeit des Trainierenden: der Muskeltonus, die Entspannungsfähigkeit, der Aufwärmzustand, die Tageszeit, die äußere Temperatur, die Psyche (der Stress, die innere Anspannung) und die Schmerztoleranz.

8.3.2 Ziele und Wirkungen

Dehnen kann auf der körperlichen Ebene und auf der psychischen Ebene wirken. Es verschafft dem Übenden ein besseres Körpergefühl und Selbstbewusstsein, es kann Bewegungen geschmeidig und kraftvoller wirken lassen (verbesserte Koordination), es kann die Haltung verbessern, es dient der Verletzungsprophylaxe, es kann

- die Zugspannungen fördern;
- den Auf- und Umbau der kollagenen Fasern des Bindegewebes (Sehnen und Bindegewebe wird fester), in Abhängigkeit von Intensität und Häufigkeit;
- das Nervensystem verbessern bezüglich seiner Toleranz gegenüber den Dehnreizen;
- die Koordination verfeinern;
- die Körperwahrnehmung verbessern.

Vorrangig wirken Dehnungen in erster Linie auf das Nervensystem, dort, wo das individuelle Muster auf neuronaler Ebene programmiert ist. Durch regelmäßiges Dehnen verschiebt sich die **neuronale Toleranz**, das heißt, die Wahrnehmung der Dehnspannung (Dehnschmerz) verändert sich.

Auf körperlicher Ebene wirkt laut wissenschaftlichen Forschungsergebnissen der Dehnreiz auf das **Titinfilament** im Sarkomer, der kleinsten Einheit einer Muskelfaser. Dieses Titineiweiß reagiert wie eine Art Feder. Bei der Dehnung erhöht sich die Spannung des Titins in der Muskelfaser, um anschließend diese Muskelfaser ohne aktive Kontraktion in die Normallänge zurückzuführen.

Wissenswertes

In diesem Zusammenhang ist es empfehlenswert, sich noch einmal mit dem Aufbau eines Muskels zu beschäftigen. Bei der Orientierung können folgende Schlagworte hilfreich sein: Muskelfaserbündel, Muskelfaser, Myofibrille, Sarkomer, Aktinfilament, Myosinfilament, Z-Scheibe und Titin.

Wie in Slomka et al. (2015) beschrieben, verbessert sich die nervale Ansteuerung durch die Häufigkeit und Intensität. Die Dehnsignale werden in dem Moment an das Gehirn gesandt, wo wir ein Spannen der Muskulatur wahrnehmen.

Diesen Punkt des Spürens einer Dehnspannung bezeichnet man als **Dehnschwelle**. Hier ist anzumerken, dass der Laie diese Dehnspannung oft als „Dehnschmerz" formuliert. Darüber hinaus kann der Bewegungsradius noch weiter, unter Zunahme der Spannung, vergrößert werden.

Das subjektive Empfinden entscheidet über das Ende des Bewegungsradius. Die individuelle willkürliche maximale Dehnweite bezeichnen wir als **Dehngrenze**. Diese beiden Werte spielen eine Rolle bei der Intensitätsgestaltung der Dehnmethoden.

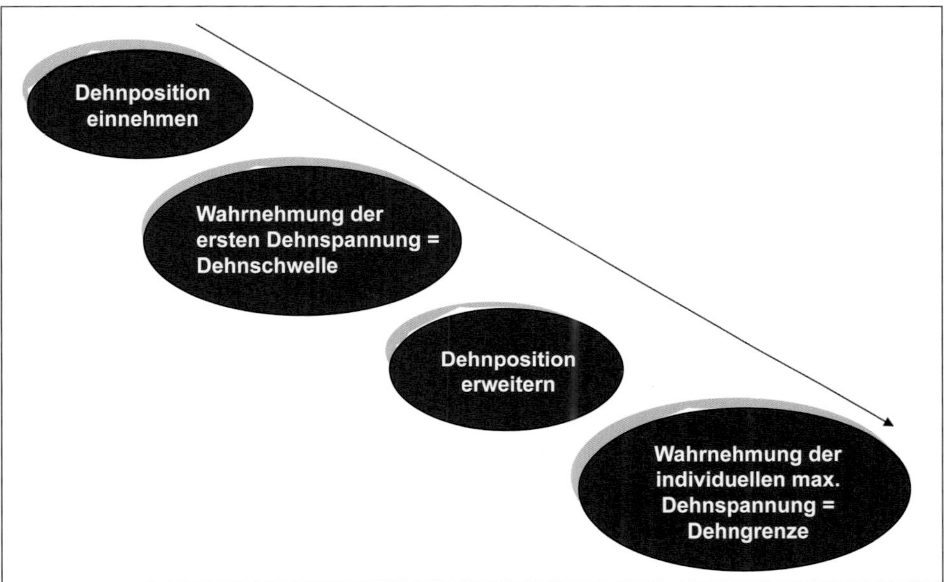

Von der Dehnschwelle zur Dehngrenze

Durch regelmäßige (Häufigkeit) Dehnreize vergrößert sich die Bewegungsamplitude im Bereich zwischen Dehnschwelle und Dehngrenze. Das bedeutet, die neuronale Toleranz gegenüber von Dehnreizen steigt. Bleiben die Reize über einen längeren Zeitraum aus, sinkt die neuronale Toleranz wieder.

Wissenswertes

Hier einige Fakten aus dem heutigen Forschungsstand (Freiwald, 2020) im Bereich Beweglichkeitstraining:

- Krafttraining hat keinen negativen, sondern eher einen positiven Einfluss auf die Entwicklung der Beweglichkeit.
- Durch kurzfristig wiederholte Dehnungen erhöht sich der Dehnungswiderstand dadurch, dass die Personen eine höhere Dehnspannung tolerieren können.
- Im mittel- bis langfristigen Bereich kommt es zu Anpassungen der subjektiven Dehnungstoleranz und zur typischen Anpassung biologischer Gewebe auf wiederholte Zugspannungen.

- Bei Dehnungen der quer gestreiften Muskulatur wird auch Bindegewebe gedehnt, das parallel (Muskelhüllen) oder seriell zur Muskulatur (Sehnengewebe) verläuft.
- Bei der Dehnung der Muskulatur werden auch Blutgefäße und Nerven gedehnt.
- Das subjektive Dehnungsgefühl muss nicht aus dem Bereich der Muskulatur stammen, sondern kann auch aus anderen Geweben, z. B. den Bändern, Sehnen und Kapseln (verschiedene Rezeptoren), stammen.
- Beweglichkeitstraining kann in allen Lebensphasen zur Verbesserung der Beweglichkeit führen.
- Sowohl über der Norm als auch unter der Norm liegende Beweglichkeitswerte beeinflussen negativ die Verletzungshäufigkeit.
- Muskelkater kann durch Dehnen nicht reduziert werden, hingegen kann durch intensives Dehnen dieser ausgelöst bzw. verstärkt werden.
- Statische Dehnungen können – bei hohen Laktatwerten – den Leistungs- und Regenerationsstoffwechsel negativ beeinflussen.

8.3.3 Pflichtdehnbereiche in der Groupfitness

Die abgespeicherten, neuronalen Muster von Haltungen und Bewegungen werden durch ein regelmäßiges Dehntraining positiv beeinflusst. Sehen wir uns die „Alltagshaltung" der heutzutage überwiegend sitzend tätigen Menschen an. Dann kann man eine mehr oder weniger stark ausgeprägt **„Beugehaltung"** sehen. Dieser Beugehaltung können Muskelfunktionsgruppen nach Albrecht (2003) zugeordnet werden:

- **Adduktoren,**
- **Brustmuskulatur,**
- **Hüftbeugemuskulatur,**
- **ischiokrurale Muskulatur,**
- **Nackenmuskulatur,**
- **Bauchmuskulatur,**
- **Wadenmuskulatur und**
- **Gesäßmuskulatur und tief liegende Außenrotatoren.**

Daraus lässt sich ableiten, dass eine **Gegenbewegung zur Beugehaltung** die zielgerichtete Hauptaufgabe im Beweglichkeitstraining ist. Und diese Muskelfunktionsgruppen mehr gedehnt werden sollten.

In der Groupfitness-Stunde findet man zwei Bereiche des Dehnens:

1. das Vordehnen (am Ende des Warm-ups) sowie
2. das Nachdehnen (Post-Stretch).

Von Trainer zu Trainer

Für die Groupfitness leiten sich folgende Grundsätze ab: Der Post-Stretch dient dem Beweglichkeitserhalt! Für das Nachdehnen gibt es eine Aerobic- bzw. Step-Aerobic-spezifische Auswahl von sechs Funktionsgruppen:

- Adduktoren (Oberschenkel innen),
- Brustmuskulatur,
- Hüftbeugemuskulatur (Oberschenkel vorne),
- ischiokrurale Muskulatur (Oberschenkel hinten),
- Nackenmuskulatur und
- Wadenmuskulatur (Kap. 10).

Bei einer Stunde mit zwei Main Exercises sollten zusätzlich Ergänzungen für die konzentrisch trainierte Muskulatur in das Nachdehnen (Post-Stretch) mit einbezogen werden. Dabei sollte der Trainer immer den Zeitrahmen des Post-Stretchs im Blick behalten.

Für das Vordehnen gilt: Die sogenannten *Vordehnungen* sind empfehlenswert, wenn im Hauptteil der Kursstunde, speziell in der Cardio-Phase, Bewegungen ausgeführt werden, welche endgradige Bewegungsamplituden ermöglichen. In diesem Fall werden im letzten Drittel des Warm-ups gezielt Muskeln vorgedehnt **(Pre-Stretch)**. Die entsprechend ausgewählten Pre-Stretches werden dynamisch, intensiv und maximal über eine Dauer von 10 Sekunden (16 Beats) durchgeführt. Um den Aufwärmcharakter aufrechtzuerhalten (Kap. 2.3).

8.3.4 Dehnmethoden

Nachdem bereits beschrieben wurde, welche Muskelgruppen vorrangig in einem Post-Stretch einer Groupfitness-Stunde Beachtung finden sollten, widmen wir uns jetzt den geeigneten Dehnmethoden.

Grundsätzlich unterscheidet man die Dehnmethoden nach vier Gesichtspunkten (vgl. Slomka et al., 2015):

Die aktive Dehnung: Die Dehnposition wird ausschließlich durch die Kontraktion des jeweiligen Gegenspielers (Antagonisten) eingenommen.

Die passive Dehnung: Die gedehnte Position wird durch Unterstützung von außen erreicht. Dies bedeutet durch einen Partner, die Schwerkraft, Hilfsmittel (Wand, Step, Handtuch etc.) oder durch die Kontraktion anderer Muskelgruppen, ausgenommen des Gegenspielers.

Die statische Dehnung: Eine einmal eingenommene Dehnposition wird längere Zeit gehalten. Für die Dauer der Dehnung im Nachdehnen empfiehlt sich nach neuestem Kenntnisstand eine Zeitspanne von 10-60 Sekunden.

Die dynamische Dehnung: In maximaler Dehnposition erfolgen kleine, geführte, rhythmische Dehnreize (intermittierend). Wichtig dabei ist, dass die Dehnspannung immer erhalten bleibt.

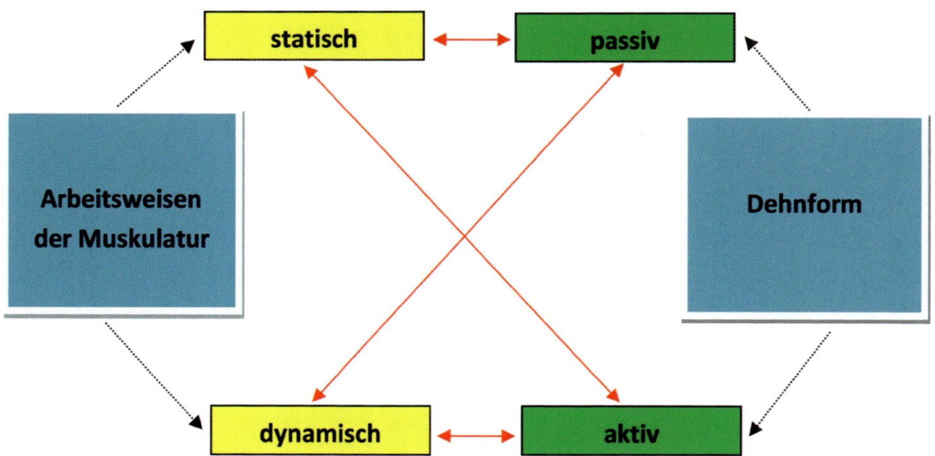

Übersicht der Dehnformen und Arbeitsweisen der Muskulatur

So ergeben sich verschiedene Kombinationsmöglichkeiten: aktiv-statisches Dehnen, aktiv-dynamisches Dehnen, passiv-statisches Dehnen, passiv-dynamisches Dehnen. Dazu kommen noch Sonderformen, welche zuerst anspannen, dann kurz entspannen, um dann zu dehnen (AED-Methode). Und die bewegt-statische Dehnform.

Beispiel für aktiv-statisches Dehnen

Zur Dehnung der Brustmuskulatur aus der überschulterbreiten Grundstellung den Oberkörper unter Aktivierung der Bauchmuskulatur und Rückenmuskulatur in eine leichte Rumpfvorlage bringen. Dann die Arme mithilfe der Arm- und Schultergürtelmuskulatur hinten auf Schulterhöhe hinter den Körper führen und dort die Dehnposition mindestens 20-30 Sekunden halten.

→ Aktiv = konzentrische Anspannung der Arm-Schulter-Muskulatur, um in die Dehnposition zu kommen.
→ Statisch = die Dehnposition wird eine längere Zeit gehalten.

Diese Dehnung kann auch sehr gut als **aktiv-dynamische Dehnung** durchgeführt werden. Hierbei werden im Bereich der Dehnspannung (Dehnschwelle bis Dehngrenze) über die vorgegebene Dehndauer hinaus kleine, federnde, geführte Bewegungen ausgeführt.

Beispiel für passiv-statisches Dehnen

Zur Dehnung der Brustmuskulatur sich seitlich mit einem leichten Abstand an einer Wand positionieren. Den auf Schulterhöhe angehobenen, ausgestreckten Arm hinter dem Körper an der Wand platzieren. Den Körper sanft von der Wand wegdrehen, bis es zur Wahrnehmung einer Dehnspannung kommt. Diese über 20-30 Sekunden halten.

→ Passiv = die Wand wird als „von außen kommende Kraft" (Hilfsmittel) eingesetzt.
→ Statisch = die Dehnposition wird ohne Veränderung gehalten.

Die Dehnform des passiv-dynamischen Dehnens ist durch die Einwirkung von oft nicht kontrollierbaren, äußeren Kräften, wie ein Partner oder ein Hilfsmittel, nicht unproblematisch. Hier erreicht man die Dehnposition mithilfe des Partners, der zusätzlich dynamische Impulse am Ende der Dehnhaltung setzt. Oft spürt der helfende Partner nicht, wann die individuelle Dehngrenze des anderen erreicht wird. Diese Dehnform sollte der Therapie bzw. speziellen Übungseinheiten im sportartspezifischen Training überlassen werden.

Das bewegt-statische Dehnen

Das **bewegt-statische Dehnen** gilt als eine Sonderform, die sehr für den in der Groupfitness spezifischen Post-Stretch zu empfehlen ist. Eine Dehnposition wird dabei eingenommen und nach 5-9 Sekunden wird innerhalb des Dehnbereichs (Dehnschwelle-Dehngrenze) die Dehnposition minimal verändert. Diese Position wird wieder 5-9 Sekunden gehalten, um anschließend erneut mit einer kleinen Bewegung verändert zu werden.

Dieses Prozedere kann mehrmals wiederholt werden mit einer Gesamtdehndauer von 20 bis maximal 60 Sekunden. Das bewegt-statische Dehnen unterscheidet sich vom dynamischen Dehnen durch die langsame haltende Ausführung.

Der Vorteil dieser Methode begründet sich wie folgt: Bei statischer Muskelkontraktion ab einer Haltedauer von circa 10 Sekunden setzt eine Durchblutungsverminderung durch Kapillarverschluss ein. Da bei der bewegt-statischen Dehnform nach 5-9 Sekunden eine kleine Veränderung der Dehnposition vorgenommen wird, kann die Problematik des Kapillarverschlusses vermieden werden. Das begünstigt die Stoffwechsellage des zu dehnenden Muskels.

Zu den Veränderungen zählen: die Dehnposition vergrößern bzw. verkleinern innerhalb der Dehnspannung (Winkelveränderungen). Bei zweigelenkigen Muskeln ist es möglich, einen Gelenkbereich hinzuzunehmen bzw. wegzulassen.

Zum Komplex AED-Methoden (Anspannen-Entspannen-Dehnen)

Diese wird häufig in der Therapie angewendet und ist dort unter dem Begriff **PNF-Methode** bekannt. Durch den Einsatz bestimmter rezeptorischer Reize sollen Vorgänge in der Muskulatur und im Nervengewebe begünstigt werden. Mit diesen Techniken wird die Anspannung des Agonisten unterstützt und gleichzeitig die Entspannung des Antagonisten durch Hemmung des Muskelreflexes gefördert.

Hier wird die passive Dehnung mit der sensorischen Eigenwahrnehmung (Körperwahrnehmung) verbunden und die intermuskuläre Koordination zwischen dem Agonisten und Antagonisten verbessert.

Vorteile sind:

- Verbesserung der Körperwahrnehmung;
- gezielte muskuläre Ansteuerung;
- Verknüpfung von passiven Dehnungen mit aktiven Bewegungsabläufen;
- Verbesserung der intermuskulären Koordination sowie
- Ausbildung von neuronalen Mustern.

Methode CR (Contract-Relax) = AED

Bei dieser Methode wird die zu dehnende Zielmuskulatur während der Dehnung, also in der entsprechenden Dehnposition, kontrahiert und im Anschluss tiefer nachgedehnt.

Der Ablauf ist wie folgt: Die leichte Dehnposition 10-15 Sekunden passiv-statisch halten, dann die Zielmuskulatur für circa 8-10 Sekunden anspannen (Contract), dann circa 2-3 Sekunden locker lassen (Relax), gefolgt von einem tieferen Nachdehnen über einen Zeitraum von 20-30 Sekunden mit der passiv-statischen Methode (Gärtner, 2020).

Es gibt noch weitere Methoden aus dem Bereich AED, die hier nicht weiter berücksichtigt werden.

Wissenswertes

Autogene Hemmung und Sehnenspindelreflex
„Wird ein Muskel-Sehnen-Strang sehr stark angespannt bzw. gedehnt, werden die Golgi-Apparate (Golgi-Sehnenorgane, Sehnenspindeln) über Nervenbahnen aktiviert. Um Verletzungen durch Überdehnung oder zu hohe Spannung zu vermeiden, wirken diese über andere Nervenbahnen hemmend auf die Muskelspindeln ein, sodass diese wiederum den Muskel entspannen. Die Reizschwelle der Spannung liegt jedoch deutlich über der der Muskelspindeln, sodass sie erst bei starker Dehnung oder Kontraktionsspannung ansprechen. Dieser Mechanismus der autogenen Hemmung wird auch als Eigenhemmung bezeichnet . . ., sind die Golgi-Sehnenorgane über Nervenbahnen zusätzlich mit anderen Muskeln verbunden und regulieren auf diese Weise den Muskeltonus über die gesamte Muskelschlinge" (Gärtner, 2020, S. 42).

Unter dem ganzheitlichen Aspekt, dass sowohl die Faszien als auch die Muskeln und die Koordination die Beweglichkeit bestimmen. Das heißt: „Alles ist miteinander verbunden", wollen wir das Training der Beweglichkeit vielfältig und abwechslungsreich gestalten. Ganzheitliches Dehntraining bedeutet heute, die Anwendung von Dehnübungen für isolierte Strukturen mit Bewegungen über die gesamte Muskelkette zu verbinden.

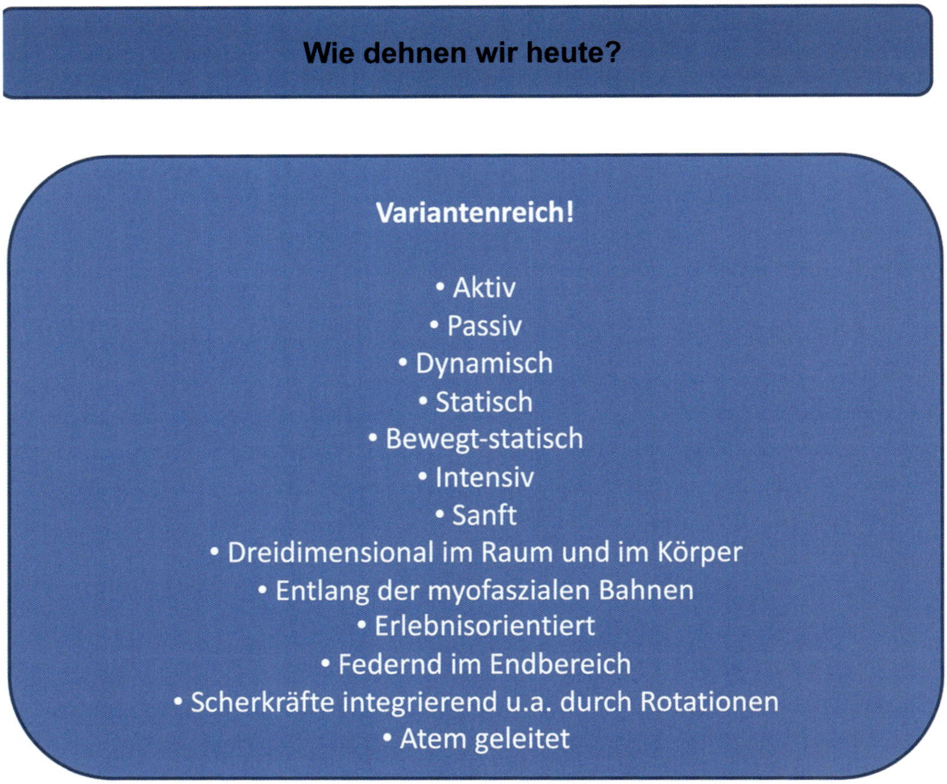

Wie dehnen wir heute?

Variantenreich!

- Aktiv
- Passiv
- Dynamisch
- Statisch
- Bewegt-statisch
- Intensiv
- Sanft
- Dreidimensional im Raum und im Körper
- Entlang der myofaszialen Bahnen
- Erlebnisorientiert
- Federnd im Endbereich
- Scherkräfte integrierend u.a. durch Rotationen
- Atem geleitet

Wie dehnen wir heute?

Daraus lässt sich ersehen, dass wir variantenreich mit großer Methodenvielfalt den Post-Stretch in einer Groupfitness-Stunde gestalten sollten.

Von Trainer zu Trainer

Merksätze zum Dehnen:

1. Dehne variantenreich!
2. Das Nachdehnen (Post-Stretch) umfasst sechs Pflichtdehnbereiche, gegebenenfalls mit Ergänzungen, je nach Stundeninhalt.
3. Dehne mindestens 20-30 Sekunden pro Position und Zielmuskulatur, eine längere Dehndauer bis 60 Sekunden ist möglich.
4. Integriere bewusst Anweisungen für die Körperwahrnehmung und die Atmung.
5. Spreche mit ruhiger Stimme und demonstriere die Dehnpositionen klar und deutlich.
6. Erläutere für die Teilnehmer praxisnah die Begriffe Dehnschwelle und Dehngrenze.

9 ÜBUNGSKATALOG WORKOUT

Dieser Abschnitt des Buchs gliedert sich in drei Teile:

Zu Beginn finden sich Übungen, die ihren Platz in der Balance & Stability-Phase einer Groupfitness-Stunde haben. Dabei werden unter Berücksichtigung von verschiedenen Schwierigkeitsstufen Übungen ohne und mit Step aufgezeigt.

Im zweiten Teil des Übungskatalogs liegt der Fokus auf Übungen mit dem eigenen Körpergewicht in verschiedenen Ausgangspositionen. Unter Berücksichtigung des Trainingsprinzips „Training gegen die Schwerkraft" werden verschiedene Schwierigkeitsstufen aufgezeigt. Dabei wird exemplarisch eine Übung durch Bildreihen mit aufsteigendem Level von leicht zu schwer mit und ohne Stepeinsatz dargestellt.

Der dritte Teil widmet sich einer Auswahl von Übungen, die sich dem koordinativen Krafttraining zuordnen lassen. Diese kombinieren Elemente des Core-Trainings mit faszialen und koordinativen Aspekten.

Information

Übungen für andere Zielmuskeln, Komplexübungen, Übungen mit Zusatzgeräten und sensomotorische Kraftübungen finden hier keine Berücksichtigung. Einen umfassenden Übungskatalog für diese Schwerpunkte ist im Buch *Groupfitness Workout Basics & Variationen* (2017) zu finden.

9.1 ÜBUNGEN FÜR DIE BALANCE & STABILITY-PHASE

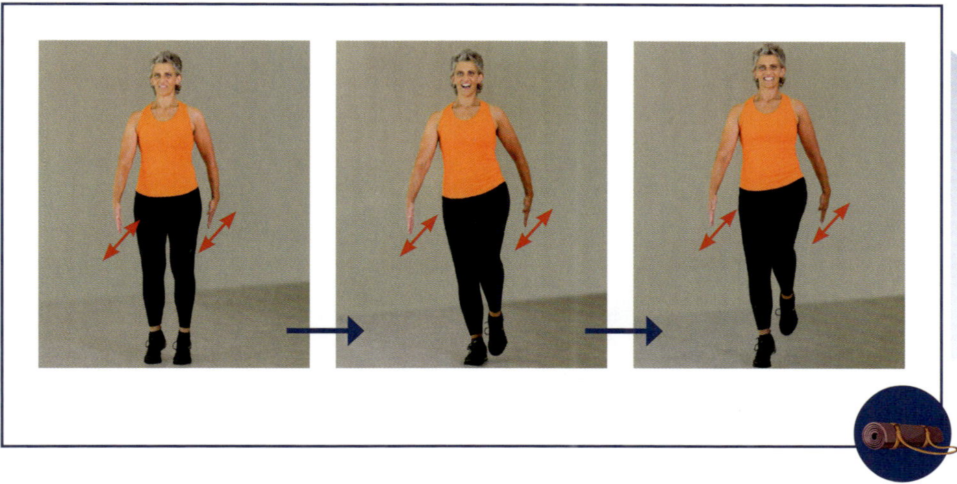

Zur Bildreihe: Aus dem Stand in der Grundposition entwickelt sich die Stabilisationsübung vom beidbeinigen Ballenstand über den Einbeinstand auf dem vollen Fuß zum einbeinigen Ballenstand. Gleichzeitig wird in allen Positionen eine Irritationsbewegung durch die Arme durchgeführt. Über verschiedene Armpositionen sind hier weitere Variationen denkbar.

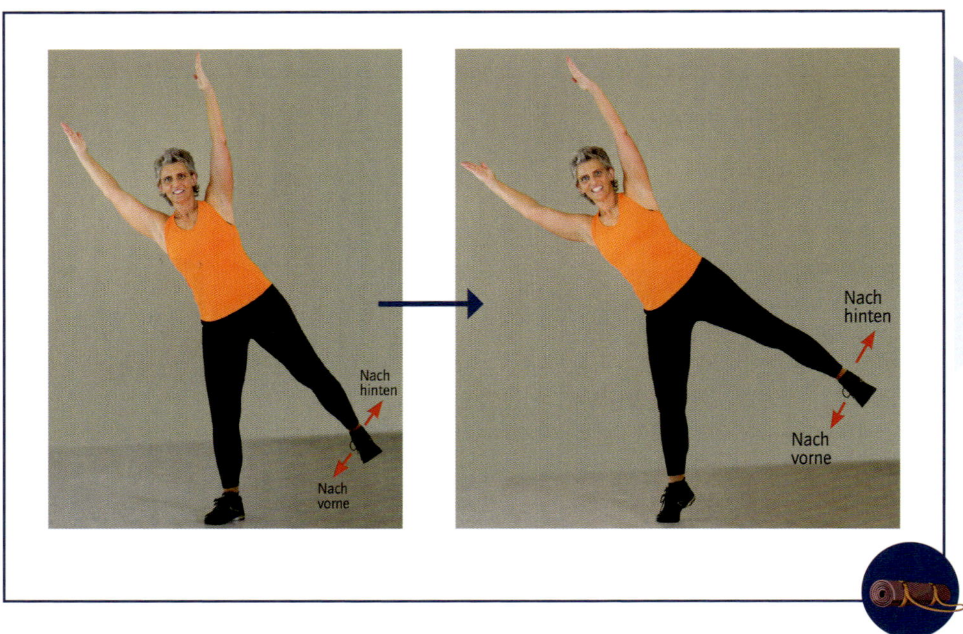

Zur Bildreihe: Aus der seitlichen Standwaagenposition startet die Irritationsbewegung durch das Spielbein (kleine Beinbewegung vor-rück). Eine Steigerung erfolgt durch das Heben in den Ballenstand bei gleichzeitiger Irritationsbewegung durch das Spielbein. Weitere Veränderungen sind über andere Armpositionen und den Neigungsgrad des Körpers in der Seitneige möglich.

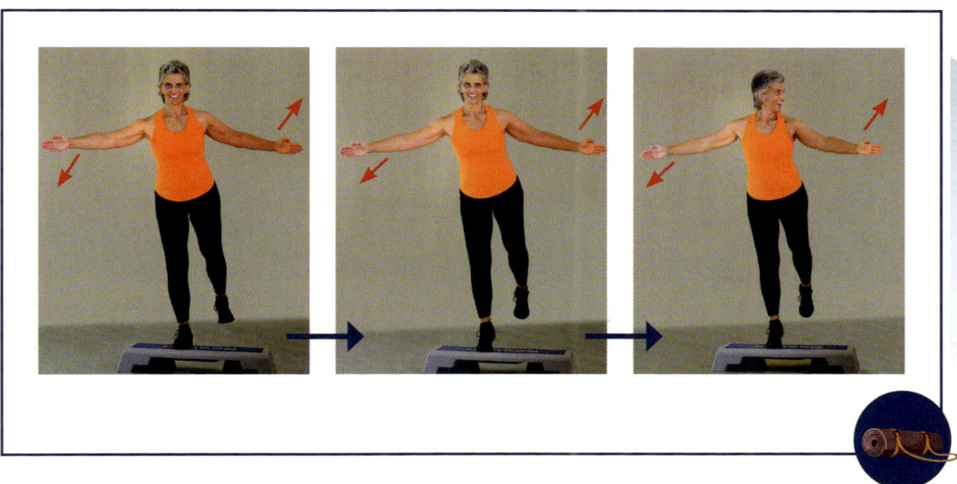

Zur Bildreihe: Aus der Grundposition kommend, eine leichte Standwaagenposition einnehmen, die Arme führen in der Seithalte wieder eine Irritationsbewegung aus. Dieses Mal mit einer kleinen Bewegung vor und zurück, dabei arbeiten die Arme im Wechsel.

Auch hier erfolgt die Steigerung des Schwierigkeitsgrades durch das Anheben zum einbeinigen Ballenstand. In der letzten Stufe wird durch die zusätzliche Kopfbewegung zur Seite die Schwierigkeit der Übung nochmals gesteigert.

Von Trainer zu Trainer

Bei allen Balance & Stability-Übungen ist vor Beginn der Übung auf eine gute Ausrichtung des Körpers, eine Ansteuerung der rumpfstabilisierenden Muskulatur und eine gute Längsspannung der Wirbelsäule zu achten. Die Übungsdauer beträgt in der Balance & Stability-Phase 20-30 Sekunden pro Übung.

Wird eine Übung im Einbeinstand ausgewählt, ist ein fließender Übergang von einer Seite zur anderen Seite zu gestalten.

9.2 ÜBUNGEN IN VERSCHIEDENEN AUSGANGSPOSITIONEN UND SCHWIERIGKEITSSTUFEN

Aus dem Vierfüßlerstütz

Push-up

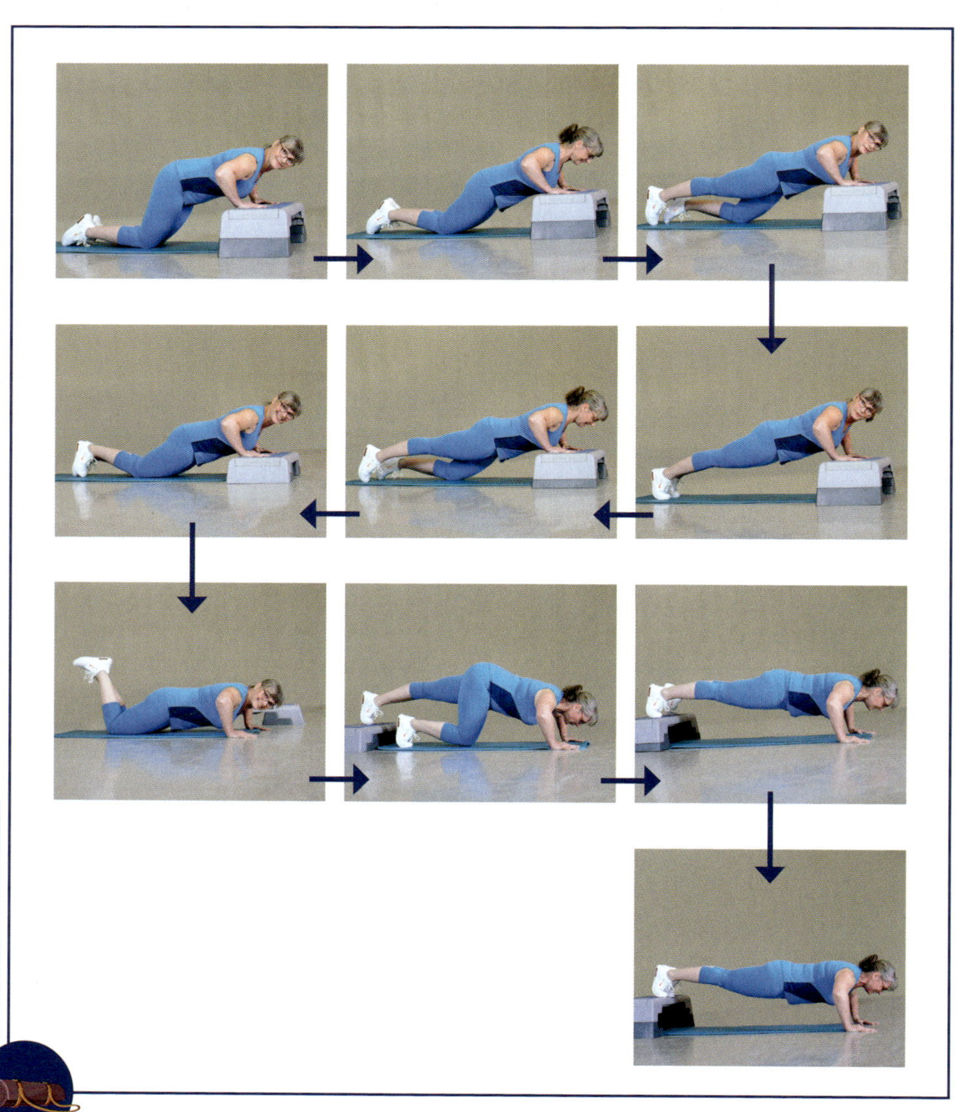

Zur Bildreihe: Die Übungsreihe „Push-up" beginnt im Vierfüßlerstütz auf der höchsten Stufe des Steps. Zuerst bleibt der Step unverändert und nur die Hebel des Körpers verändern sich über die halbe Liegestützposition, dann halbe Liegestützposition mit einem Bein lang aufgestellt, zum kompletten Liegestütz über die volle Körperlänge.

Als Nächstes folgt die Reduzierung der Stephöhe (Bild 5 und 6 in der Bildreihe). Hierbei werden wieder alle Schwierigkeitsstufen des Liegestützes (Push-up) durchlaufen. Dann folgt die Übungsreihe am Boden. Zum Schluss kann eine weitere Steigerung erfolgen, indem der Step unter den Füßen platziert wird.

Von Trainer zu Trainer

Der Liegestütz ist für viele Teilnehmer eine herausfordernde und zu Unrecht ungeliebte Übung. Diese Übung trainiert den ganzen Körper, neben Arm- und Brustmuskulatur auch die gesamte Rumpfmuskulatur. Sie wird zu Recht als die ideale Ganzkörperübung bezeichnet. Hier gilt es als Trainer, den Kursteilnehmern geeignete Schwierigkeitsstufen für ihr Leistungsniveau anzubieten.

Diese Übung lässt sich in einer großen Bandbreite gestalten. Neben den in der Bildreihe gezeigten Schwierigkeitsstufen können auch über die Stützbreite der Füße, das Anheben eines Spielbeins, unterschiedliche Bewegungstempi etc. weitere Intensitätsvariationen angeboten werden.

Eine Besonderheit in der Groupfitness ist das rhythmische Arbeiten zur Musik. Im Workout wird die konzentrische Phase der Muskelarbeit betont auf den Down-Beat durchgeführt. Das hat zur Konsequenz, dass beim Push-up die Bewegung aus der tiefen Position beginnt und der Körper in der Bewegungsausführung nach oben in den Stütz gedrückt wird.

Aus der Rückenlage

Crunch

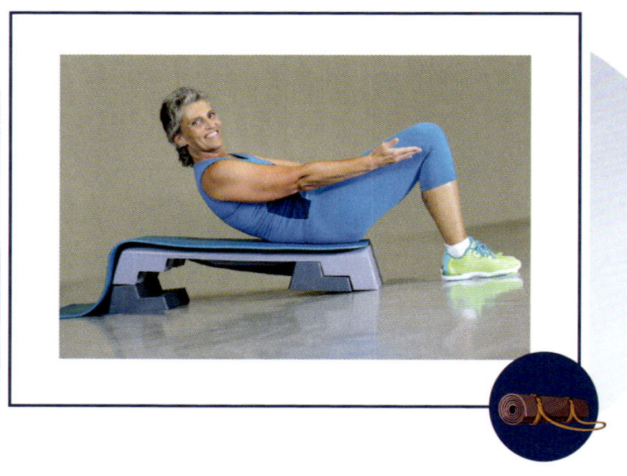

Zur Bildreihe: Die Übungsreihe „Crunch" beginnt mit der Rückenlage auf dem schräg gestellten Step, wobei sich der Kopf am hohen Ende des Steps befindet. Die Schwierigkeitsstufen (Levels) der Übung werden dabei über die Armposition gesteuert:

Leicht – die Arme sind neben dem Körper in Richtung Becken ausgestreckt.

Mittel – die Arme befinden in der U-Halte auf Kopfhöhe.

Schwer – die Arme werden in voller Länge über Kopf ausgestreckt.

Zur weiteren Steigerung wird die Übungsreihe ohne Step am Boden durchgeführt. Am Schluss platziert sich der Trainierende wieder auf dem schräg gestellten Step, dieses Mal mit dem Kopf am tiefen Ende des Steps. Auch hier können alle Schwierigkeitsstufen wieder angeboten werden.

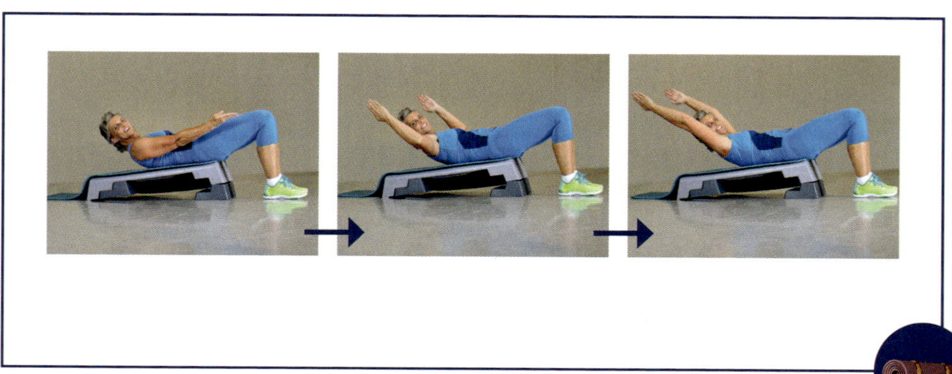

Lat Push-up

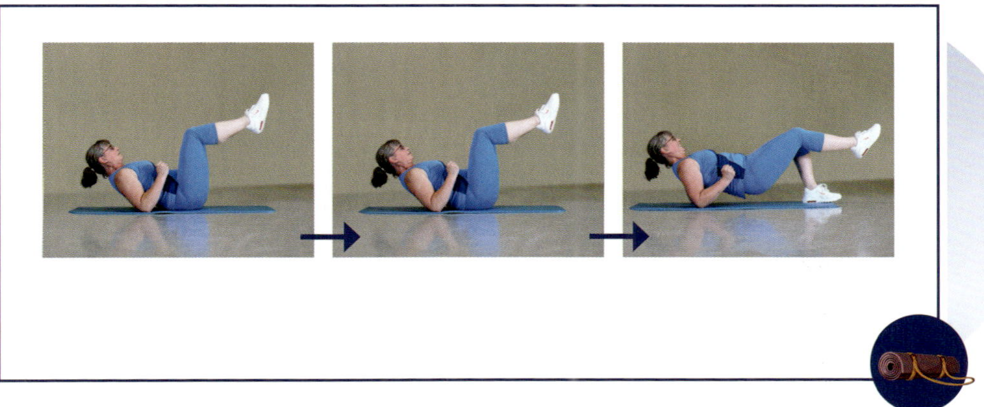

Zur Bildreihe: Die Übungsreihe „Lat Push-up" ist ein Übungsbeispiel ohne Step. Hier wird der Schwierigkeitsgrad nur durch Veränderung der Körperposition und Verlagerung des Körperschwerpunkts bestimmt.

Aus der Rückenlage am Boden wird im leichtesten Level der Oberkörper mit angestellten Beinen aus dem Boden gedrückt. Anschließend wird ein Bein bzw. beide Beine in die 90-Grad-Position (Stufenposition) angehoben. Der höchste Schwierigkeitsgrad dieser Übung wird durch das zusätzliche Anheben des Beckens erreicht (Hebelverlängerung).

Aus dem Seitstütz

Lateral Pelvis Lift

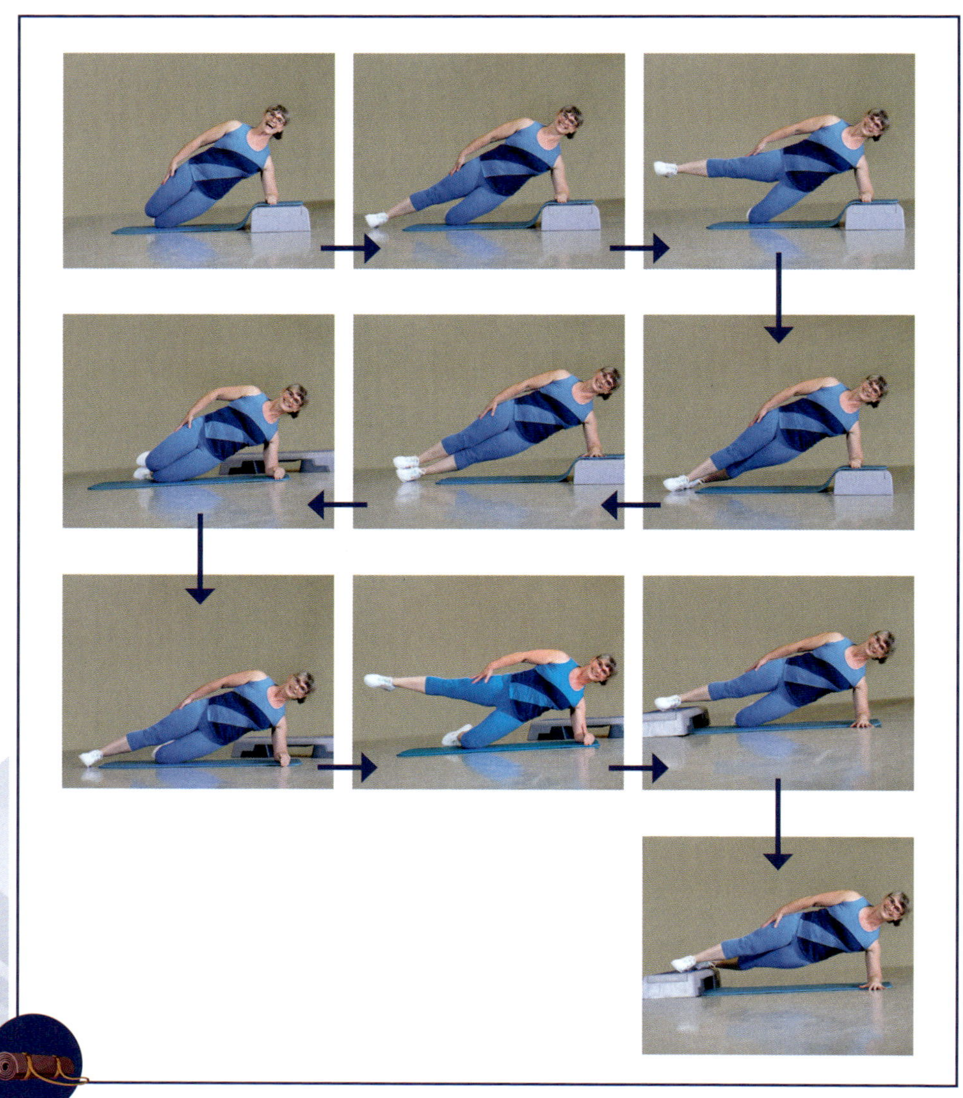

Zur Bildreihe: Die Übungsreihe Lateral Pelvis Lift startet aus dem Unterarmstütz auf dem Step (Bild 1-6) mit verschiedenen Beinpositionen, über die unter anderem die Veränderung des Hebels zustande kommt. Danach zeigt die Bildreihe **exemplarisch** einige ausgewählte Schwierigkeitsstufen am Boden, um anschließend den Schwierigkeitsgrad weiter zu erhöhen, indem die Füße auf dem Step platziert werden.

Im Stand

Squat

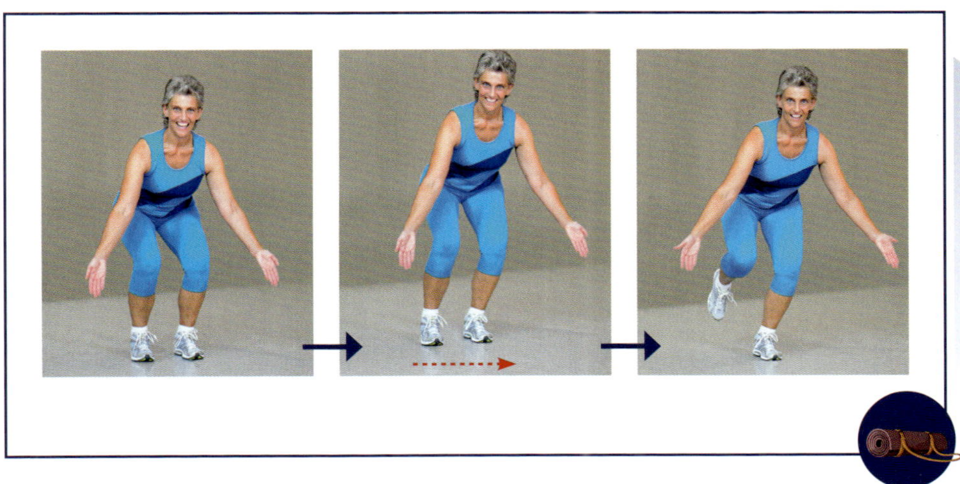

Zur Bildreihe: Die leichteste Schwierigkeitsstufe des Squats (Kniebeuge) beginnt mit gleichgewichteter Beinposition, hierbei befindet sich jeweils 50 Prozent des Körpergewichts über jedem Fuß.

Beim nächsten Level wird das Körpergewicht etwas mehr auf ein Bein verlagert, z. B. mit einer Gewichtsverteilung von 20:80. In der nächsten Stufe wird das Gewicht zu 100 Prozent auf einen Fuß verlagert, das Spielbein kann dabei verschiedene Positionen einnehmen.

Die Übung beginnt in der tiefen Squat-Position (schulterbreit). Mit dem Down-Beat der Musik in die Aufrichtung kommen, dabei bleiben die Knie leicht gebeugt.

Arrow & Bow

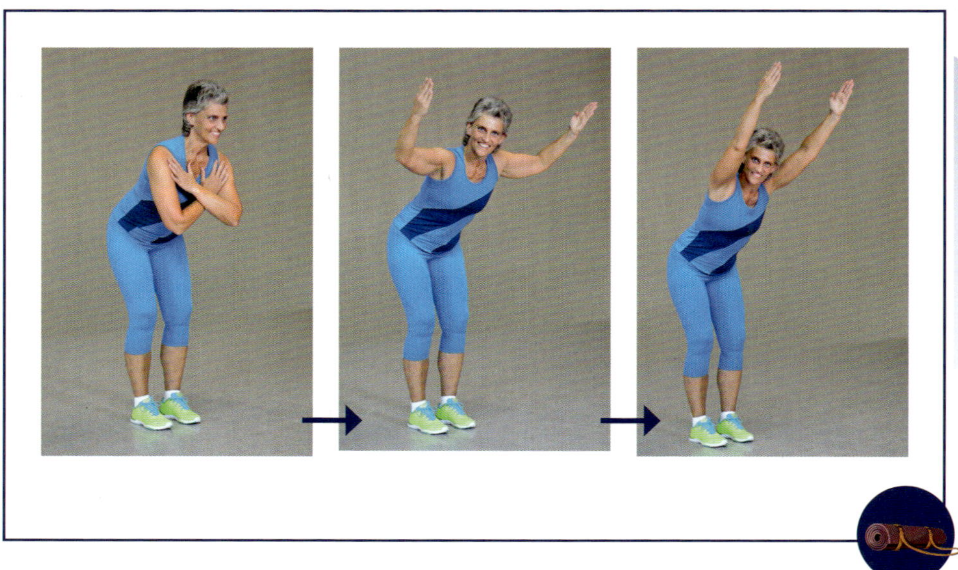

Zur Bildreihe: Aus einer vorgeneigten und aktiv gerundeten Oberkörperposition wird der Rücken gestreckt und die Brustwirbelsäule aufgerichtet. Die Schwierigkeitsstufen werden hierbei über die Armposition gestaltet.

Das leichte Level ist durch Arme, die sich dicht am Rumpf befinden (hier gekreuzt), gekennzeichnet. Über die Veränderung der Armposition wird der Schwierigkeitsgrad der Übung gesteigert, bis zum langen Hebel mit ausgestreckten Armen in Verlängerung des Rumpfs.

9.3 ÜBUNGEN FÜR DAS KOORDINATIVE KRAFTTRAINING

Plank-Variation 1

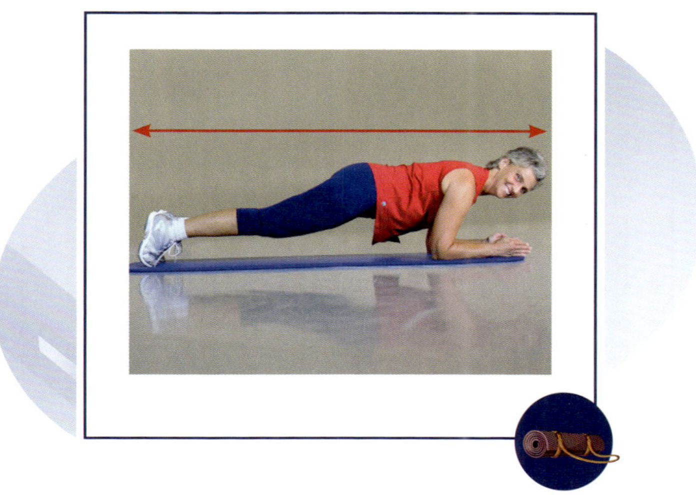

Aus der Plank-Position im Unterarmstütz den Körper mehrmals über eine Gewichtsverlagerung nach vorne und zurückschieben, dabei ist auf eine gute Rumpfspannung und eine neutrale Ausrichtung der Wirbelsäule zu achten.

Plank-Variation 2

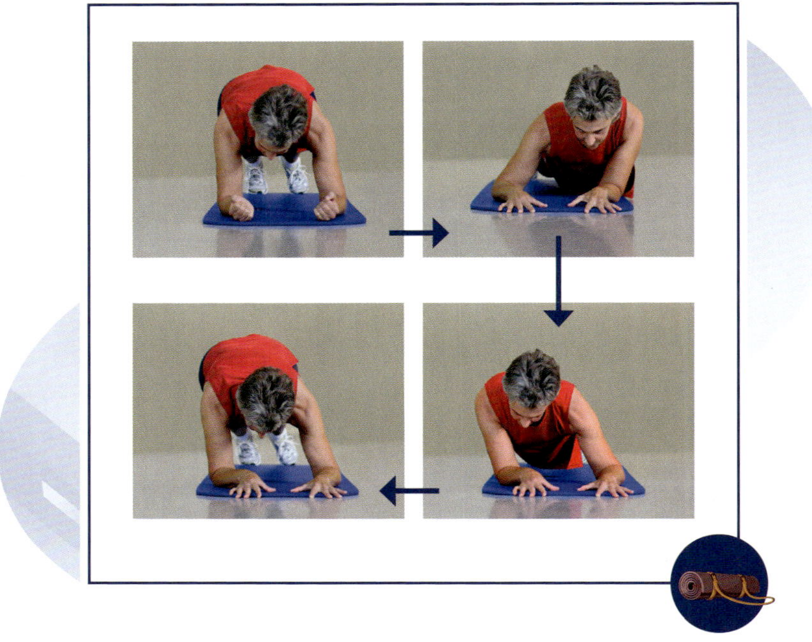

Aus dem Unterarmstütz (Planke) durch die Gewichtsverlagerung über den Unterarmen ein Kreisen des Rumpfs einleiten. Nach einigen Wiederholungen erfolgt ein Richtungswechsel.

Plank-Variation 3

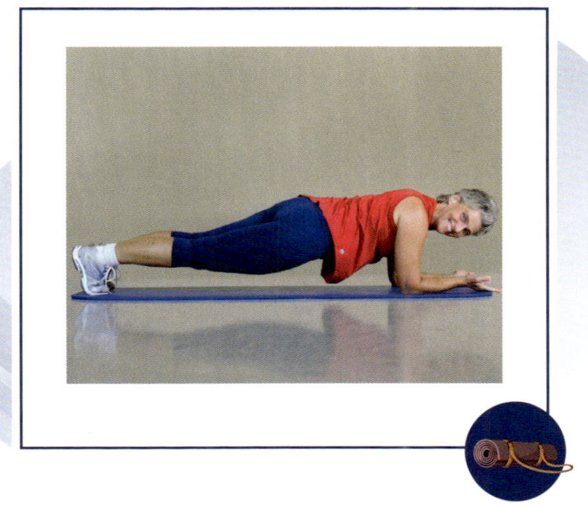

Im stabilen Unterarmstütz das Becken im Kreis bewegen (nach oben, zur Seite, nach unten, zur Seite). Nach mehreren Runden die Richtung wechseln.

Capoeira

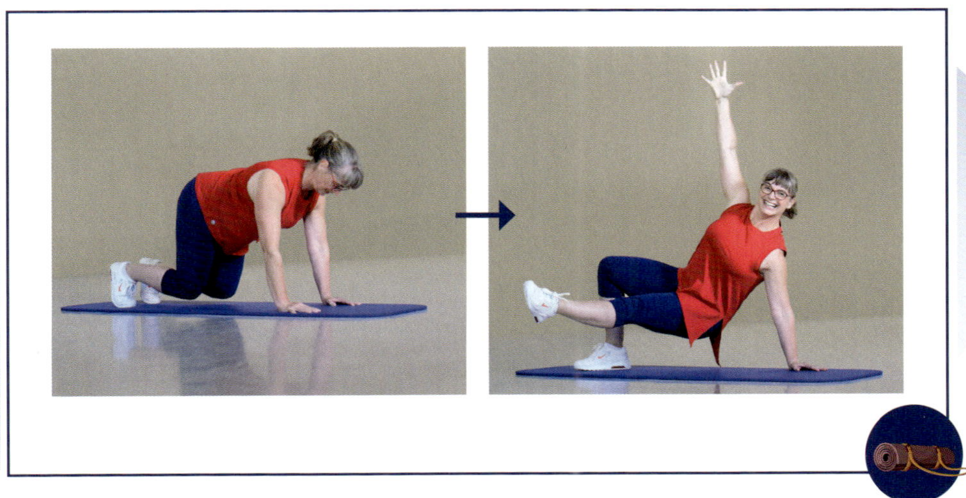

Aus dem Vierfüßlerstütz erfolgt eine halbe Drehung des Rumpfs mit einer Gewichtsverlagerung auf einen Stützarm. Der freie Arm wird angehoben und ausgestreckt, ebenso wie das Spielbein. Wieder zurückdrehen in den Vierfüßlerstütz und anschließend zur anderen Seite wiederholen.

Schiffchen

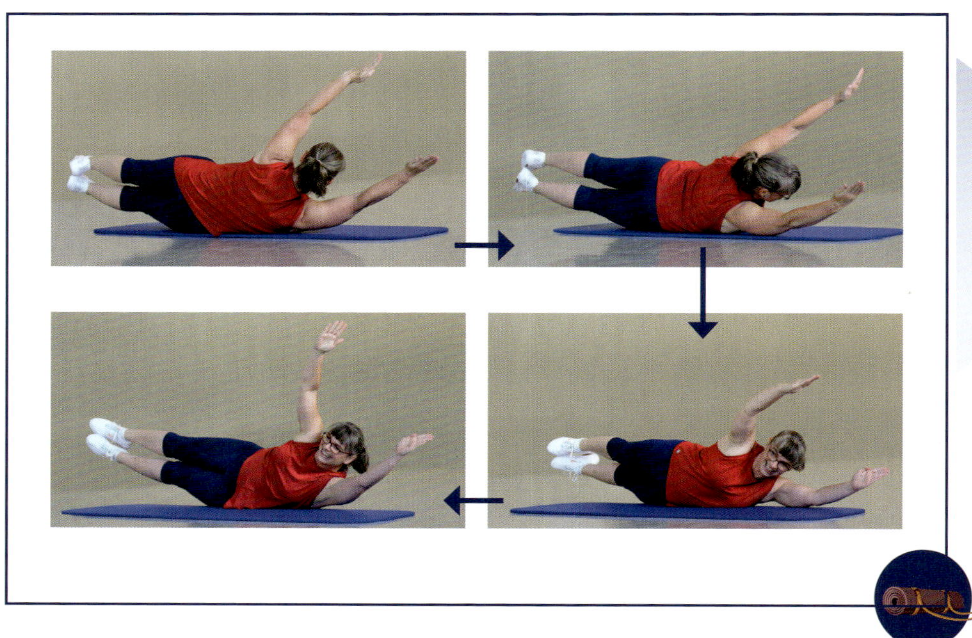

Aus der Seitenlage die Grundspannung aufbauen und beide Beine anheben und die Arme über Kopf ausstrecken. Über eine Gewichtsverlagerung den Körper um seine Längsachse in die Bauchlage und weiter zur anderen Seite drehen. Dabei jede Position unter Beibehaltung der Körperspannung kurz ausbalancieren.

Es kann von Seite zu Seite über die Bauchlage, aber auch über die Rückenlage gedreht werden. Ebenso sind Drehungen um die komplette Körperachse denkbar.

Oktopus

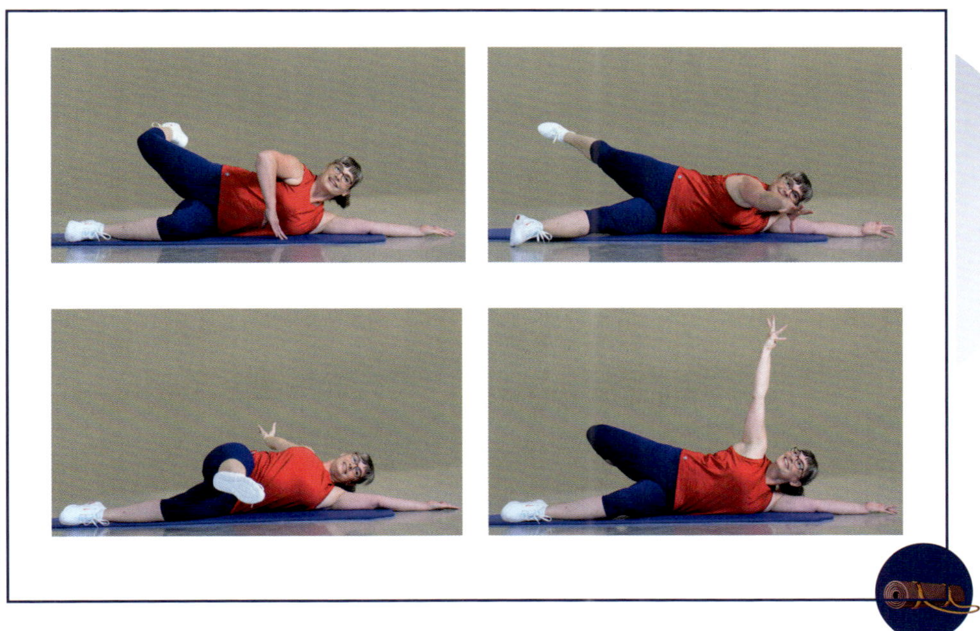

In der Seitenlage das Bein in verschiedene Positionen führen. Die Bewegungen so ausführen, dass eine größtmögliche Bewegungsweite entsteht. Durch das Einbeziehen von Arm- und Rumpfbewegungen kann die Zugrichtung vergrößert werden.

Tipp:

Die Teilnehmer auffordern, die Bewegungsmöglichkeiten des Beins im Hüftgelenk zu erproben und zu erspüren. Gleichzeitig dabei die größtmögliche Reichweite im Körper entstehen lassen.

„Die Uhr" – ein Bewegungsspiel im Vierfüßlerstütz

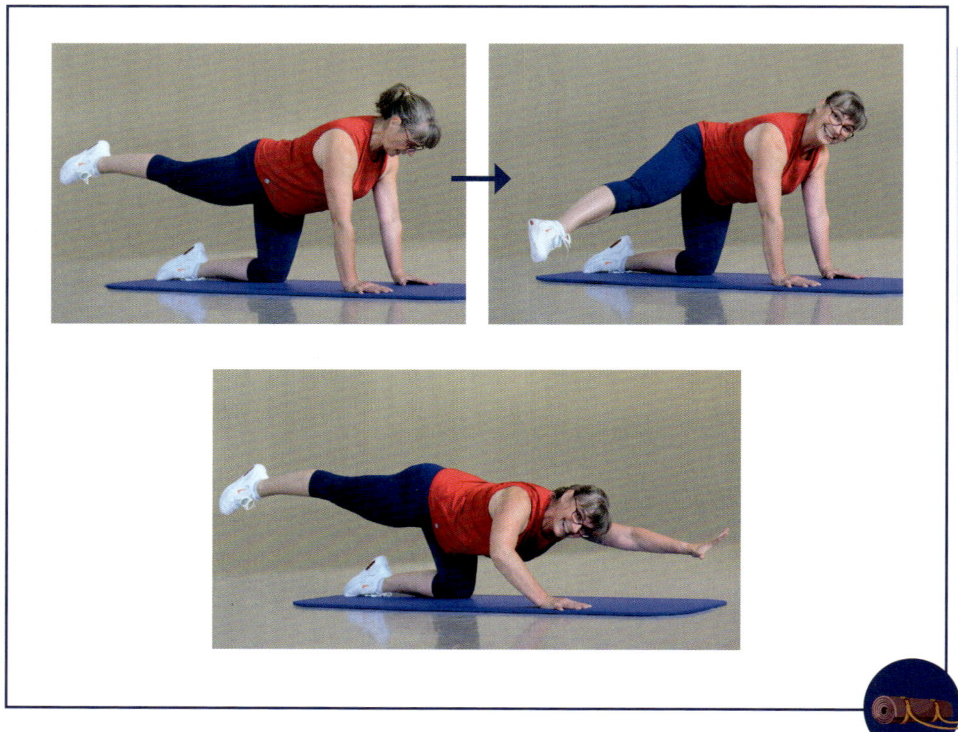

Im Stütz das Bein in verschiedene Richtungen anheben unter Beibehaltung der Rumpfspannung. Dabei stellt sich der Übende vor, auf dem Zifferblatt einer Uhr platziert zu sein und mit dem Bein verschiedene Uhrzeiten anzuzeigen! Später kann der Trainer eine Uhrzeit, z. B. 3 Uhr, zurufen und die Trainierenden müssen das Bein auswählen, mit welchem sie die Zeit anzeigen können. Kreative Lösungen sind erwünscht.

Variationen: Die Übung mit den Armen ausführen oder Beine und Arme kombinieren. Eine weitere Veränderung wird möglich, wenn der „Bewegungsansatz – eine möglichst große Bewegungsreichweite zu erreichen" angewendet wird.

Plyometric Push-up aus dem Vierfüßlerstütz

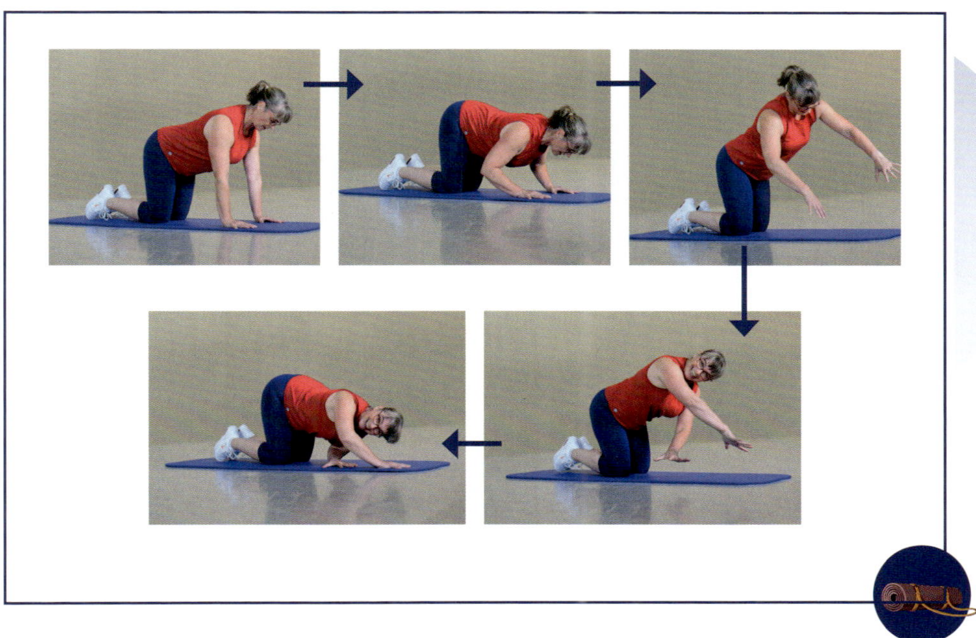

Sich aus dem Stütz in den Push-up (Liegestütz) absenken, dann sich mit den Händen explosiv aus dem Boden herausdrücken (Flugphase), anschließend wieder den Körper im Liegestütz abfangen. Die Landung dabei unterschiedlich gestalten: schulterbreit, über Schulterbreite, die Hände berühren sich, die Hände sind versetzt, die Hände zeigen in verschiedene Richtungen etc.

Wandern im Vierfüßlerstütz

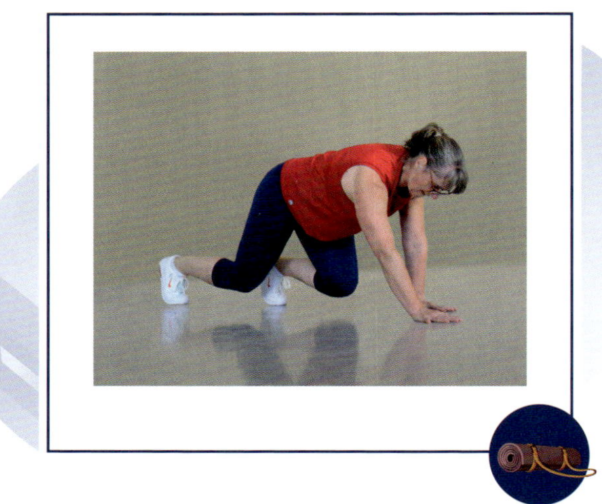

Im Vierfüßlerstütz die Füße aufstellen und die Knie leicht anheben. Dann mit den Händen und Füßen vorwärtslaufen, dabei werden Hände und Füße immer diagonal angehoben und aufgesetzt, die Rumpfspannung aufrecht halten! Mehrere Schritte nach vorne und wieder nach hinten laufen.

Variationen: Sich seitwärts bewegen, kreuz und quer im Raum und auf Zuruf die Richtung ändern, sich synchron mit einem Partner bewegen etc.

Full-Body-Extension

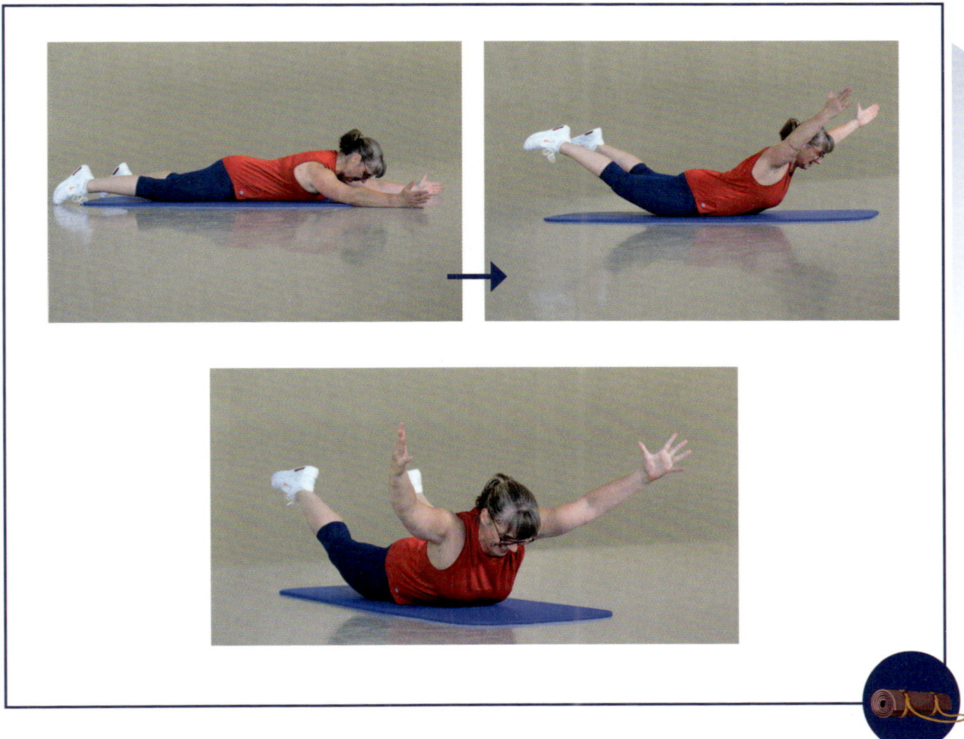

In der Bauchlage Körperspannung aufbauen und den Kopf in Verlängerung der Wirbelsäule anheben, anschließend beide Beine und Arme maximal anheben. Die Position halten (statische Muskelarbeit).

Variationen: Am Bewegungsende kleine, federnde Bewegungen machen. Den Abstand zwischen den Füßen bzw. den Händen vergrößern oder verkleinern. In der Endposition eine „Swimming"-Bewegung ausführen.

Jump Squat

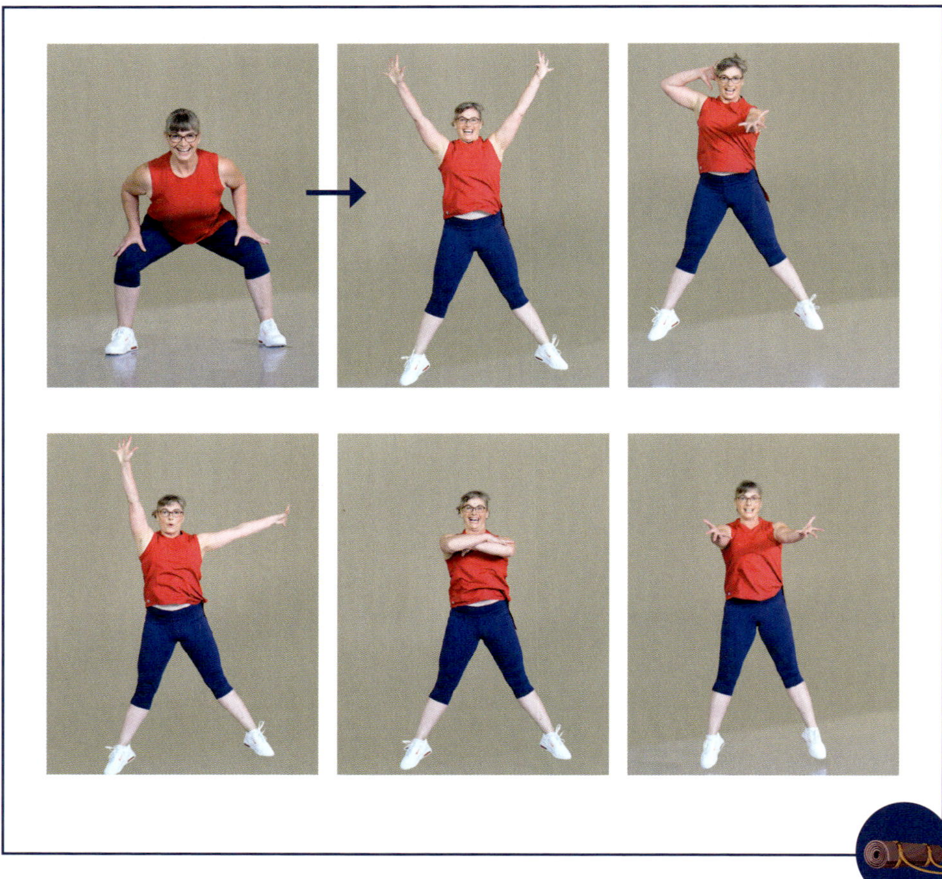

Aus der überschulterbreiten, tiefen Squat-Position abspringen und wieder in der Squat-Position landen. Die Flugphase kreativ mit verschiedenen Armpositionen gestalten. Bei der Durchführung ist auf ein sicheres und sauberes Abrollen der Füße in der Landephase sowie auf die Einhaltung der Beinlinie in der Squat-Position zu achten.

Variationen: Abspringen und landen im Ausfallschritt; kleine, flache Sprünge mit hohen, großen Sprüngen abwechseln. Verschiedene Beinpositionen in der Luft (Hocksprung, Grätschsprung, Strecksprung usw.).

Leg Swing

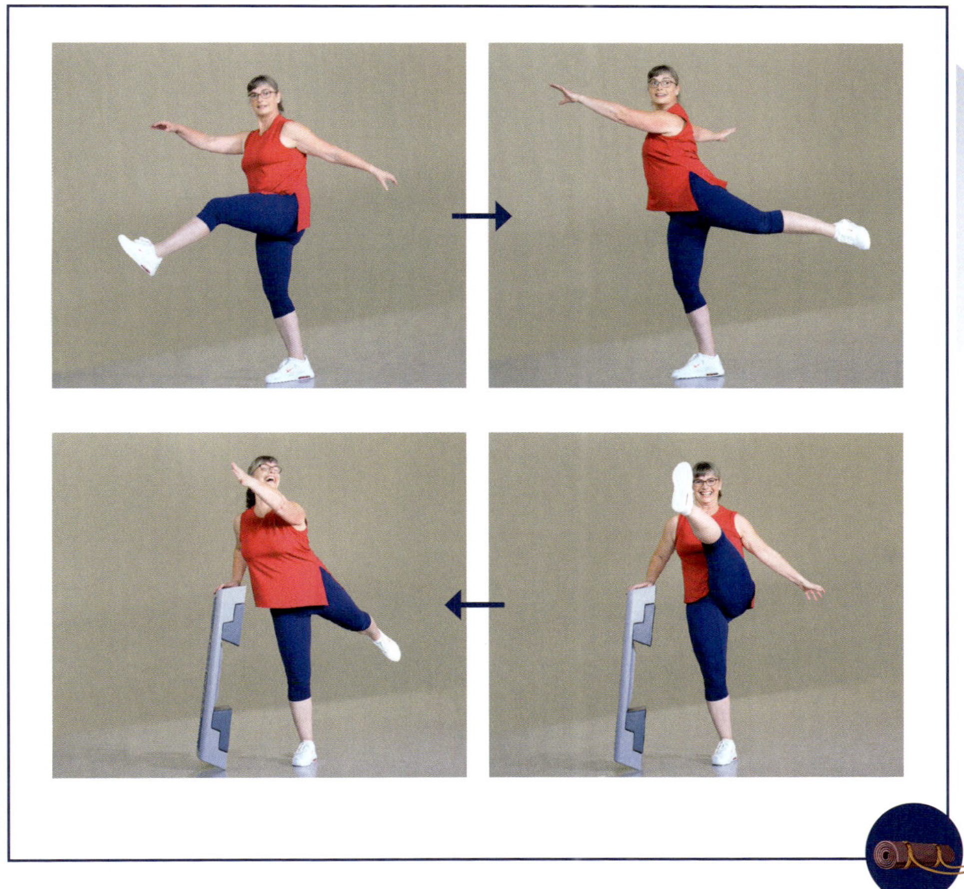

Aus einer kleinen Schrittstellung das Bein nach vorne und nach hinten schwingen. Die Arme unterstützen das Gleichgewicht. Sich langsam an einen großen Bewegungsradius herantasten.

Variationen: Auf ein vereinbartes Signal hin eine bestimmte Bewegungsweite ausführen. Unterschiedlich schnell schwingen oder katapultartig das Bein nach vorne schwingen etc. Diese Übung kann auch mit dem Step als Unterstützung durchgeführt werden.

Lunge-Kombination

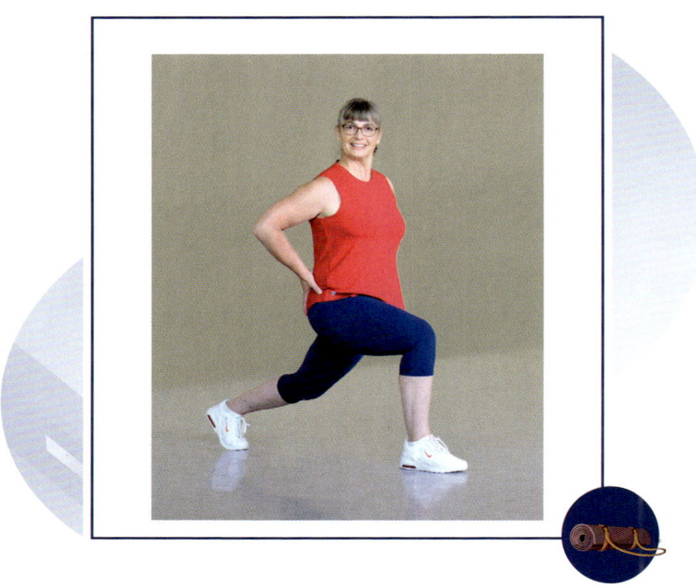

Aus der Grundposition im Stand mit dem rechten Bein einen Ausfallschritt nach vorne ausführen, wieder in die Grundposition zurückkehren, dann einen Ausfallschritt zur Seite ausführen, wieder in die Grundposition zurückkehren, zum Schluss einen Ausfallschritt nach hinten ausführen und die Füße wieder in der Grundposition schließen.

Anschließend die Folge mit dem linken Bein ausführen. Bei der Ausführung immer die Ausrichtung der Beinlinie beachten.

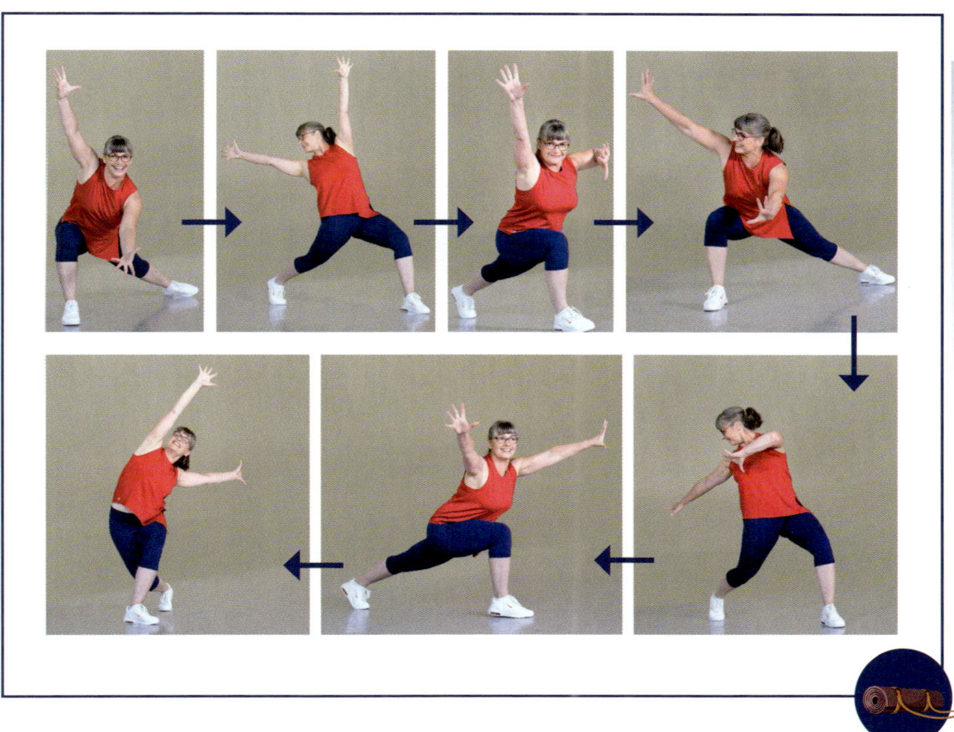

Variationen: Eine herausfordernde Variation entsteht durch den Einsatz von Armen und Rumpf. Mit der Bewegungsidee, die gegenüberliegende Wand und/oder die Decke mit den Händen zu erreichen, spannt sich der Körper auf, die Bewegungsweite wird vergrößert, das Gleichgewicht wird herausgefordert. Eine weitere Variante ist, die Übung mit einem gekreuzten Ausfallschritt auszuführen.

10 ÜBUNGSKATALOG DEHNEN

Dieses Kapitel zeigt eine Vielzahl an Dehnübungen auf. Den Anfang machen Dehnübungen zu den Pflichtdehnbereichen (siehe Kap. 8.3.3).

Die Dehnübungen aus den Pflichtdehnbereichen bilden den Schwerpunkt im Post-Stretch einer Groupfitness-Stunde. Dabei werden überwiegend passive und aktive Dehnformen mit statischer oder dynamischer Muskelarbeit durchgeführt.

Zusätzlich ergänzt wird der Übungspool durch Abwandlungen der Dehnübungen, unter anderem durch die Integration anderer Muskulatur bzw. von myofaszialen Zuggleitbahnen, z. B. durch die Hinzunahme einer Wirbelsäulenrotation, durch eine „suchende" und schmelzende Ausführung.

Im letzten Teil des Übungskatalogs findet sich eine Erweiterung mit Dehnübungen für andere Zielmuskulatur. Diese können in einem Stretchtraining oder auch als ergänzende Übungen im zeitlichen Rahmen des Post-Stretches durchgeführt werden.

10.1 DEHNÜBUNGEN DER PFLICHTDEHNBEREICHE

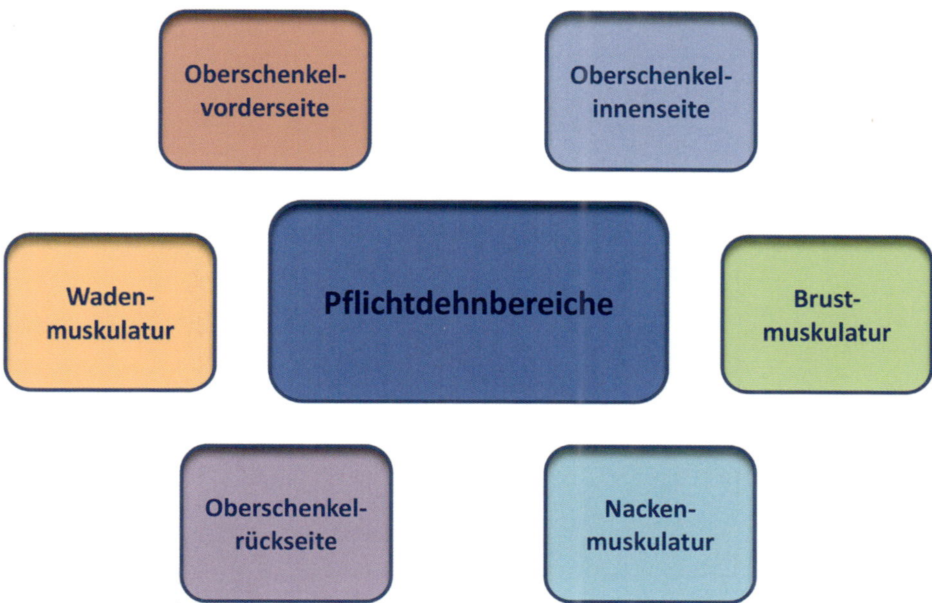

Übersicht über die Muskulatur der Pflichtdehnbereiche

Pflichtdehnbereich Oberschenkelvorderseite (M. quadriceps femoris)

Übung 1: „Flamingo"

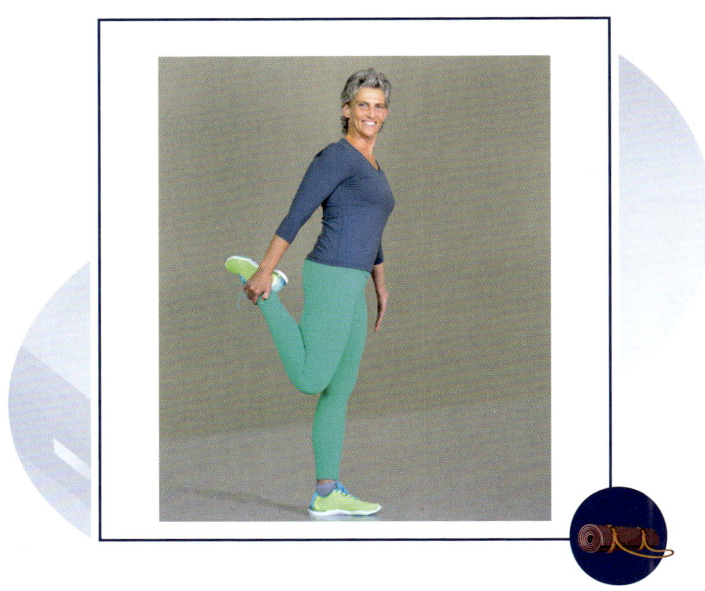

Im Einbeinstand mit einer Hand den gleichseitigen Fuß fassen. Der Fuß kann am Sprunggelenk oder am Fußrücken gefasst werden. Ist das dem Übenden nicht möglich, kann etwa die Fersenlasche des Schuhs, die Socke oder sogar das Hosenbein gegriffen werden. Auch der Einsatz eines Hilfsmittels wie ein Handtuch ist denkbar.

Den Körper gut aufrichten und über das Anspannen der Gesäß- und Bauchmuskulatur das Becken aufrichten. Die Intensität der Dehnspannung wahrnehmen. Gleichzeitig ist darauf zu achten, dass das Knie des zu dehnenden Beins parallel zum Standbein ausgerichtet bleibt. Um das Gleichgewicht besser zu halten, kann man sich an einer Wand abstützen.

→ Passive Dehnform mit aktivem Anteil.
→ Wird die Gesäßmuskulatur aktiviert (aktive Dehnung), ist der Schwerpunkt der Dehnung ursprungsnah in Bezug auf Ursprung und Ansatz der Muskulatur.
→ Überwiegend statische Ausführung, eine dynamische Ausführung ist möglich.

Eine Veränderung der Dehnübung kann unter anderem dadurch erfolgen, dass der Fuß circa 8-10 Sekunden in die Hand gedrückt wird (Contract), dabei wird der zu dehnende Muskel (M. quadriceps femoris) angespannt, als ob man das Knie in die Streckung bringen will. Danach 2-3 Sekunden entspannen und wieder in die Dehnposition zurückkehren und diese weiter vertiefen.

→ Dehnmethode CR (Contract-Relax & Stretch).

Übung 2

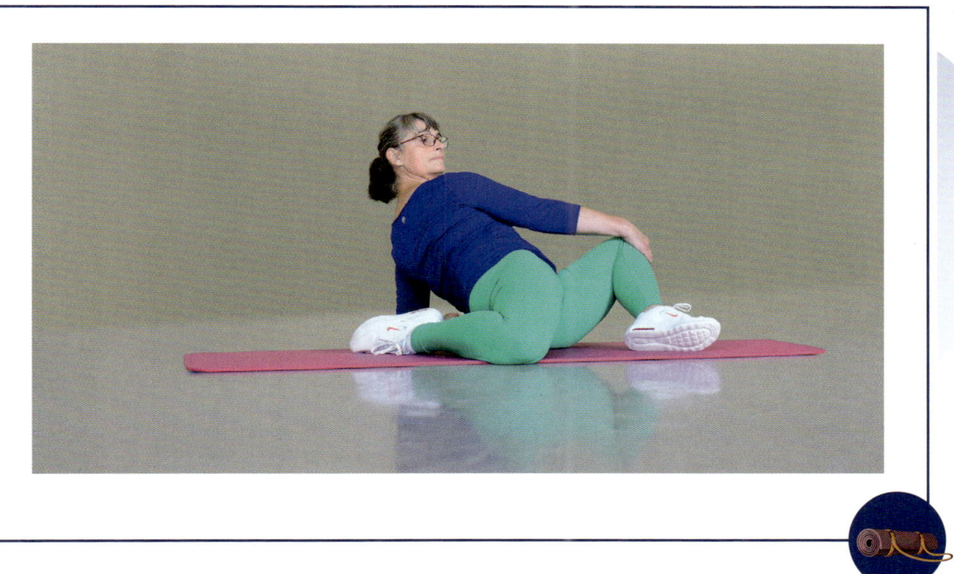

Aus dem Sitz mit angestellten Beinen werden beide Beine nach rechts auf den Boden gelegt. Das obere Bein am Sprunggelenk fassen und das Bein weit nach hinten ziehen, bis die Ferse das Gesäß berührt. Der andere Oberschenkel zeigt diagonal nach vorne außen.

Den Unterarm hinter der Körperachse auf den Boden legen. Die Gegenhand ergreift das vordere Knie (kurz unter dem Knie am Schienbein) und zieht es leicht in Richtung Körper. Durch das Heben des Brustbeins und durch die Aktivierung der Bauch- und Gesäßmuskulatur (Beckenaufrichtung) wird die Dehnspannung aufgebaut.

- → Passive Dehnform mit aktivem Anteil.
- → Statische Ausführung, eine dynamische Ausführung ist, bedingt durch die Gesäßmuskulatur, möglich.

Übung 3

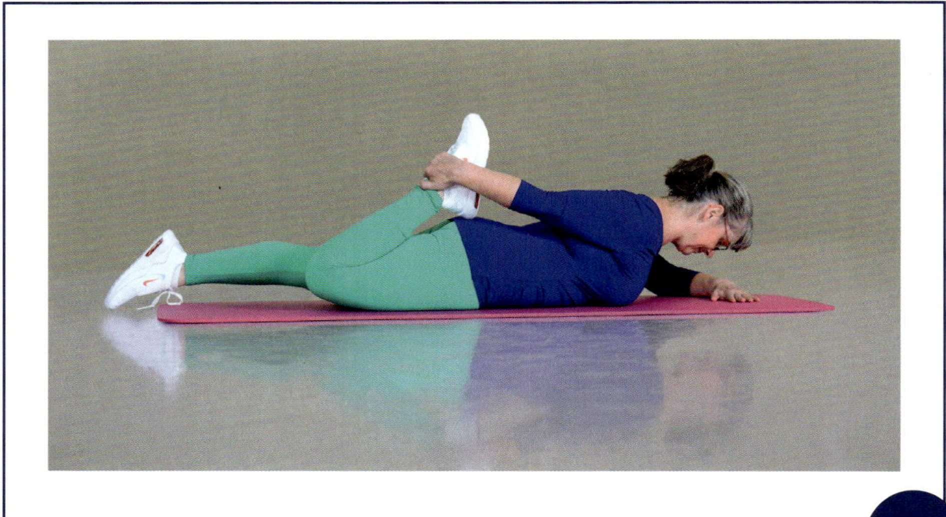

In der Bauchlage den Fuß mit der Hand fassen und in Richtung Gesäß führen, dabei ist auf eine Aktivierung der Bauchmuskulatur zu achten. Der Kopf kann auf dem anderen Arm abgelegt werden oder wird in der Verlängerung der WS angehoben. Um die Dehnspannung zu vertiefen, kann die Gesäßmuskulatur (Antagonist) angespannt werden, dabei schiebt sich das Becken gegen den Boden.

→ Passive Dehnform mit aktivem Anteil.
→ Eine statische Ausführung ist zu bevorzugen.

Von Trainer zu Trainer

Für sehr unbewegliche Teilnehmer kann eine Lageerhöhung von Vorteil sein. Hierbei positioniert sich der Teilnehmer in der Bauchlage zum Beispiel auf dem Step, dabei platziert er die Leistenbeuge am schmalen Ende des Steps. Die Beine befinden sich leicht gebeugt mit den Knien am Boden. Aus dieser Position die Dehnung ausführen.

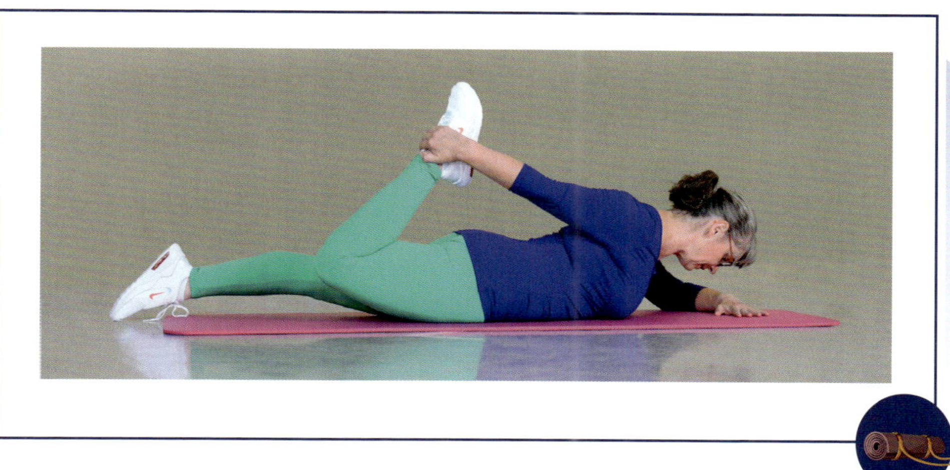

Ausgangsposition der Übung, wie zuvor beschrieben. Den Fuß circa 8-10 Sekunden gegen die Hand drücken (Contract), dabei wird der zu dehnende Muskel (M. quadriceps femoris) angespannt, als ob man das Knie in die Streckung bringen will. Anschließend nachgeben (2-3 Sekunden entspannen) und in eine tiefere Dehnposition zurückkehren.

→ Dehnmethode CR (Contract-Relax & Stretch).

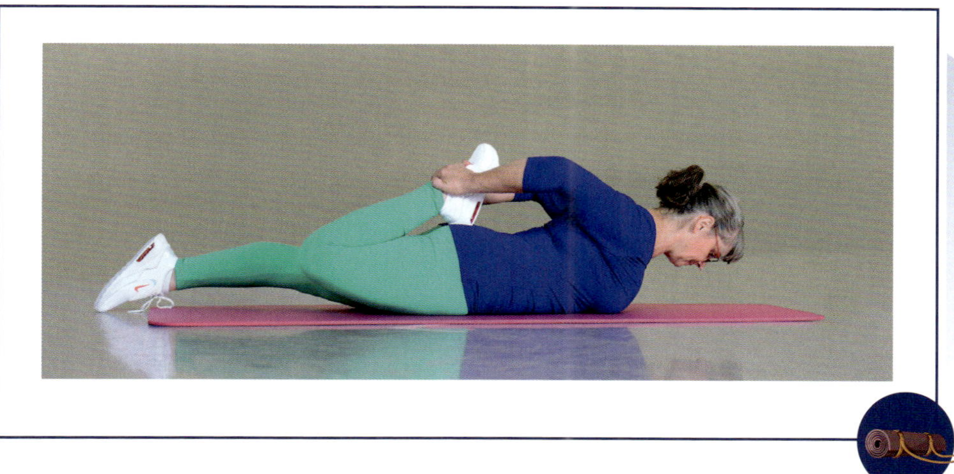

Eine weitere Facette dieser Übung kann die Ausführung durch das Fassen des Fußes mit beiden Händen darstellen. Der Oberschenkel des zu dehnenden Beins sollte dabei aus dem Hüftgelenk heraus verlängert werden.

→ Passiv-statische Dehnung.

Übung 4

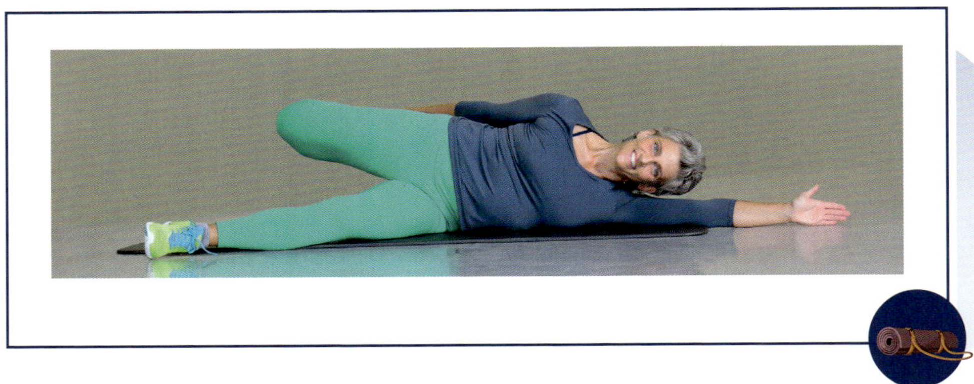

In der Seitenlage das untere Bein leicht nach vorne anwinkeln (zur besseren Stabilität), das obere Bein am Fußrücken fassen und diesen in Richtung Gesäß ziehen, bis eine Dehnspannung wahrnehmbar ist. Eine Verstärkung der Dehnspannung ist durch folgende Möglichkeiten erreichbar:

1. Das Knie unter Beibehaltung der Rumpfspannung weiter hinter die Körperachse führen.
2. Die Gesäßmuskulatur aktivieren und das Becken weiter aufrichten (aktive Dehnung).

→ Passive Dehnform; eine Erweiterung mit aktivem Anteil ist möglich.
→ Eine dynamische Ausführung ist möglich.

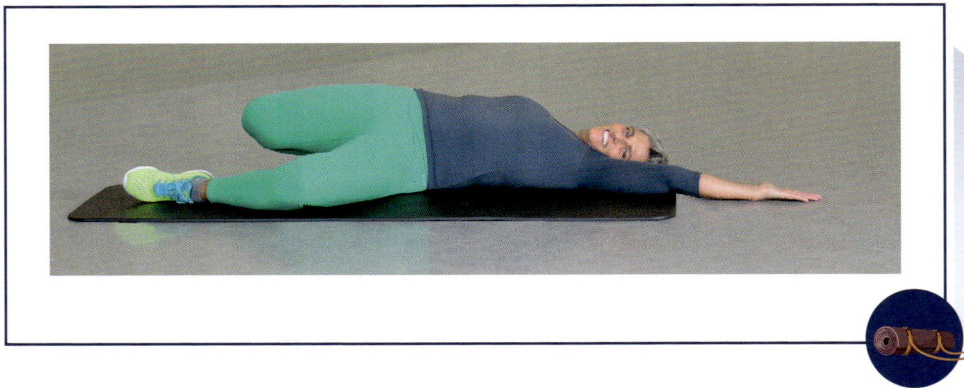

In der Endposition der Dehnung den Schultergürtel des Körpers langsam nach hinten in Richtung Boden führen und ggf. die Schulter ablegen. Diese Dehnposition halten und hineinschmelzen.

→ Schmelzend dehnen.
→ Durch die Rotation werden diagonale und seitliche Muskelketten, unter anderem die Spiral-Zuglinie, hinzugeschaltet (fasziale Anteile).

Übung 5

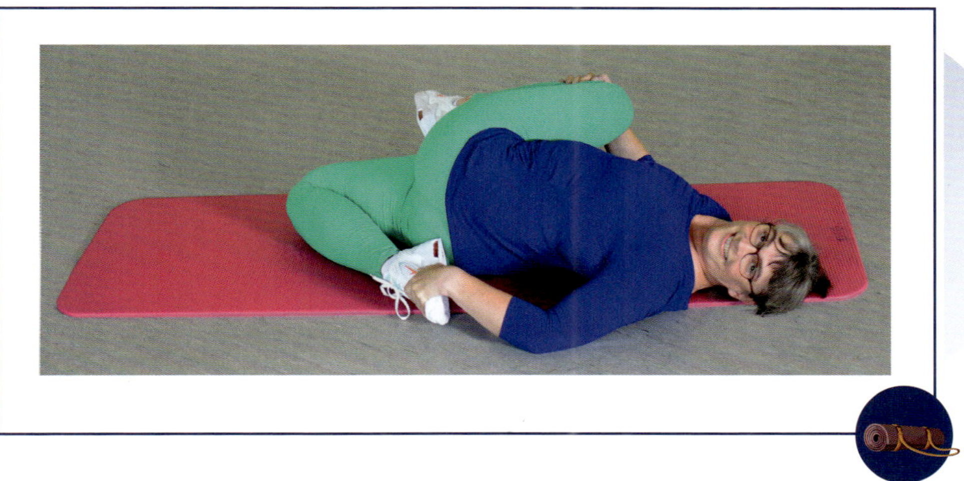

Diese Dehnposition erfordert bereits eine gute Beweglichkeit und ist eher für geübte Teilnehmer.

Aus der Seitenlage mit angewinkelten Beinen wird das obere Bein mithilfe des unteren Arms am Schiebebein in Richtung Rumpfvorderseite gezogen. Die Hand des oberen Arms ergreift den Fuß des unteren Beins und zieht diesen zum Gesäß. Dabei wird die Wirbelsäule leicht in Richtung unteres Bein rotiert. Den Kopf am Boden in einer entspannten Position ablegen.

→ Passiv-statische Dehnung, gegebenenfalls mit aktivem Anteil.
→ Kleine Winkelveränderungen im Hüftgelenk oder in der Wirbelsäule können ggf. Veränderungen in der Dehnintensität hervorrufen.

Pflichtdehnbereich Oberschenkelrückseite (ischiokrurale Muskulatur)

Übung 1: „Sumo"

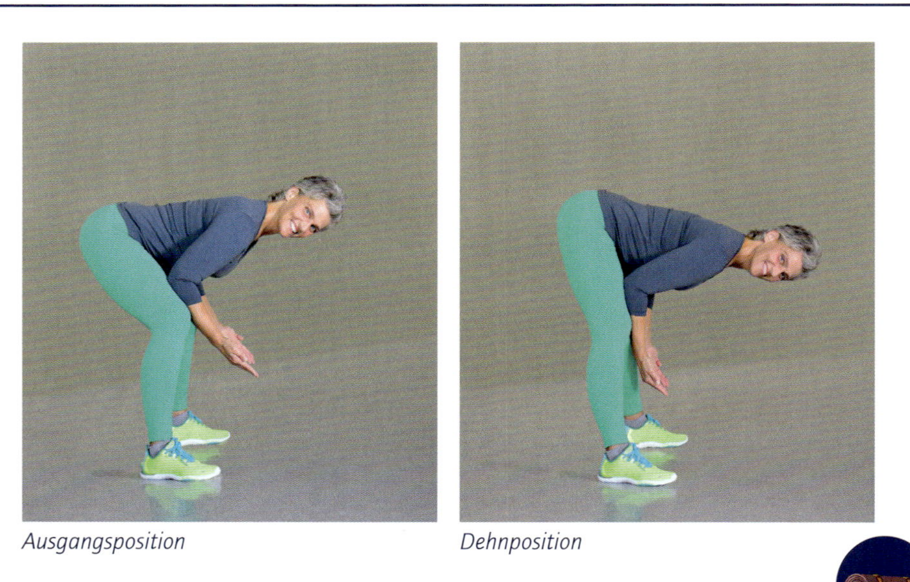

Ausgangsposition *Dehnposition*

Im leicht überhüftbreiten Stand, unter Berücksichtigung der Beinlinie, die Knie beugen (Squat-Position) und den Oberkörper nach vorne neigen, bis die Unterarme sich auf den Oberschenkeln ablegen können (optional: die Hände abstützen). Das Brustbein heben und das Becken aktiv kippen. Dann langsam die Knie strecken, bis eine Dehnspannung wahrnehmbar ist. Dabei die Wirbelsäulenlänge und die Beckenkippung beibehalten.

→ Aktiv-statische Dehnung.
→ Durch kleine Impulse durch das Becken kann ein dynamischer Akzent in der Dehnung gesetzt werden.

Übung 2: Mit Step

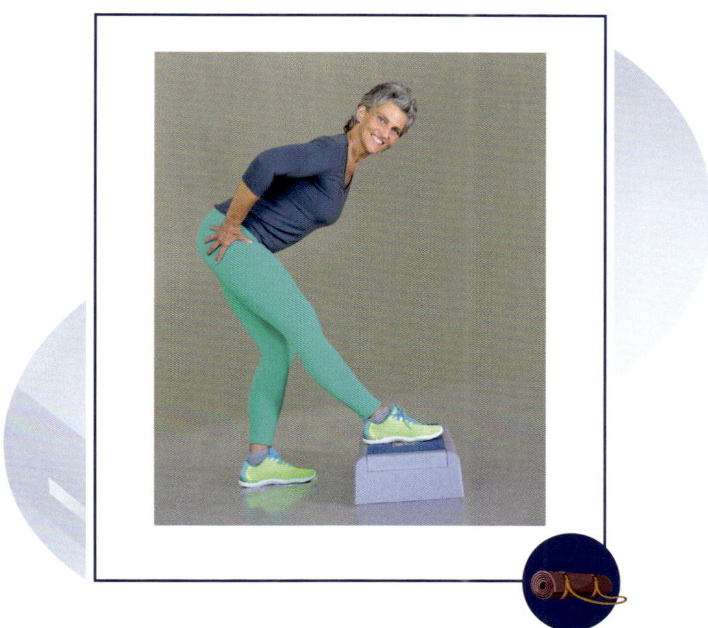

Aus der Grundposition hinter dem Step stehend, einen Fuß mit leicht gebeugtem Bein flach auf die Plattform stellen und das Körpergewicht auf das hintere Bein verlagern, dabei den Oberkörper in eine leichte Vorlage bringen. Die Arme können an der Hüfte abgestützt werden, oder leicht außenrotiert neben dem Körper geöffnet werden. Dadurch wird die Aufrichtung der Wirbelsäule unterstützt.

Durch das bewusste Heben des Brustbeins und das aktive Kippen des Beckens (Sitzbeine in Richtung Decke strahlen lassen) die erste Dehnspannung erspüren. Dann das Knie des vorderen Beins (auf dem Step) langsam in die Streckung bringen und die Dehnspannung erweitern.

- → Eine überwiegend passive Dehnform, zur Streckung des Knies wird kurzweilig die antagonistische Muskulatur aktiviert.
- → Statische Ausführung, eine dynamische Ausführung ist ebenfalls möglich.

Weitere Variationsmöglichkeiten der Übung

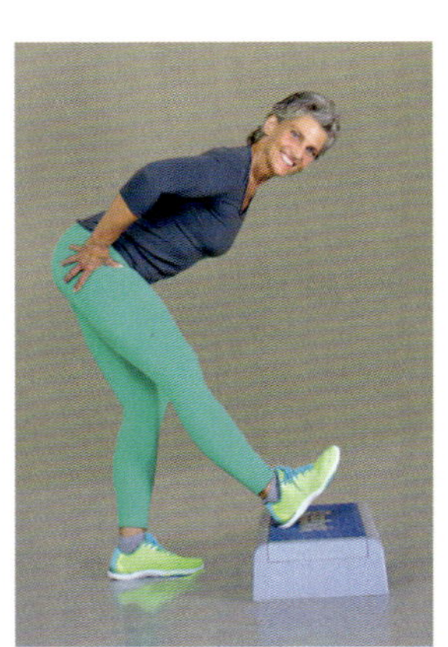
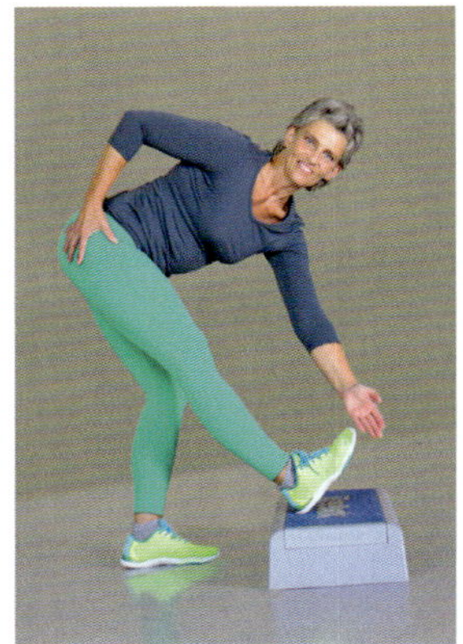
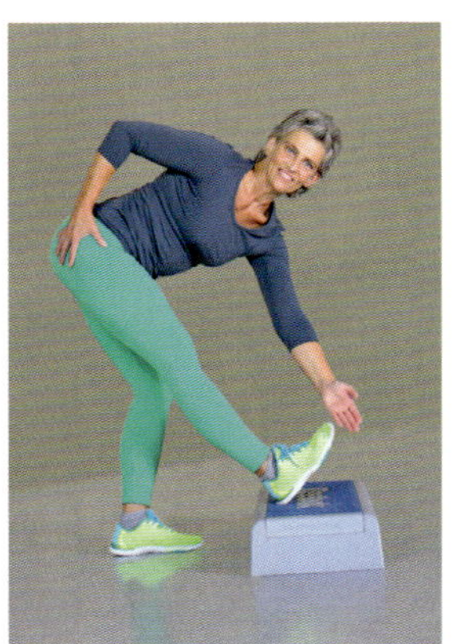
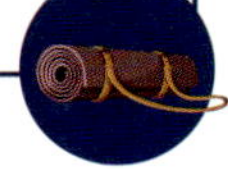

Diese Variationen der Dehnübung integrieren fasziale Aspekte. Durch das Anziehen des Fußrückens (Flexposition) sowie durch die Rotation der Wirbelsäule und verschiedene Zugrichtungen der Arme oder durch die aktive Rundung der WS (Flexion) können immer wieder neue Dehnimpulse gesetzt werden. Gleichzeitig wird hierbei die Dehnung in andere Muskelanteile erweitert.

Diese Veränderung gilt es zu erspüren, wodurch die Körperwahrnehmung verfeinert wird. Man kann in die Dehnpositionen langsam hineinschmelzen oder auch kleine, federnde Impulse setzen.

→ Integration faszialer Aspekte.

Übung 3

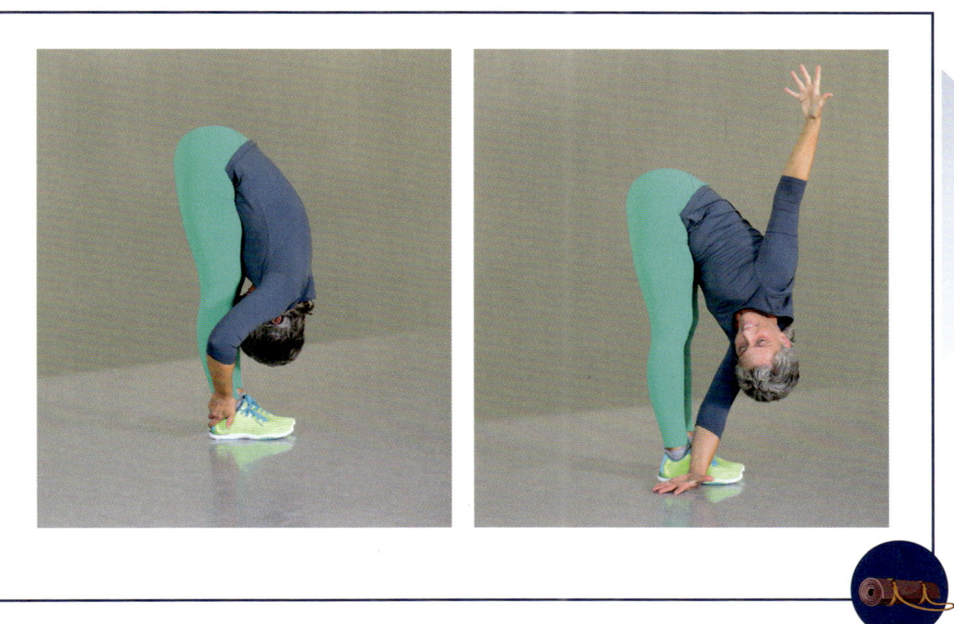

Diese Übung ist für geübte Teilnehmer. In der geschlossenen Grundposition die Beine strecken, dabei bleiben die Knie entriegelt, und den Oberkörper mit langer Wirbelsäule nach unten zu den Beinen ziehen. „Den Körper zusammenfalten." Dann einen Arm in Richtung Decke führen, dadurch wird die Rotation des Rumpfs zur Seite unterstützt.

Während der Ausführung die Bauchspannung beibehalten. Bei der Rotation des Oberkörpers das Brustbein heben und den Schultergürtel organisiert halten, das heißt, die Schulterblätter entfernen sich so weit wie möglich von den Ohren und ziehen in Richtung Becken.

→ Integration faszialer Aspekte.
→ Verstärkung der Dehnspannung durch die Rotation der WS und durch den Armzug.

Übung 4

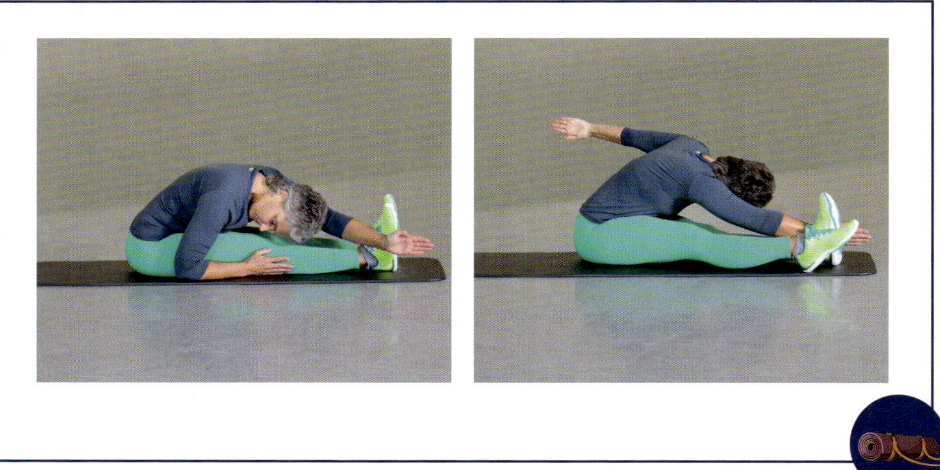

Im Langsitz, beide Füße in der Doralflexion, den Oberkörper zu den Beinen absenken und verlängern. Mit einem Arm diagonal zum gegenüberliegenden Fuß ziehen (Kleinzehenseite). Durch leichte Veränderung der Zugrichtung des Arms oder nur einen Fuß in die Flexposition bringen oder durch die Integration des zweiten Arms, der nach hinten zieht (siehe Foto), können neue Impulse für die Dehnung gesetzt werden. Den Veränderungen im Dehnverlauf nachspüren.

→ Integration faszialer Aspekte.
→ Verbesserung der Körperwahrnehmung.

Pflichtdehnbereich Oberschenkelinnenseite (Adduktoren)

Übung 1: „Sumo“ mit Beckenseitneige

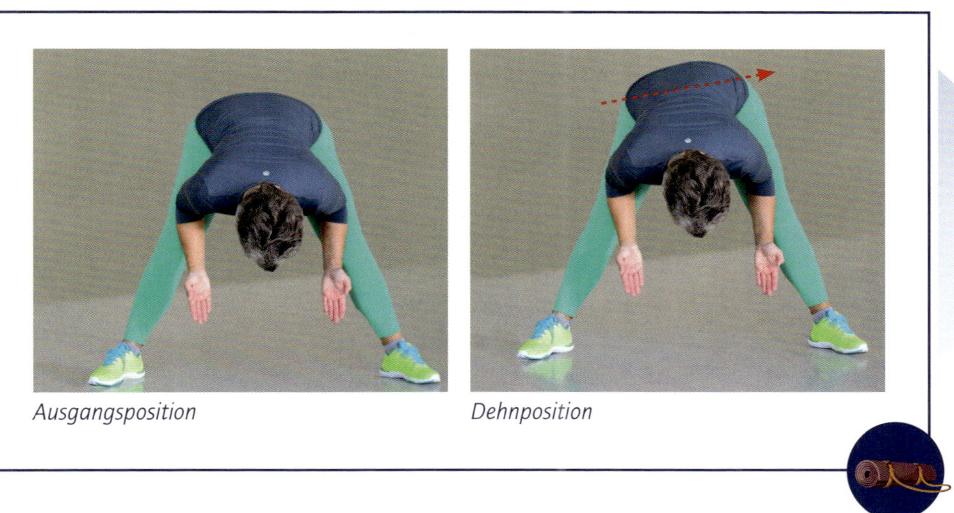

Ausgangsposition *Dehnposition*

Im überschulterbreiten Sumo-Stand unter Berücksichtigung der Beinlinie (Squat-Position) den Oberkörper nach vorne neigen, bis die Unterarme sich auf den Oberschenkeln ablegen können (optional: die Hände abstützen).

Die Knie leicht strecken und dann das Becken zur Seite schieben, bis eine erste Dehnung in den kurzen Adduktoren an der Oberschenkelinnenseite spürbar ist. Dabei das Brustbein heben und die Rückenmuskulatur zur Verlängerung der Wirbelsäule in die Aufrichtung aktivieren.

→ Aktive Dehnform mit passiven Anteilen.
→ Eine überwiegend statische Ausführung, eine dynamische Ausführung ist möglich.

Weitere Variationsmöglichkeit der Übung

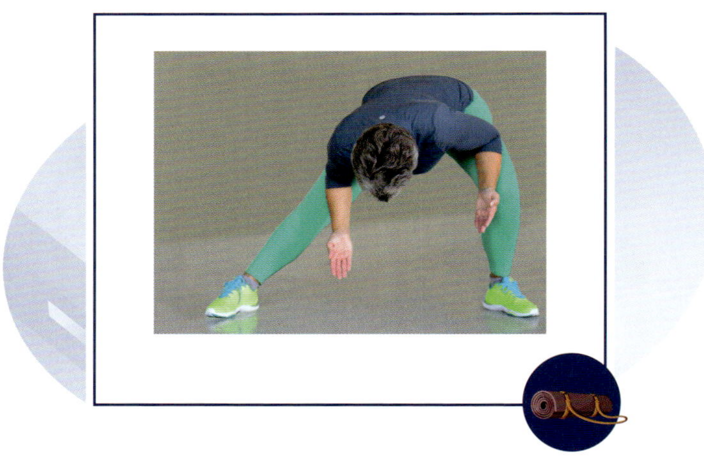

Eine Variation zur Intensivierung der Dehnung ist die oben abgebildete Übung. Hierbei wird ein Bein zur Seite gebeugt, während das andere Bein sich streckt, dabei bleibt das Kniegelenk ganz leicht gebeugt. Die Seitneigung des Beckens wird in dieser Position vertieft.

→ Aktive Dehnform mit passiven Anteilen.
→ Diese Übung kann auch mit der CR-Methode durchgeführt werden: Dabei wird das zur Seite ausgestreckte Bein mit Spannung gegen den Boden gedrückt, diese Spannung circa 10 Sekunden lang halten, danach die Spannung lösen und dann die Dehnung vertiefen.

Übung 2: Adduktorendehnung im Grätschsitz

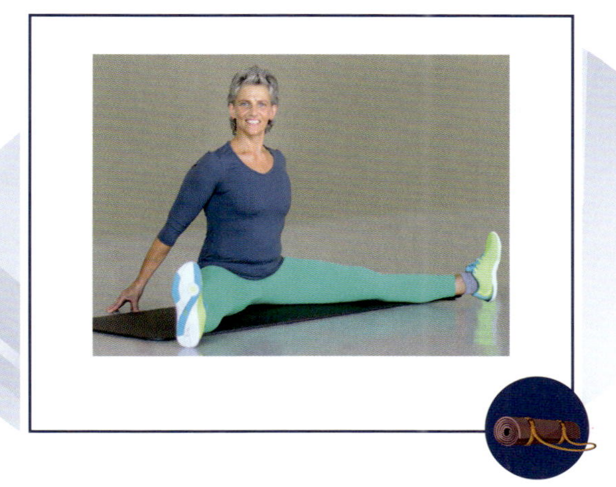

Grätschsitz mit langen Beinen und aufrechtem Oberkörper, dabei unterstützen die Arme die Aufrichtung der Wirbelsäule, indem sie hinter dem Becken aufstützen. Das Becken in die natürliche Kippung bringen.

→ Passive Dehnform.
→ Statische Ausführung, eine dynamische Ausführung ist möglich.

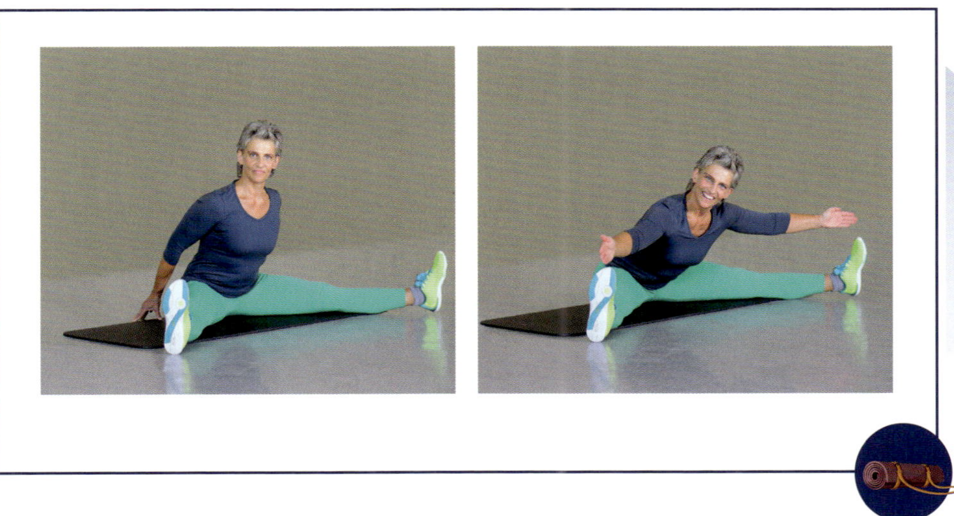

Variationen: Bei gesteigerter Beweglichkeit kann eine Intensitätssteigerung durch eine diagonale Oberkörpervorlage erreicht werden. Dabei ist die physiologische Schwingung der Wirbelsäule und die Beckenposition beizubehalten! Auch die Veränderung der Armposition, wie auf dem Foto zu sehen, kann die Dehnung intensivieren.

Weitere Variationsmöglichkeiten der Übung

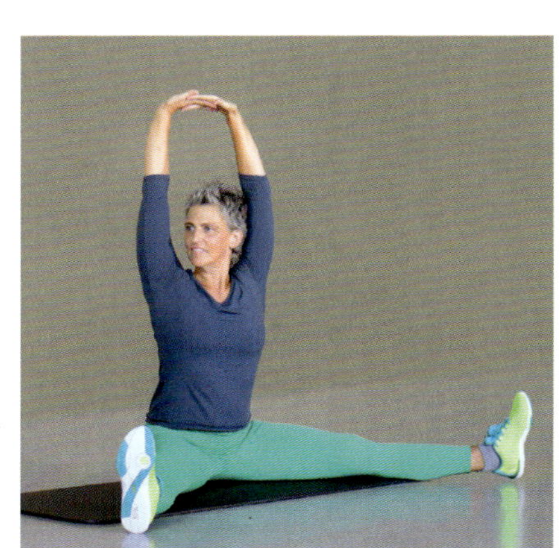

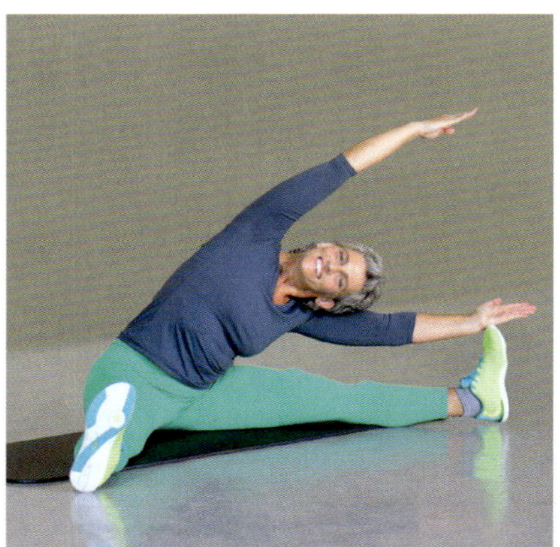

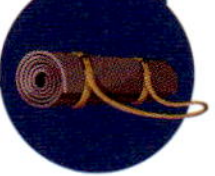

Andere Zugrichtungen des Oberkörpers wie Rotation und Lateralflexion ermöglichen zusätzlich das Wahrnehmen veränderter Dehnspannungen hinsichtlich Intensität und Zugrichtung.

- → Eine statische oder dynamische Ausführung ist möglich.
- → Integration faszialer Aspekte.

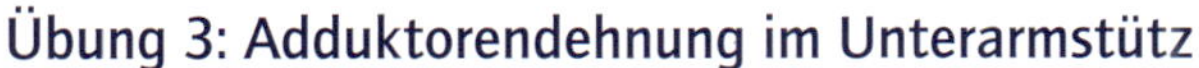

Übung 3: Adduktorendehnung im Unterarmstütz

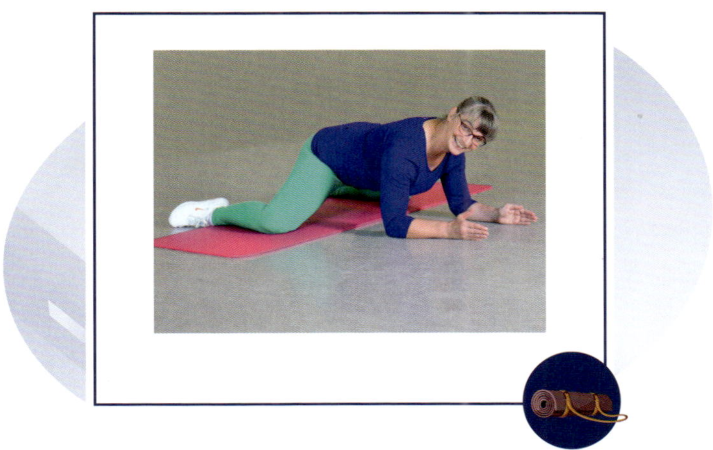

Aus dem Vierfüßlerstütz die Beine in eine Grätschposition öffnen und sich dann in den Unterarmstütz begeben. Die Ellbogen befinden sich dabei unter den Schultern und das Becken sollte sich in einer neutralen Position befinden. Die Bauchmuskulatur aktiviert halten und in die Dehnposition sinken lassen.

→ Passiv-statische Dehnung.
→ Durch eine Gewichtsverlagerung des Oberkörpers nach hinten wird die Dehnintensität erhöht.
→ Diese Übung kann auch mit der CR-Methode durchgeführt werden: Dabei die Beine nach innen gegen den Boden drücken und dabei die Adduktoren anspannen, diese Spannung circa 10 Sekunden lang halten, danach die Spannung lösen und die Dehnung vertiefen.

Weitere Variationsmöglichkeiten der Übung

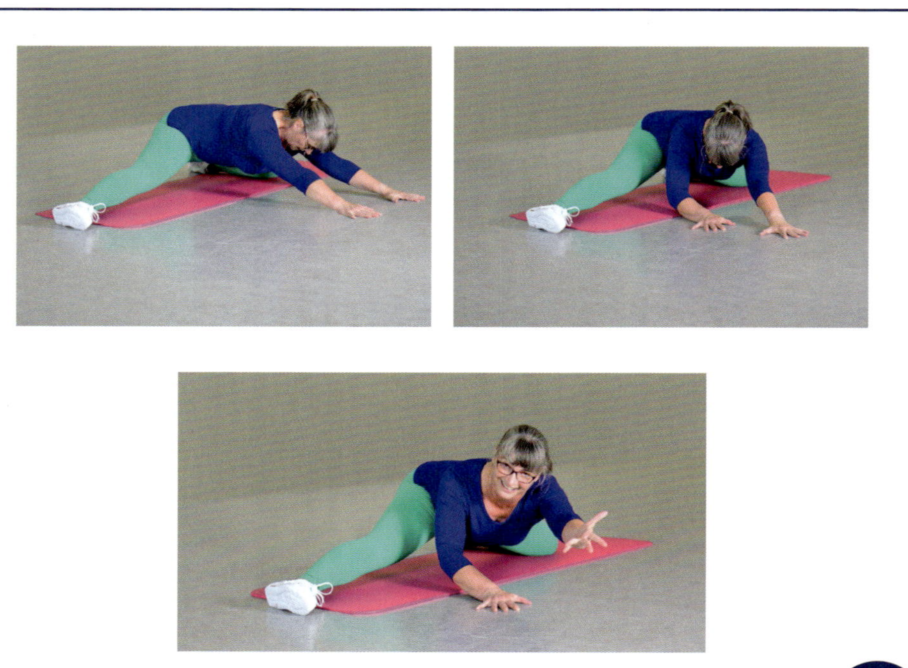

Im gegrätschten Unterarmstütz ein Bein zur Seite stellen. Dabei auf eine gute Beckenbalance achten. Die Dehnposition halten. Dann langsam am Boden mit den Armen in Richtung Fuß des langen Beins wandern.

Die Position immer wieder ein wenig verändern und „suchend" neuen Dehnspannungen nachspüren. Einen Arm vom Boden lösen, die Dehnung intensivieren und verändern durch unterschiedliche Zugrichtungen des Arms.

- → Integration von faszialen Aspekten.
- → Eine statische oder dynamische Ausführung ist möglich.

Pflichtdehnbereich Brustmuskulatur (M. pectoralis major)

Übung 1: „Herzöffner"

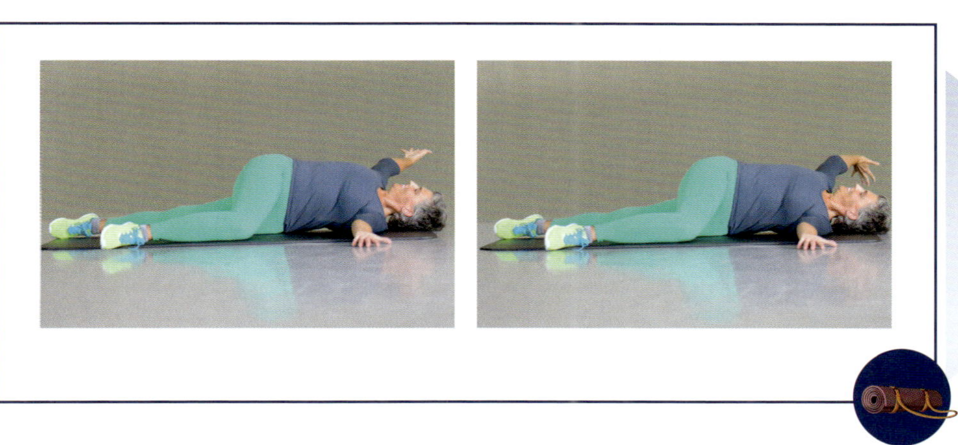

In der Seitenlage das obere Bein gebeugt vor dem Körper ablegen. Den bodenfernen Arm senkrecht zur Decke anheben. Das Brustbein heben und die Bauchmuskulatur aktivieren. Den angehobenen Arm in der Schulter leicht nach außen rotieren. Den Arm langsam hinter die Körperachse sinken lassen, bis eine Dehnspannung wahrgenommen werden kann, dabei bleiben die Schulterblätter dem Boden fern.

Zur Intensivierung kann unter anderem die Hand flexiert werden. Hierbei kommt es zusätzlich zu einer Nervendehnung.

→ Passive Dehnform mittels Schwerkraft.
→ Die statische Ausführung ist zu empfehlen, eine dynamische Ausführung ist möglich.

Übung 2

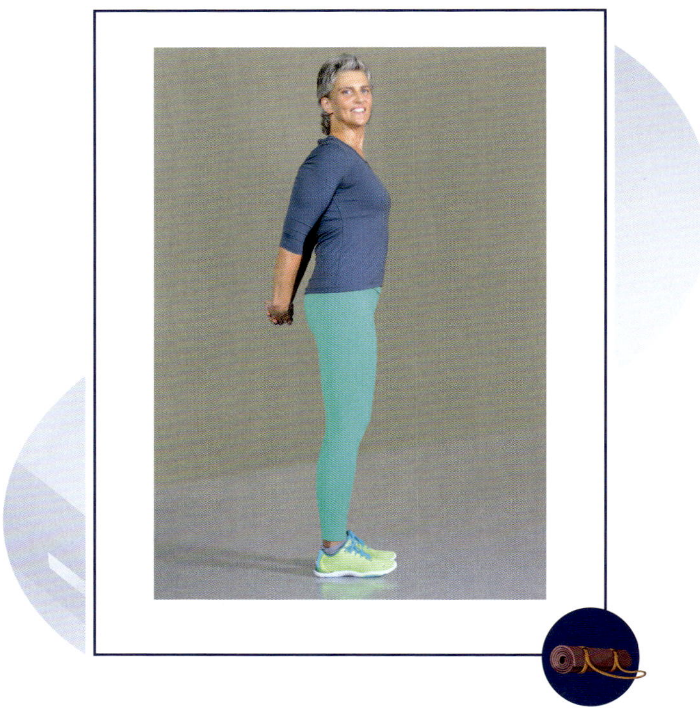

Im aufrechten Stand die Hände hinter dem Rücken verschränken. Die Arme strecken und leicht nach hinten vom Körper wegziehen. Dabei die Rumpfspannung aufrechterhalten und die Schulterblätter aktiv in Richtung Wirbelsäule ziehen.

→ Passive Dehnform mit aktiven Anteilen.

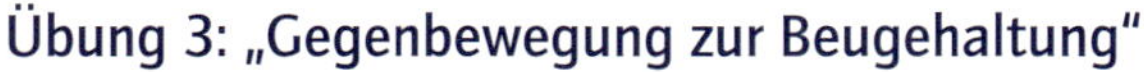

Übung 3: „Gegenbewegung zur Beugehaltung"

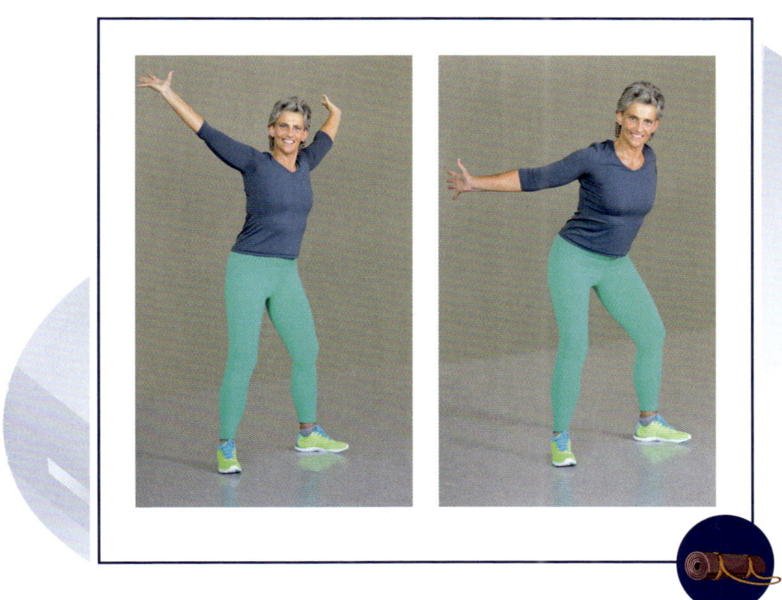

Im überschulterbreiten Stand die Knie leicht beugen und den Oberkörper in eine leichte Vorlage bringen (unter Beibehaltung der neutralen Schwingung der WS). Mit angehobenem Brustbein und aktivierter Bauchmuskulatur die Arme über Schulterhöhe anheben und nach hinten ziehen. Dabei die Arme im Schultergelenk nach außen rotieren.

→ Aktive Dehnform.
→ Statisch oder dynamisch.
→ Bewegt-statisch.

Von Trainer zu Trainer

Da die Brustmuskulatur eine breite Ursprungsfläche am Körper hat, nämlich von den Rippenknorpeln der Rippenbögen, über das Brustbein bis hin zum Schlüsselbein, erfordert die Dehnung verschiedene Armpositionen, damit die unterschiedliche Faserverlaufsrichtungen Beachtung finden.

Deshalb empfehlen wir, mit der Sonderform bewegt-statisches Dehnen zu dehnen. Dabei wird alle 8-10 Sekunden die Winkelstellung der Arme leicht verändert, sodass im Ganzen ein großer Armkreis ausgeführt wird.

Übung 4: „Brustdehnung mit dem Step"

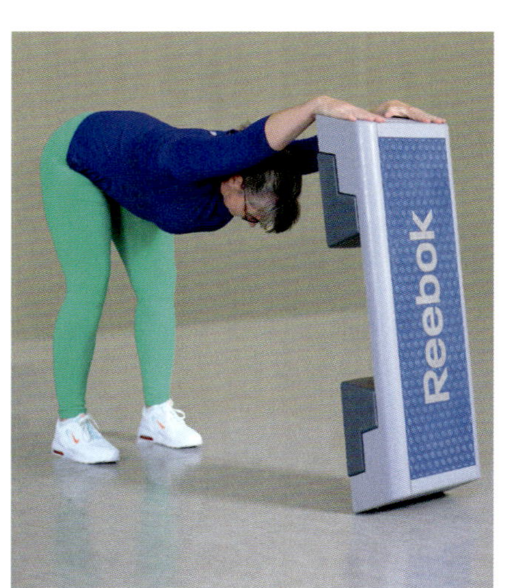

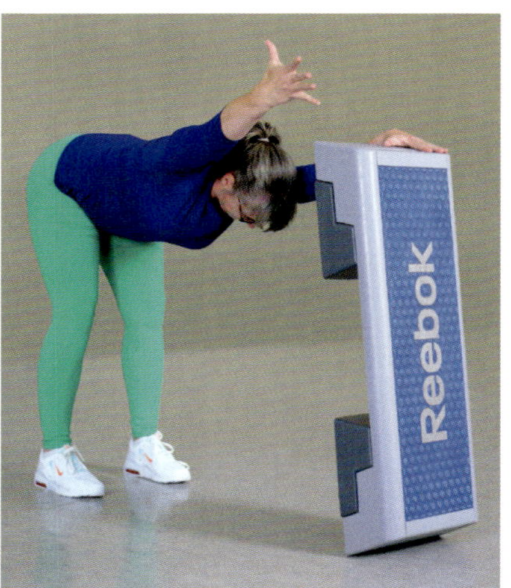

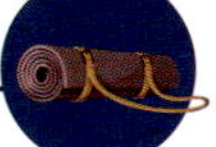

Den Step senkrecht aufstellen. Den Abstand zum Step so wählen, dass der Oberkörper fast horizontal nach vorne geneigt werden kann. Dabei ist immer auf eine ausreichende Längsspannung der Wirbelsäule zu achten.

Die Hände auf dem Step platzieren und den Oberkörper langsam in die Dehnposition sinken lassen. Zur Steigerung der Dehnspannung kann ein Arm aktiv angehoben werden, während die andere Seite weiter in die Dehnung sinkt.

→ Passive Dehnform, mit aktiven Anteilen.
→ Statische Ausführung, eine dynamische Ausführung ist möglich.

Weitere Variationsmöglichkeiten der Übung

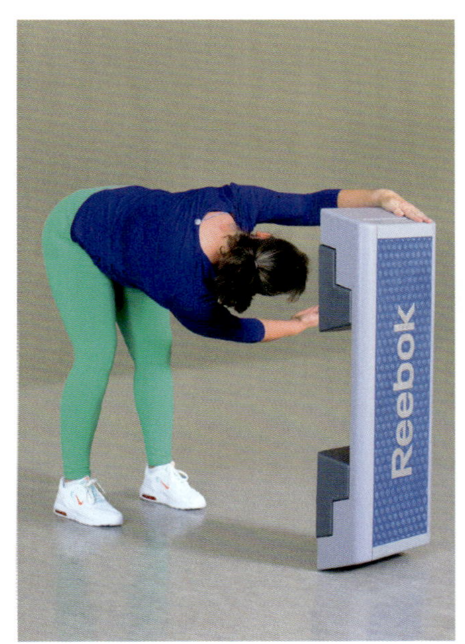

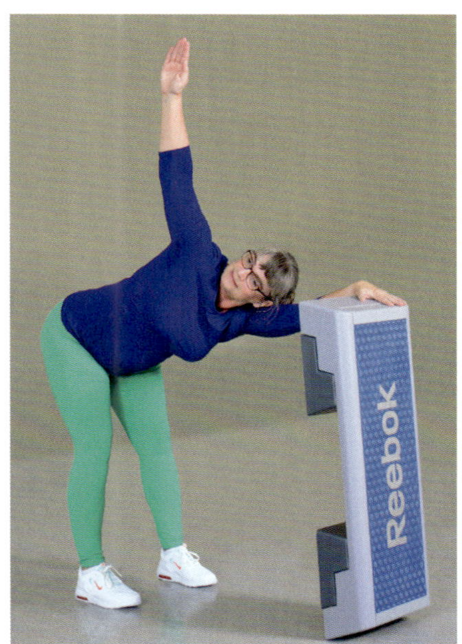

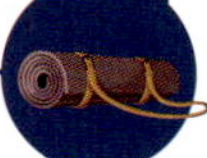

Eine Erweiterung erfährt diese Dehnung durch unterschiedliche Zugrichtungen des freien Arms und durch die zusätzliche Rotation der Wirbelsäule.

→ Integration von faszialen Aspekten.
→ Eine statische oder dynamische Ausführung ist möglich.

Pflichtdehnbereich Nackenmuskulatur (M. trapezius, absteigender Anteil)

Übung 1

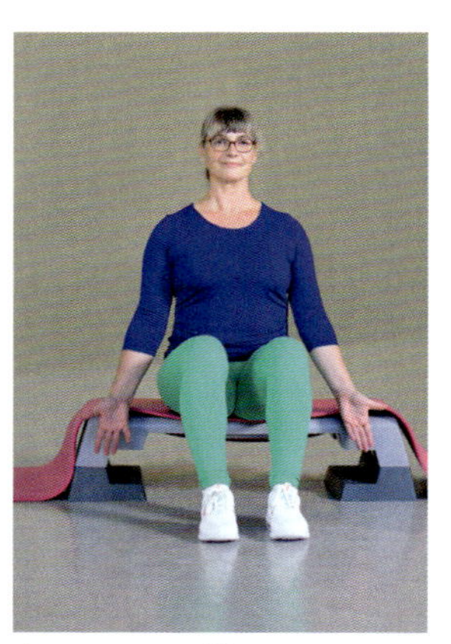

Ausgangsposition

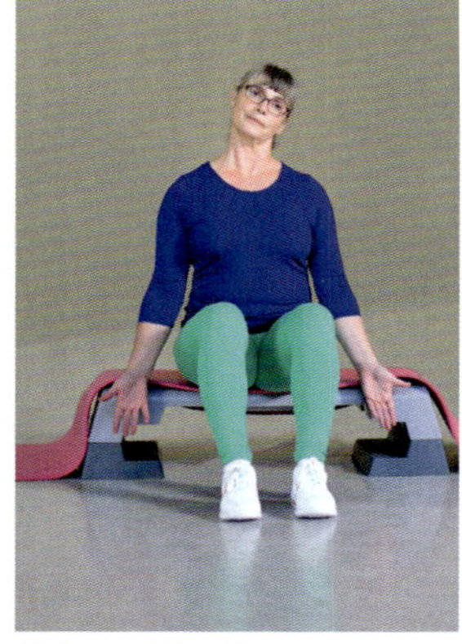

Dehnposition 1

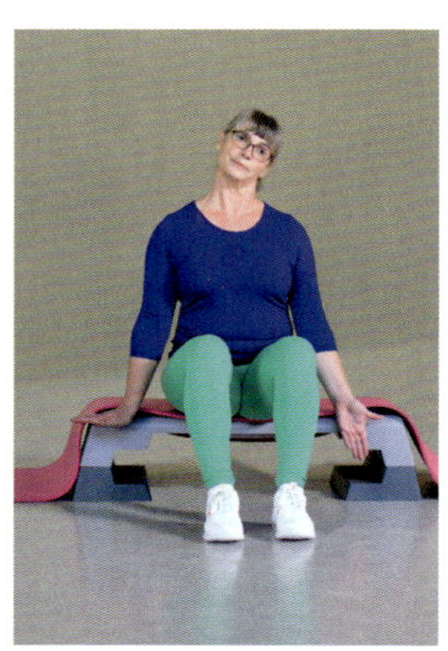

Dehnposition 2

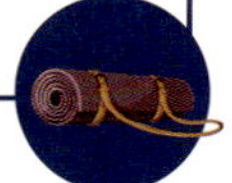

Im aufrechten Sitz auf dem Step die Arme leicht im Schultergelenk nach außen rotieren und das Brustbein heben. Dann den Kopf zur Seite neigen (Dehnposition 1), dabei bleibt der Blick nach vorn ausgerichtet und die Schulterblätter ziehen nach unten. Durch den aktiven Zug des vom Kopf entfernten Arms nach unten kann die Dehnspannung intensiviert (Dehnposition 2) werden. Diese Übung kann auch im Stand ausgeführt werden!

- → Passive Dehnform (Dehnposition 1), mit aktiven Anteilen (Dehnposition 2).
- → Statische Ausführung.
- → Bewegt-statisch möglich.

Weitere Variationsmöglichkeiten der Übung

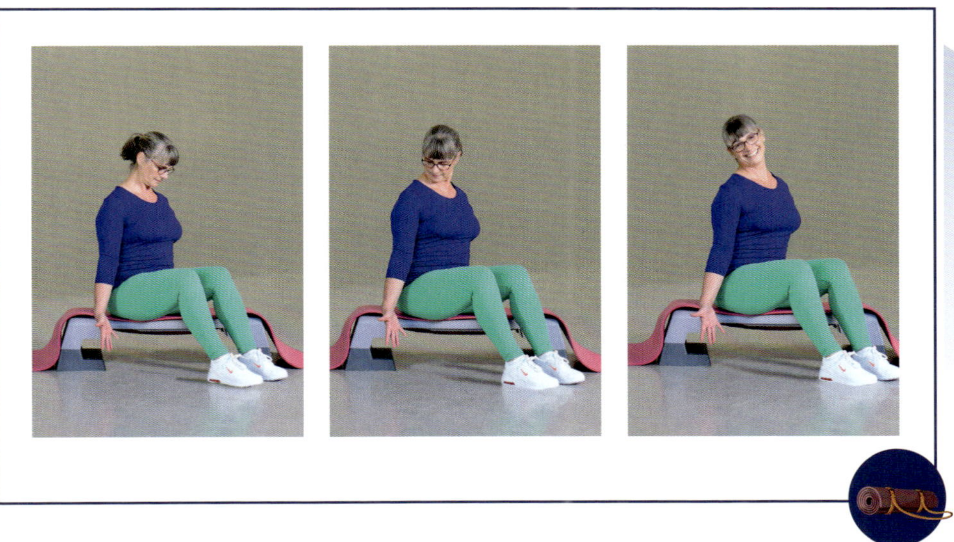

Die Dehnübung kann durch unterschiedliche Positionen des Kopfs verändert werden und spricht dadurch verschiedene Muskeln und Muskelanteile im Hals-Nacken-Bereich an.

Wichtiger Hinweis: Wird der Hinterkopf **gehoben** und der Blick nach unten gesenkt, ist eine gute Ansteuerung über die Länge der Halswirbelsäule wichtig („Schädelbasis heben").

Pflichtdehnbereich Wadenmuskulatur (M. gastrocnemius, M. soleus)

Die Wadenmuskulatur wird in einer Groupfitness-Einheit mit dem Schwerpunkt Aerobic oder Step-Aerobic als sechster Pflichtdehnbereich ergänzt.

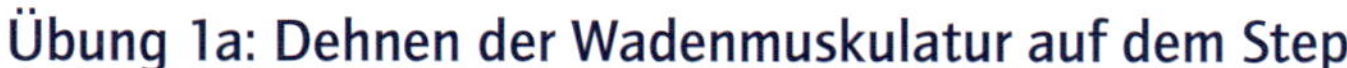

Übung 1a: Dehnen der Wadenmuskulatur auf dem Step

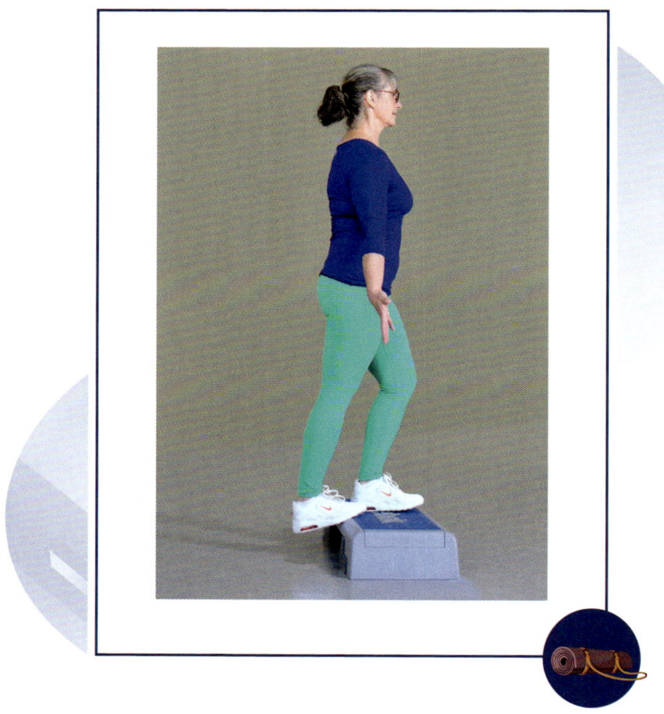

Hüftgelenkbreiter Stand auf dem Step. Das zu dehnende Bein mit dem Ballen an der Stepkante aufsetzen, dann die Ferse in Richtung Boden senken, das Bein bleibt gestreckt (Dehnposition 1). Das Standbeinknie ist dabei leicht gebeugt. Die Dehnung liegt hier auf dem M. gastrocnemius (Zwillingswadenmuskel) und dem M. soleus (Schollenmuskel).

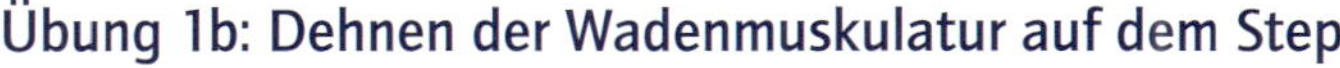

Übung 1b: Dehnen der Wadenmuskulatur auf dem Step

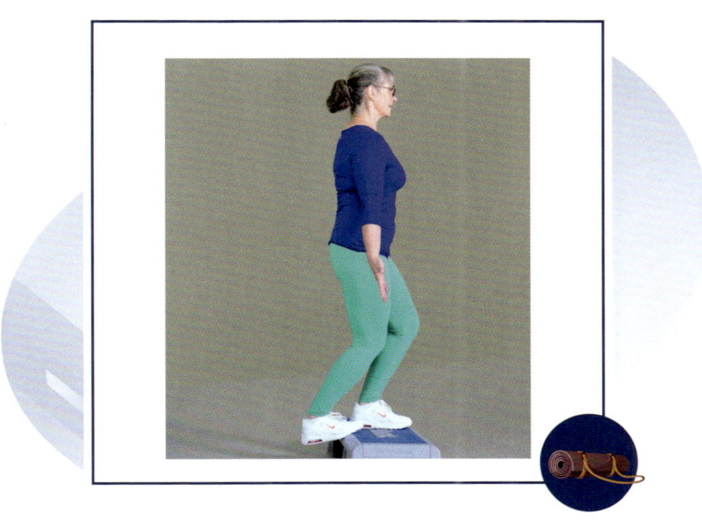

Aus der gleichen Ausgangsposition heraus, den Fußballen des zu dehnenden Beins an die Stepkante setzen und das Knie des Beins beugen. Danach die Ferse in Richtung Boden senken. Die Dehnung verlagert sich in Richtung M. soleus, da vermehrt die sprunggelenknahen Anteile der Muskulatur dem Dehnreiz ausgesetzt sind.

→ Passive Dehnform mit aktiven Anteilen.
→ Eine statische oder dynamische Ausführung ist möglich.

Weitere Variationsmöglichkeit der Übung

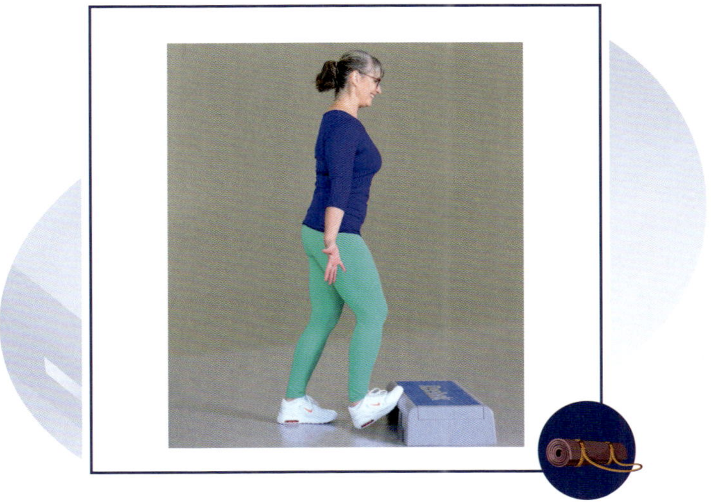

Übung 2

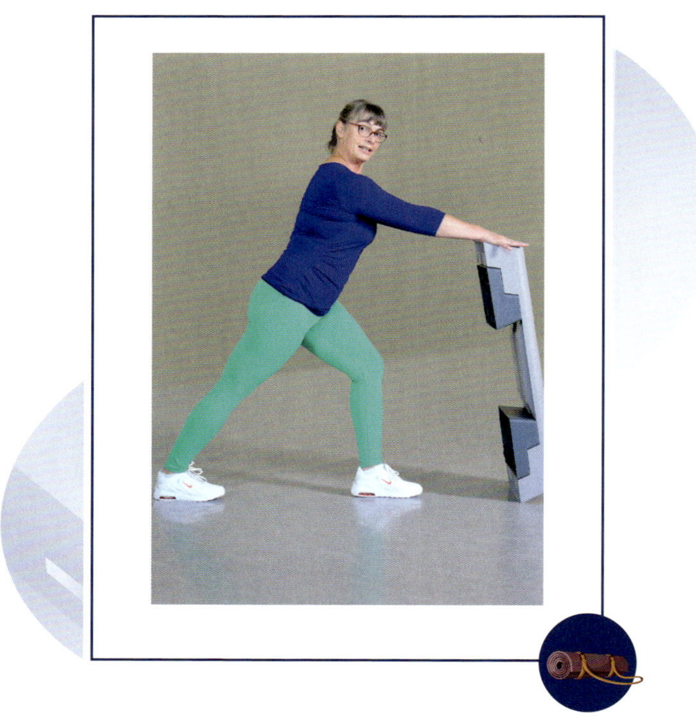

In einer großen Schrittstellung das vordere Bein beugen, dabei bleibt das Knie über der Mitte des Fußes und etwa zwei Drittel des Gewichts ruhen dabei auf dem vorderen Bein. Der Step kann dabei als Stützhilfe fungieren oder die Arme leicht außenrotiert vor dem Körper tragen.

Das hintere Bein ausstrecken und die Ferse auf den Boden setzen. Die Ferse steht dabei direkt hinter dem zweiten Großzehenballen. Der Körper bildet vom hinteren Sprunggelenk über Knie, die Hüfte bis hin zum Schultergelenk eine diagonale Linie. Zur Verstärkung der Dehnung das Gewicht weiter nach vorne verlagern. Dabei wird der Winkel des Sprunggelenks kleiner.

- → Passive Dehnform.
- → Eine statische oder dynamische Ausführung ist möglich.
- → Auch diese Dehnung kann mit gebeugtem Bein ausgeführt werden.

Weitere Variationsmöglichkeiten der Übung

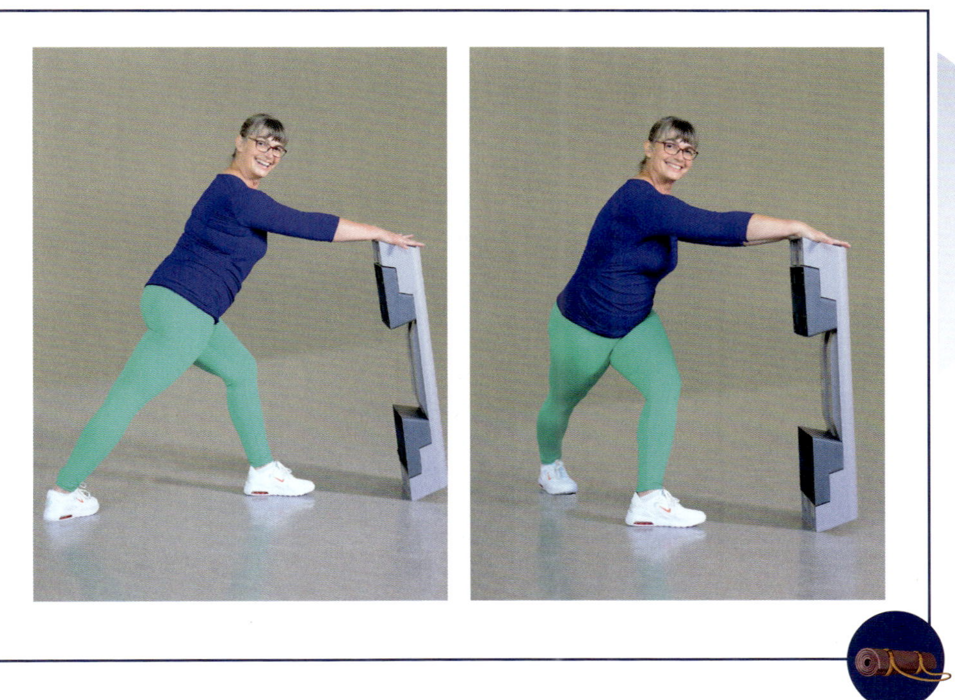

Mit dem zu dehnenden Bein verschiedene Positionen (siehe Fotos) einnehmen. Den Veränderungen in der Dehnposition nachspüren.

- → Integration faszialer Aspekte.
- → „Suchend" dehnen (Körperwahrnehmung).

Übung 3

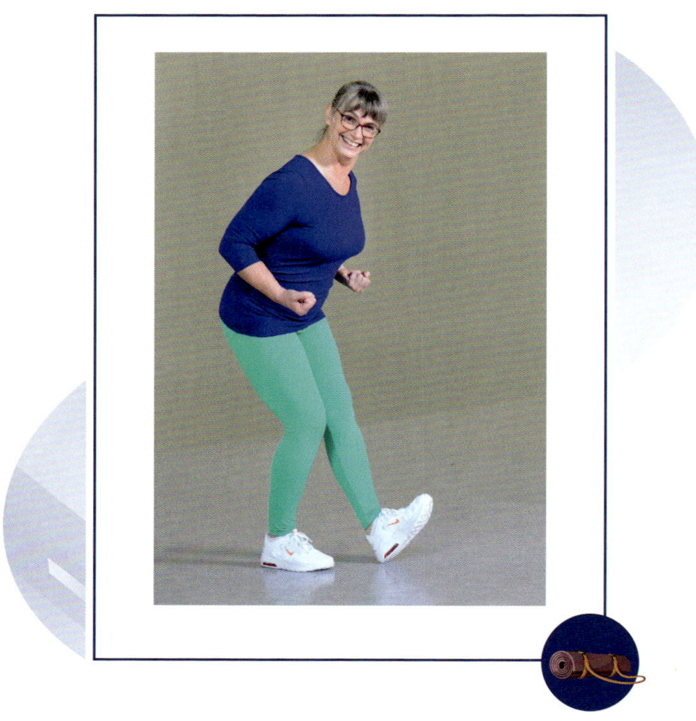

Aus einer kleinen Schrittstellung das Körpergewicht auf das hintere Bein verlagern, dabei den Oberkörper in eine leichte Vorlage bringen. Den Fuß des vorderen Beins in die Dorsalflexion bringen, das Knie bleibt „soft".

Diese Dehnposition kombiniert die Wadendehnung mit der Dehnung der ischiokruralen Muskulatur. Die Arme können in außenrotierter Haltung seitlich an den Oberschenkeln abgestützt oder in verschiedenen Armpositionen gehalten werden, welche die Aufrichtung des Rückens unterstützen.

- → Aktive Dehnung der Wadenmuskulatur.
- → Eine statische oder dynamische Ausführung ist möglich.

10.2 DEHNÜBUNGEN ZUR ERGÄNZUNG

Dehnungen für den Hüftbeuger (M. iliopsoas)

Übung 1

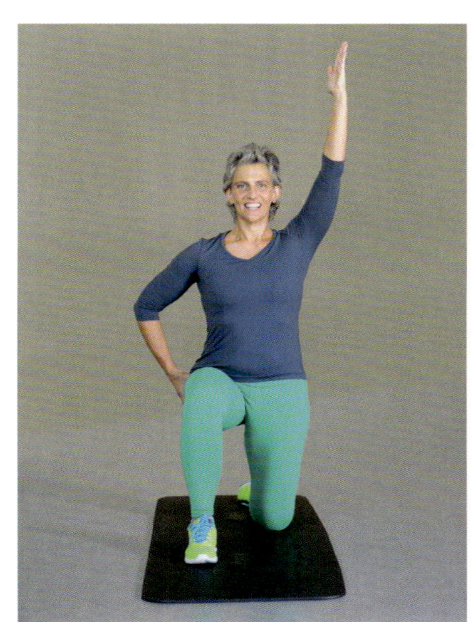

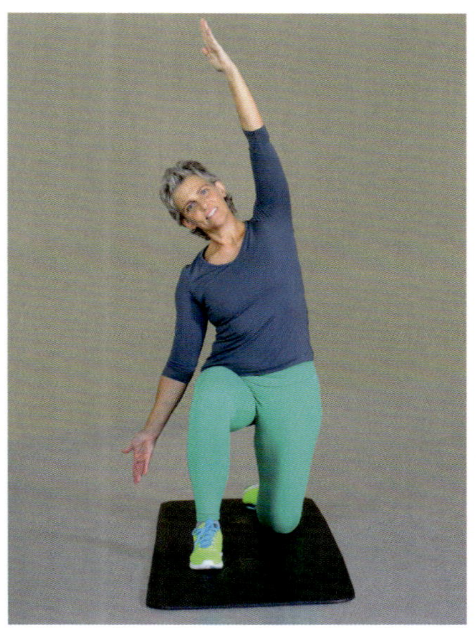

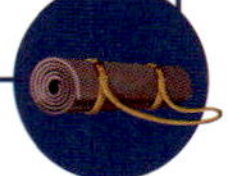

Aus dem beidbeinigen Kniestand das rechte Bein nach vorne stellen, dabei befindet sich das Knie senkrecht über dem Sprunggelenk des Fußes. Die Hüfte ist über dem Knie des hinteren Beins ausgerichtet, der Oberkörper ist aufrecht und die Bauchmuskulatur ist aktiviert.

Den linken Arm zur Decke anheben und verlängern und aktiv das Becken über die Gesäßmuskulatur aufrichten. Durch die Seitneigung des Körpers nach rechts wird die Dehnung der hüftbeugenden Muskulatur (M. iliopsoas) verstärkt.

Übung 2

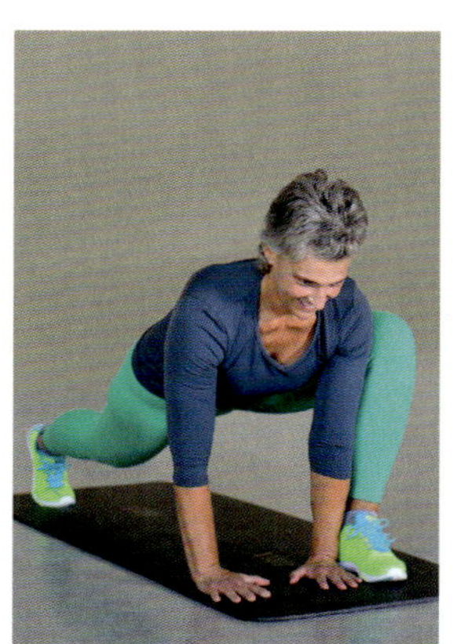

Dehnposition 1

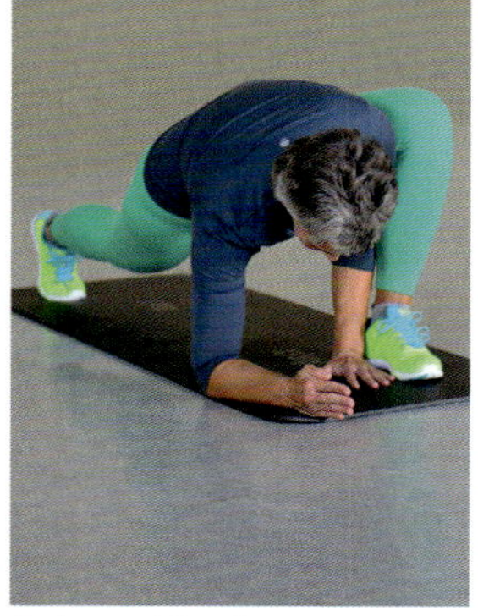

Dehnposition 2

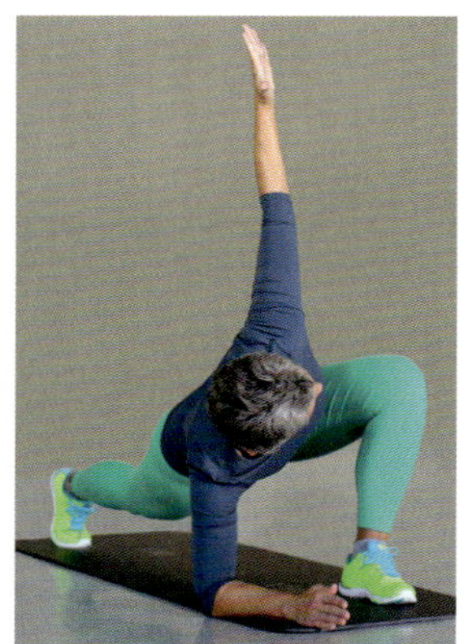

Variation der Übung

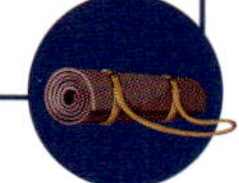

Über einen großen Ausfallschritt das hintere Bein weiter zurückgleiten lassen, bis die Hände auf der Innenseite des vorderen Beins am Boden abgestützt werden können. Rumpfspannung aufbauen, das Brustbein aktiv heben und das Becken in Richtung Boden sinken lassen (Dehnposition 1).

Eine Verstärkung der Dehnung ist durch ein Absenken auf einen oder beide Unterarme möglich (Dehnposition 2), dabei ist auf eine Längsspannung der WS zu achten. Eine Erweiterung ist durch die Rotation des Oberkörpers zum gebeugten Bein möglich, diese wird durch die Armführung zur Decke unterstützt (Variation).

Übung 3

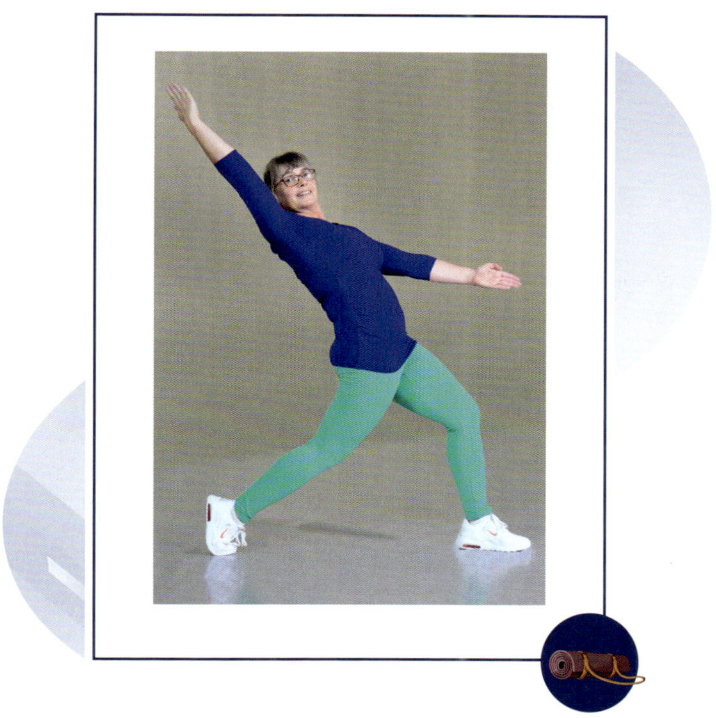

Im großen Ausfallschritt die Rumpfmuskulatur aktivieren und den Oberkörper in eine lang aufgespannte Rückbeuge führen. Das Becken aktiv über die Gesäßspannung aufrichten. Die Rückbeuge durch den Armzug verstärken.

Diese Dehnung integriert fasziale Aspekte (Zuglinie) und die Dehnung überspannt mehrere Muskeln (hüftbeugende Muskulatur, anteilig Bauchmuskulatur, Zwischenrippenmuskulatur, Brustmuskulatur). Sie kann statisch oder dynamisch ausgeführt werden.

Dehnung der Bauchmuskulatur

Übung 1 „Halbmond" – Dehnung der seitlichen Rumpfmuskulatur

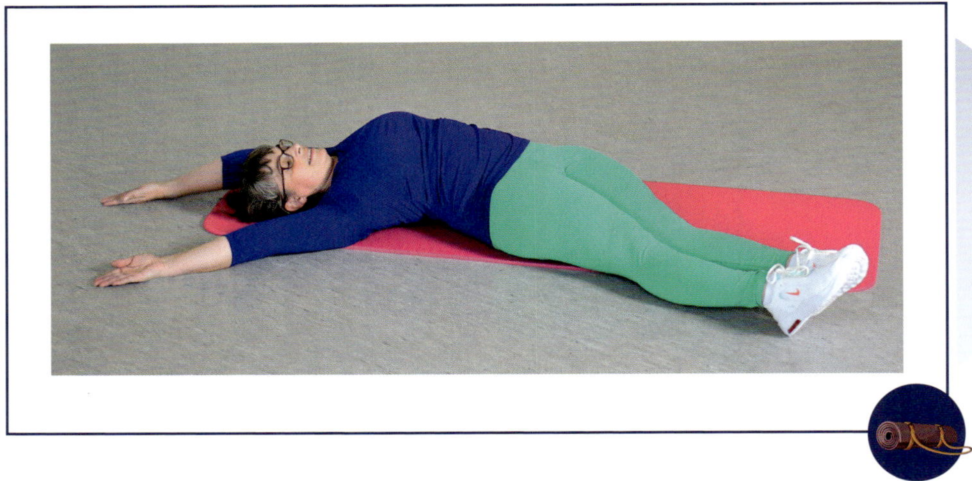

In der Rückenlage die Beine ausstrecken und die Arme über Kopf in Richtung Boden führen. Dann die Beine zur Seite führen, solange das Becken in seiner neutralen Position bleiben kann. Dann die Arme ebenfalls zur gleichen Seite führen, der Körper bildet einen „Halbmond" am Boden.

Diese Dehnung halten und den Körper im Bogen in die Länge ziehen. Zur anderen Seite wiederholen.

Übung 2: Rückbeuge im Kniestand

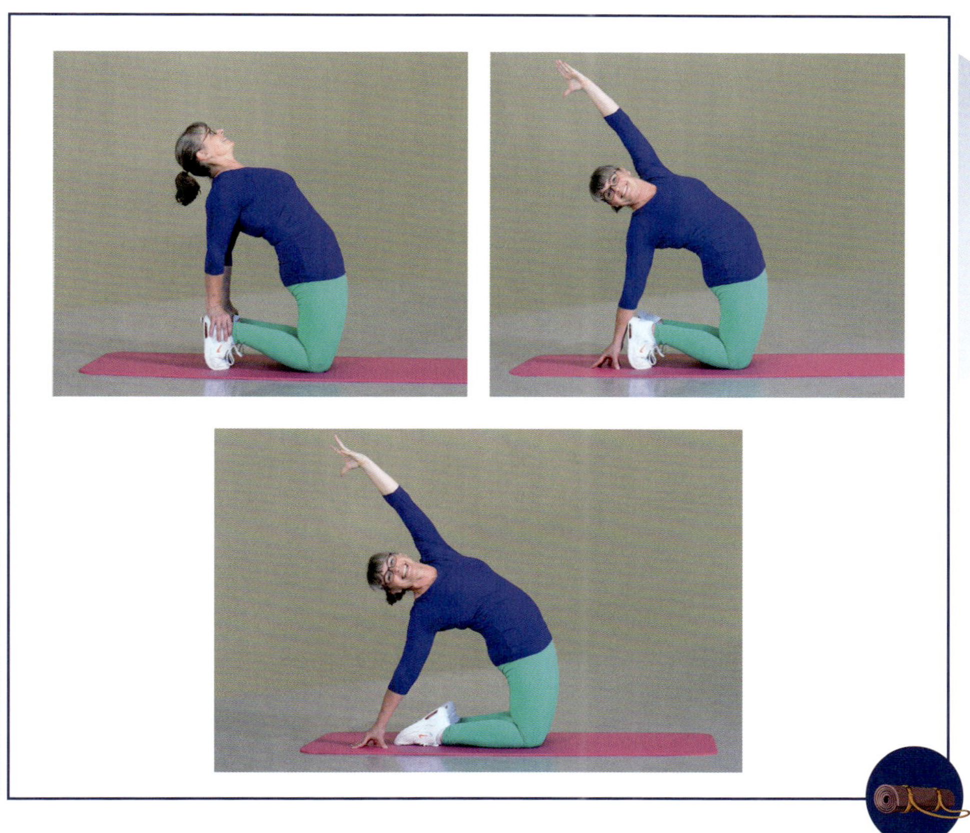

Im beidbeinigen Kniestand die Core-Spannung aufbauen und den Oberkörper langsam rückbeugen, die Hände auf den Fersen der aufgestellten Füße abstützen. Dann aktiv über die Gesäßspannung das Becken nach vorne schieben. Den Kopf in Verlängerung halten und den Blick diagonal zur Decke ausrichten.

Bei Nackenproblemen das Kinn in der Position zur Brust ziehen. Können die Hände die Fersen nicht erreichen, können diese auch den unteren Rücken stützen und die Rückbeuge stützen. Eine Veränderung der Dehnspannung gelingt durch eine seitliche Rückbeuge mit Armzug nach hinten oben.

Ist der Teilnehmer flexibler, dann können die Füße auf dem Fußrücken abgelegt werden und der Stütz kann sogar am Boden erfolgen.

Übung 3

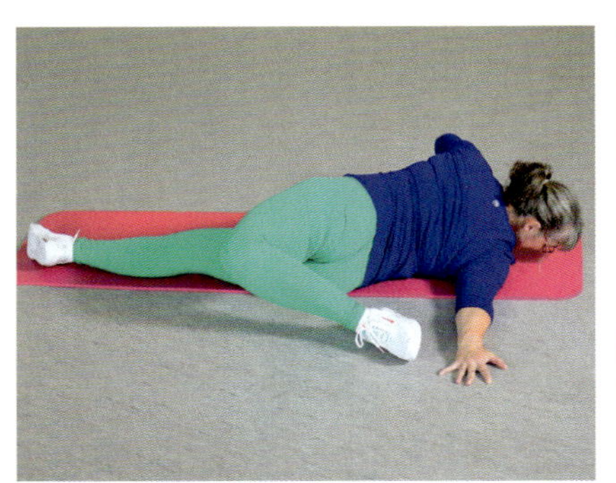

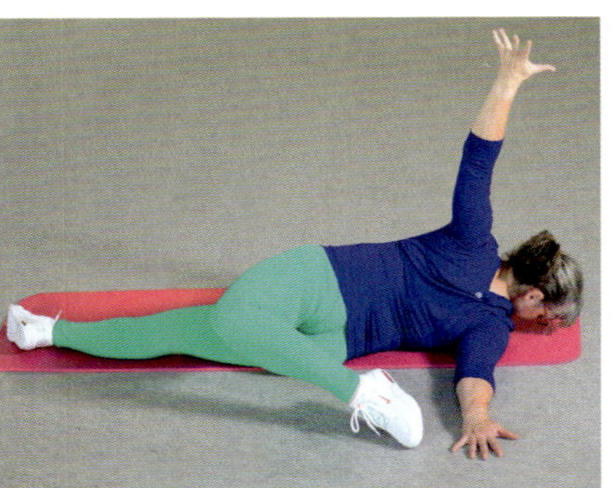

In der Bauchlage einen Arm aufstützen und einen Arm auf Schulterhöhe seitlich ausstrecken. Das Bein auf der Stützarmseite anwinkeln und den Oberschenkel anheben. Durch die Beckenrotation das angewinkelte Bein weit hinter den Körper führen, bis eine Dehnung in der Rumpfvorderseite zu spüren ist.

Mit zunehmender Flexibilität kann der Fuß in Richtung Boden zum ausgestreckten Arm geführt werden. Durch den zusätzlich nach oben ausgestreckten Arm wird die Wirkung der Dehnung bis in den Schulter-Brust-Bereich wirken.

Wissenswertes

Viele der zuvor aufgeführten Übungen orientieren sich an den verschiedenen Faszienzuglinien und sprechen oft ineinander übergehende Muskelschlingen (Muskelketten) an. Sie integrieren die Lateral- und Spirallinie (unter anderem durch Rotationen) oder sie spannen den Körper von einem zum anderen Ende auf. Dies kann dazu führen, dass die Dehnung auch in verschiedenen Regionen des Körpers zu spüren ist.

Besonders effektiv und intensiv fühlen sich diese Dehnpositionen an, wenn man mit großer Aufmerksamkeit in die Dehnungen hineinspürt, Veränderung wahrnimmt und mit einer ruhigen und gleichmäßigen Atmung die Dehnungen erweitert.

Dehnung für die Gesäßmuskulatur

Übung: „Knopf"

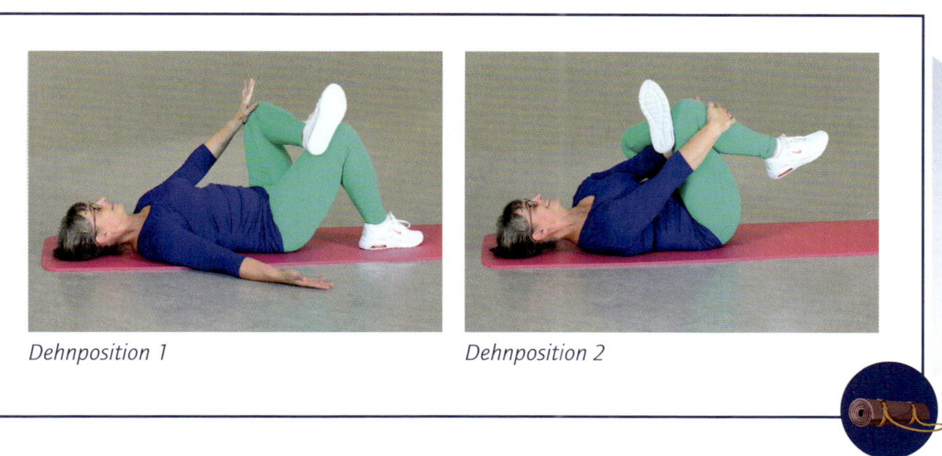

Dehnposition 1 *Dehnposition 2*

Aus der Rückenlage mit angestellten Beinen ein Bein mit dem Fußknöchel auf dem Oberschenkel des (am Boden stehenden) Beins auflegen. Das Knie mithilfe einer Hand leicht nach außen und vom Körper wegschieben (Dehnposition 1). Dabei ist auf eine stabile und neutrale Beckenposition zu achten.

Zur Erweiterung der Dehnung das untere Bein vom Boden lösen und anheben, dann das Bein am Schienbein fassen und zum Körper ziehen.

Die Handfassung am Knie bzw. am Schienbein erfordert eine gute Beweglichkeit. Ist die Beweglichkeit noch nicht vorhanden, kann der Oberschenkel von hinten umfasst werden.

Dehnung für die seitliche Rumpfmuskulatur und den M. latissimus

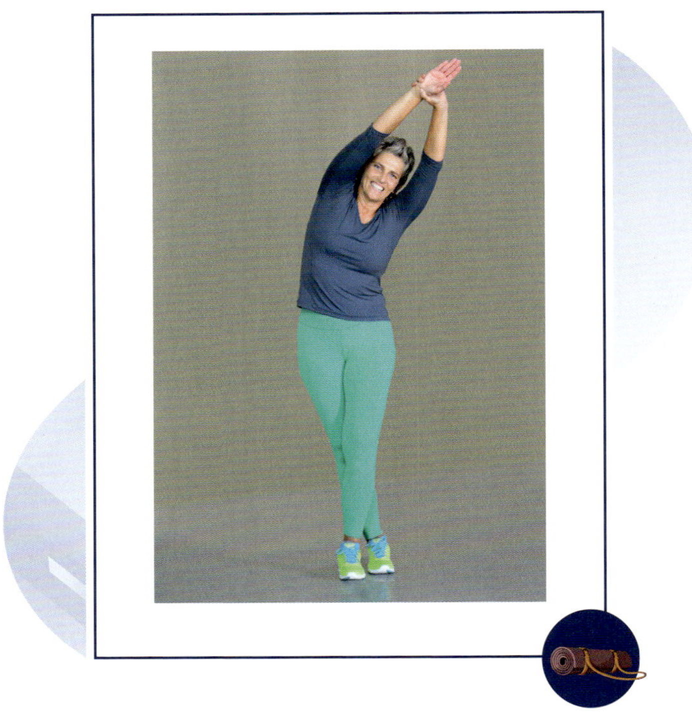

Im aufrechten Stand das rechte Bein hinter das linke Bein (Standbein) kreuzen und aufstellen. Das Becken und den Schultergürtel parallel ausrichten. Den rechten Arm über Kopf ausstrecken und das Handgelenk mit der linken Hand erfassen. Danach den Körper in einem lang gezogenen Bogen (Lateralflexion der WS) nach links vorne neigen. Die Seitneigung verstärken, indem der rechte Arm weiter zur linken Seite gezogen wird.

Dehnung für den M. biceps brachii

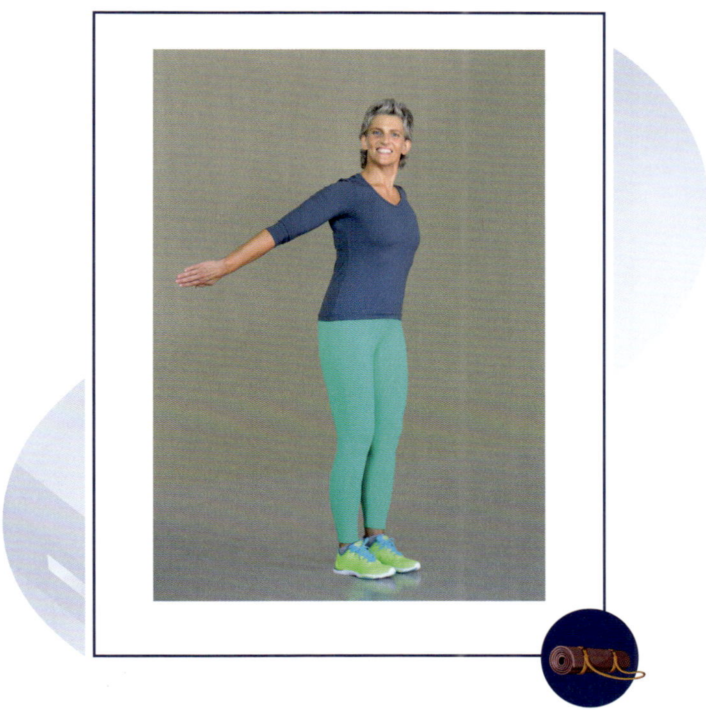

In der Grundstellung mit aktivierter Rumpfmuskulatur und stabiler Beckenposition beide Arme aus dem Schultergelenk nach unten verlängern und gestreckt hinter den Körper führen. Am Endpunkt der Bewegung die Arme nach innen rotieren.

Die hier beschriebene Dehnung des M. biceps brachii (Oberarmbeuger) ist eine aktive Dehnung. Der Oberarmbeuger führt folgende Gelenkbewegungen aus: eine Supination des Unterarms, eine Flexion im Ellbogengelenk und eine Anteversion des Arms im Schultergelenk.

Bei der aktiven Dehnung werden alle gegenläufigen Bewegungen in den entsprechenden Gelenken durch die Aktivierung der Antagonisten des Oberarmbeugers durchgeführt. Das bedeutet: eine Retroversion des Arms im Schultergelenk – das Rückführen des Arms hinter den Körper, eine Streckung (Extension) im Ellbogengelenk und zu guter Letzt eine Pronation des Unterarms.

Dehnung für den M. triceps brachii

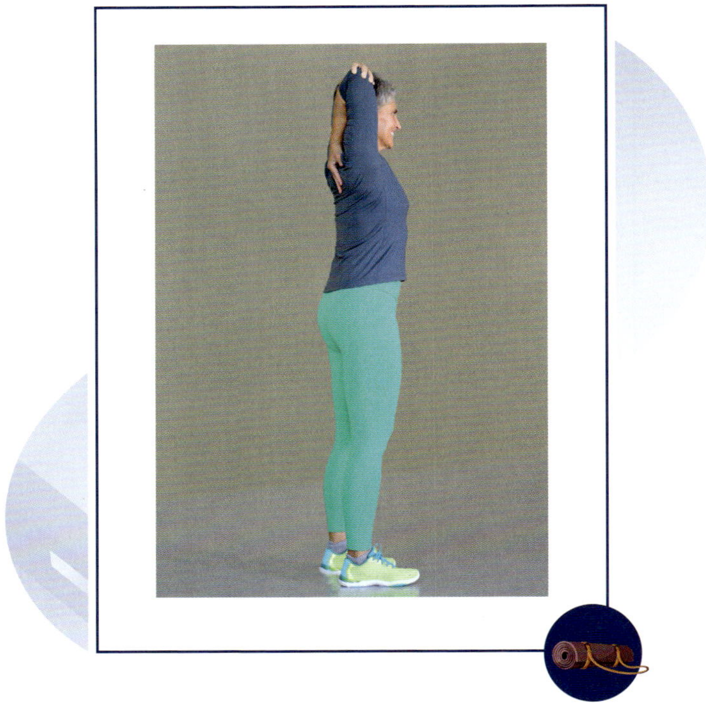

In der Grundstellung einen Arm über Kopf führen und den Unterarm anbeugen, dabei die Hand in Richtung Wirbelsäule ziehen. Den Ellbogen mit der anderen Hand fassen und etwas weiter nach hinten unten ziehen. Während der Übungsausführung die Rumpfmuskulatur aktiviert halten, um eine Hyperlordose zu vermeiden.

Dehnung für den M. erector spinae (langer Rückenstrecker)

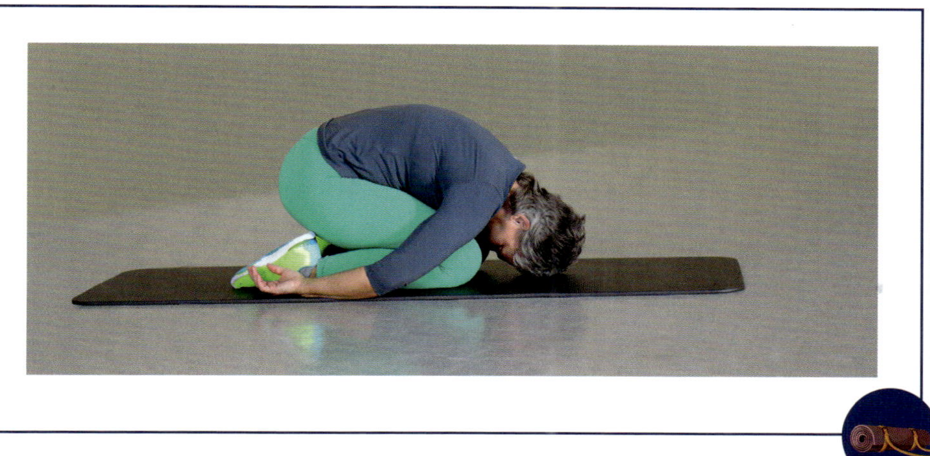

Aus dem Vierfüßlerstütz das Becken in Richtung Ferse schieben und den Rücken runden. Wenn es die Beweglichkeit zulässt, den Kopf am Boden ablegen und die Arme entspannt neben dem Körper in Richtung Fersen ausstrecken. Tief ein- und ausatmen. Die Dehnung der Rückenmuskulatur kann man etwas intensivieren, wenn man beim Einatmen den Rücken etwas aufspannt und sich bewusst im Brustkorb weitet.

Von Trainer zu Trainer

Diese Übung kann einen schönen Abschluss des Post-Stretches darstellen. Durch die tiefe Atmung kann der Körper entspannen und alle Spannungen lösen. Endet die Groupfitness-Stunde mit der Post-Stretch-Phase, sollte immer eine aktivierende Übung, die die Aufrichtung des Körpers unterstützt, den Abschluss bilden.

11 RELEASE – EINBLICK IN DAS ENTSPANNUNGSTRAINING

Die Entspannungsphase (Release) ist ein immer wichtig werdender Bestandteil vieler Groupfitness-Stunden. Zunehmend mehr Menschen fühlen sich überlastet und zeigen eine Vielzahl von körperlichen Symptomen. Körperliche Beschwerden, wie Kopf-, Nacken- und Rückenschmerzen, haben neben Müdigkeit, Schlafstörungen, Schwindel usw. ihren Ursprung häufig in psychischen Prozessen. Deshalb suchen immer mehr Menschen den Ausgleich zu einem stressigen Alltagsleben. Dabei geht es vorrangig um eine Balance zwischen Aktivität und Ruhe.

Release-Techniken wirken auf das vegetative Nervensystem.

Das vegetative Nervensystem ist das System, welches Drüsen, glatte Muskeln (innere Organe) und das Herz mit Informationen versorgt. Man spricht auch vom autonomen Nervensystem, weil es teilweise ohne die höheren Zentren der Großhirnrinde arbeitet und es ohne willentliche Steuerung funktioniert. Es ist z. B. verantwortlich für Blutkreislauf, Herztätigkeit und Atmungsfrequenz, Blutdruck und Körpertemperatur, Kontrolle der Magensaftsekretion.

Das vegetative Nervensystem besteht aus dem Sympathikus (Spannungsnerv) und dem Parasympathikus (Entspannungsnerv), zwei Antagonisten, deren harmonisches Zusammenspiel entscheidend ist, um unwillkürliche Bewegungen (Reflexe) und die Hormonausschüttung abzustimmen.

Der Sympathikus ist jener Nerv, der aktive Lebensvorgänge einleitet, die unter Energieverbrauch ablaufen, z. B. erhöht er den Herzschlag. Er wird von der Hypophyse (Hormondrüse) aktiviert und überwiegt in Stresssituationen. Diese Aktivierung wird auch als „Kampf- oder Fluchtreaktion" bezeichnet.

Der Gegenspieler ist der Parasympathikus. Dieser sorgt dafür, dass der Körper nicht überfordert wird. Unter seinem Einfluss verlangsamt sich der Herzschlag und die Verdauung wird angekurbelt.

Tab.: Ziele und Wirkungen von Entspannung (vgl. DTB-Kursleiter Entspannungstechniken)

Ziele und Wirkungen von Entspannung		
Ziele	**Physiologische Wirkungen**	**Psychologische Wirkungen**
• Regeneration und Stabilisierung von Körper, Geist und Seele • Balance von Spannung und Entspannung • Reduktion von körperlichen Verspannungen • Erreichen zunehmender Gelassenheit und innerer Ruhe • Entwicklung oder Wiedergewinnen von Körperbewusstsein • Stärkung des Selbstbewusstseins • Ausgleich nervöser Reizbarkeit • Allgemeine Gesundheitsprophylaxe • Erleben von Selbstwirksamkeit	• Absinken des Muskel- und Gewebetonus • Herz-Kreislauf-Stabilisierung und periphere Gefäßerweiterung • Senkung der Herzfrequenz und Regulation des Blutdrucks • Niedrigere Atemfrequenz und langsamere und tiefere Atmung • Verminderte Hirnstromaktivität (schlafähnlich) • Sinkender Energieumsatz • Abnahme des Hautwiderstandes • Verstärkte Magen-/Darmtätigkeit	• Zunehmende Gelassenheit • Höhere Kreativität • Verbesserter Zugang zu den eigenen Ressourcen • Erhöhte Konzentrationsfähigkeit • Bessere Lernleistung • Höhere Bewusstheit über das eigene Denken, Fühlen, Tun mit Selbstreflexion • Positive Veränderung der Gehirnaktivität, sodass ein Zugang zu neuen Sichtweisen und alternativem Denken möglich ist. • Mehr Neugier und Aufgeschlossenheit für Neues • Bessere Wahrnehmung der eigenen Grenzen und was einem guttut. • Angemessenes Denken in Stresssituationen

11.1 RELEASE-TECHNIKEN IN DER GROUPFITNESS

Wenn eine Release-Phase die Groupfitness-Stunde beendet, empfiehlt es sich, diese unter anderem mit einfachen Wahrnehmungsübungen für Atem und Körper, Massagetechniken oder mit Übungsfolgen aus der progressiven Muskelrelaxation (PMR) zu gestalten.

Gerade Entspannungsneulinge entdecken beim Entspannen häufig erstmals, wie unruhig es in ihrem Geist ist und dass sie ihren Körper lange nicht mehr wahrgenommen haben und er eventuell alles andere als entspannt ist. Daher kann es von Vorteil sein, wenn die Release-Praxis mit Übungen für den Körper beginnt und der Teilnehmer noch etwas tun oder sich sanft bewegen kann, während er mit der Wahrnehmung ganz bei sich ist.

Dies ermöglicht dem Teilnehmer ein Umschalten vom „Außen" zum eigenen Körper. Die nachfolgend genannten Methoden und Aufgaben zum Innehalten, Spüren, Wahrnehmen fördern und ermöglichen es dabei dem vegetativen Nervensystem, von Aktion auf Ruhe umzuschalten.

Die Dauer der verwendeten Release-Techniken kann frei gestaltet werden. Auch sehr kurze Phasen ermöglichen schon ein Umschalten auf den Parasympathikus.

Zum einen ist es somit möglich, direkt im Training aufzutanken und sich zu erholen und zum anderen wird der Teilnehmer angeregt, auch im Alltag kleine Pausen selbst zu gestalten, um aktiv und bewusst zur „Ruhe" zu kommen.

Zusammengefasst: Release-Techniken wirken beruhigend auf das vegetative Nervensystem und somit auf Körper und Geist.

Information

In diesem Kapitel verzichten wir auf die Vorstellung der Geist-Körper-Techniken, zu denen unter anderem das autogene Training, Suggestionen und Fantasiereisen zählen. Um diese Techniken anwenden zu können, empfehlen wir eine Zusatzausbildung im Entspannungsbereich.

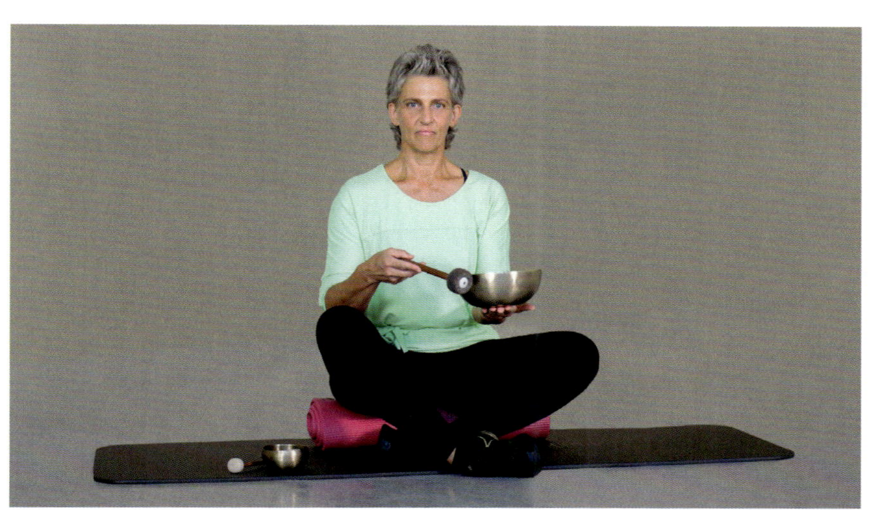

Einstimmung in die Release-Phase mit einer Klangschale

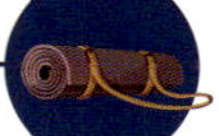

Allgemeine Hinweise zur Durchführung der Release-Phase

- **Musik**
  In der Release-Phase empfiehlt sich eine ruhige, gleichförmige Musik (auf eine angemessene Laustärke achten). Ebenso besteht die Möglichkeit, über Klänge zu arbeiten, zum Beispiel mit einer Klangschale oder mit einem Gong. Dies kann auch ein wunderbares Eröffnungsritual für die Release-Phase darstellen.

- **Achtsamkeit**
  Die Release-Techniken werden mit einer Haltung der Achtsamkeit praktiziert, welche sich als wohlwollende, aufmerksam-konzentrierte Fokussierung umschreiben lässt. Man lenkt die Aufmerksamkeit auf ein Objekt, eine Körperstelle, ein Gefühl usw. und akzeptiert alle auftauchenden Gedanken, Gefühle und Impulse. Mit zunehmender Praxis wächst die Fähigkeit, immer genauer und ausdauernder bei einem Körperteil zu verweilen.

- **Stundenatmosphäre**
  Ein ruhiger Ort, gedimmtes Licht, angenehme Raumtemperatur unterstützen die Entspannung. Das Überziehen einer warmen Jacke etc. kann ein Auskühlen des Körpers in der Release-Phase minimieren, denn das Frieren des Körpers ist für die Entspannung kontraproduktiv.

- **Auswahl der Übungen**
  In der Release-Phase sollten einfache Übungen zur Anwendung kommen, damit der Teilnehmer nicht damit beschäftigt ist, wie etwas auszuführen ist, sondern seine Empfindungen beim Praktizieren wahrnehmen kann.

- **Information für die Teilnehmer**
  Wichtig ist es, darauf hinzuweisen, dass es beim Entspannen zu Darmgeräuschen, vermehrtem Schlucken oder auch zum Tränen der Augen kommen kann. → Weitere spezielle Hinweise sind bei den einzelnen Release-Techniken zu finden.

- **Umgang mit Störungen**
  Tauchen äußere Störungen auf, während der Teilnehmer entspannt, empfiehlt es sich, diese einfach zu benennen und dann weiterzumachen („. . . und während draußen vor der Tür Personen miteinander sprechen, kannst du einfach bei deiner Entspannung bleiben . . ."

- **Aktives Rückholen (Zurücknahme)**
  Unabhängig von der ausgewählten Release-Übung sollten die Teilnehmer im Anschluss in ein sanftes, aktives Bewegen gebracht werden (Recken, Strecken, . . .), um einen guten Übergang in den Stand zu gewährleisten. Weitere Anweisungen können dabei unterstützen: „Die Auflagefläche des Körpers am Boden spüren", „Einige Male bewusst tief ein- und ausatmen", „Die Augen öffnen" (falls sie geschlossen waren).

- Das Verhalten des Kursleiters beeinflusst wesentlich die **Entspannungsreaktion** der Teilnehmer! → „Sei selbst entspannt, sprich ruhig (etwas langsamer als gewohnt) und passe deine Stimmmodulation der Entspannungsphase an (sprich z. B. im Atemtempo der Teilnehmer). Deine Bewegungen sind ruhig und ausgeglichen."

11.2 ÜBUNGSAUSWAHL FÜR RELEASE

11.2.1 Übungen rund um den Atem

Allgemeines zur Atempraxis

- Die folgenden Atempraktiken können im Stehen, Sitzen oder liegend ausgeführt werden.
- Günstig ist es bei den Übungen, die Augen ein wenig geöffnet zu halten, damit die Teilnehmer wach bleiben.
- Die Dauer jeder Atempraxis beträgt für Anfänger 3-5 Minuten.
- Bei unangenehmen Empfindungen muss die Übung abgebrochen werden.
- Günstig ist es, durch die Nase ein- und auszuatmen, da diese Atmung besonders beruhigend auf das vegetative Nervensystem wirkt. Da jeder Mensch einen individuellen Atemrhythmus hat, empfiehlt es sich, den Übungsrhythmus sowie die Intensität dem Teilnehmer frei zu überlassen.
- Außerdem ist es wichtig, den Hinweis zu geben, dass die Teilnehmer den Atem beobachtend, erwartungsfrei und absichtslos begleiten sollen. Dies verhindert eine unnatürliche und zu intensive Atmung.

Der Atem hat drei Phasen: einatmen – ausatmen – Atempause.

- Das Beobachten der Atmung ist eine gute Einstiegstechnik, die zum Innehalten und Umschalten auf sich selbst führt. Das vegetative Nervensystem schaltet unmittelbar um auf Erholung und Regeneration.
- Auch im Alltag als kleine Pause geeignet.
- Die Atmung wird beobachtet, ohne sie zu verändern oder zu bewerten. Dabei kann der Fokus unterschiedlich gelegt werden, z. B. auf das Spüren der Luft im Nasenraum und/oder auf das Beobachten der Bauch- oder Brustkorbbewegungen. Dieses Beobachten geschieht absichtslos und erwartungsfrei, wie ein Beobachter es wahrnehmen würde.

Die Bauchatmung wahrnehmen

Das Zwerchfell senkt sich mit der Einatmung und der Bauch wölbt sich nach außen. Dies bringt eine konstante Massage der inneren Organe mit sich und ist eine sehr beruhigende Form der Atmung.

Vorgehensweise:
Der Teilnehmer legt eine Hand auf den Brustkorb und die andere Hand auf den Bauch. Dann beobachtet er seinen Atem und spürt, wie sich die Hand auf dem Bauch sanft auf- und abbewegt. Die Hand, welche auf dem Brustkorb liegt, bleibt dabei ganz ruhig. Wenn dies der Fall ist, können beide Hände auf den Bauch gelegt werden. Mit zunehmender Erfahrung kann auch ohne das Auflegen der Hände in den Bauch gespürt werden.

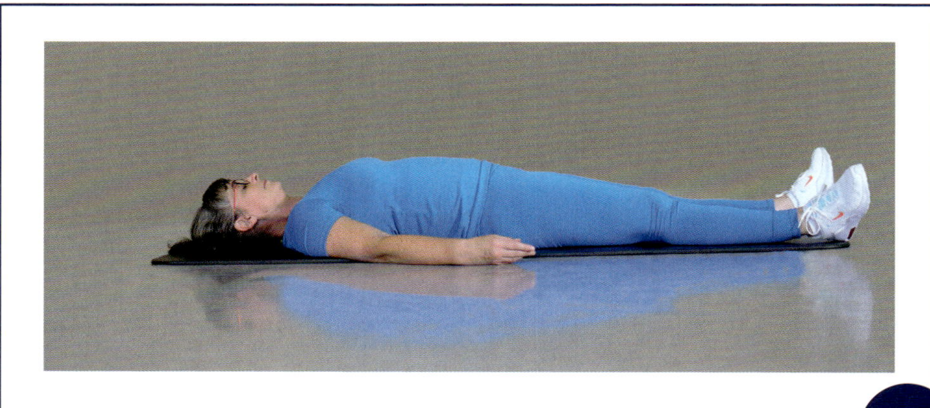

Die Brustatmung wahrnehmen

Der Brustkorb bewegt sich bei der Brustatmung wie ein Blasebalg. Die Lunge füllt sich in ihrem mittleren Bereich. Dabei wird eine kleinere Menge Luft zugeführt als bei der Bauchatmung und der erforderliche Kraftaufwand ist viel höher.

Vorgehensweise:
Der Teilnehmer legt seine Hände seitlich auf den Brustkorb und beobachtet, wie sich die Rippen in alle Richtungen weiten und wieder senken.

Den Atem zählen

Beim Ein- und Ausatmen wird jeweils langsam bis 4 gezählt und versucht, die Atempause zwei Zählzeiten lang zu halten. Nach etwa 5 Atemzügen kann das Ausatmen und die Atempause etwas verlängert werden. Man zählt beim Einatmen weiterhin bis 4 und beim Ausatmen bis 6 oder 8 und bei der Atempause bis 4 oder 6. Dies führt man etwa 10 Atemzüge lang durch und lässt den Atem anschließend wieder frei fließen.

Die Atempausen wahrnehmen

Diese Praxis lenkt die Aufmerksamkeit auf die unterschiedlichen Phasen der Atmung. Man beobachtet zunächst den Atemrhythmus und bemerkt, ob die Ausatmung genauso lang ist wie die Einatmung. Oder sogar länger? Nach 5 Atemzügen wartet man am Ende der Ausatmung einen kleinen Moment, bevor man wieder einatmet.

Nach weiteren 5 Atemzügen wartet man am Ende der Einatmung einen kleinen Moment, bevor man wieder ausatmet. Man beobachtet dann noch ein paar Atemzüge lang, wie der Atem in 4 Abschnitte unterteilt werden kann: ein – Pause – aus – Pause.

Und man beobachtet weiterhin die unterschiedlichen Längen der verschiedenen Atemphasen und wie dies auf das Gesamtbefinden wirkt.

11.2.2 Massagetechniken im Release

Wir befinden uns in der letzten Phase einer Sporteinheit, Menschen sind verschwitzt oder möchten sich gegenseitig nicht direkt mit den Händen berühren. Nachfolgend stellen wir Massagetechniken vor, die mit Hilfsmitteln wie einem Igelball oder als Eigenmassage durchführbar sind.

Wissenswertes

Eine klassische Massage dient zur mechanischen Beeinflussung von Haut, Bindegewebe und Muskulatur durch Dehnungs-, Zug- und Druckreiz. Die Wirkung der Massage erstreckt sich von der behandelten Stelle des Körpers über den gesamten Organismus und schließt auch die Psyche mit ein.

Durch die Anwendung von Massagen wird der Energiefluss des Körpers wieder neu angeregt und er entwickelt verstärkt Selbstheilungskräfte, weil auch die Psyche dadurch positiv beeinflusst wird.

Igelballmassage

Eine Igelballnassage ist eine Stimulation der Haut mithilfe eines kugelförmigen, stachligen Gummiballs. Er wird dabei mit sanftem Druck über den Körper gerollt und gekreist, wobei **Knochen und Gelenke ausgespart werden**. Sie zeichnet sich vor allem durch leichte Gewebereize der abgerundeten Zacken des Balls beim Rollen aus. Sie kann daher als eine sanfte Kombination aus Akupressur und klassischer Massage gesehen werden.

Die relativ sanfte Stimulation eignet sich bei leichten Verspannungen, strapazierten Füßen und wenig durchbluteten Körperstellen.

Die Wirkeigenschaften beziehen sich vor allem auf die Stimulation des Gewebes, wie sie bei vielen Massagen vorkommt:

- Entspannung,
- vermehrte Durchblutung und
- Stimulation der Nervenbahnen.

Die Igelballmassage ist eine relativ sanfte Stimulation des Gewebes und kann sowohl auf nackter Haut wie auch angekleidet durchgeführt werden.

Igelballmassagen können nicht nur bei Verspannungen eingesetzt werden, sondern durch die entstehenden Reize auch die Körperwahrnehmung beeinflussen.

Man beginnt zunächst, mit leichtem Massagedruck und langen Rollbewegungen das Muskelgewebe zu massieren. Mit der Zeit können auch punktuelle Kreisbewegungen und stärkeres Rollen durchgeführt werden.

Die Igelballmassage kann sowohl als Selbstmassage wie auch als Partnermassage durchgeführt werden. Sie eignet sich zudem für eine Teilkörper- oder Ganzkörperbehandlung. Wichtig, im Anschluss an die Massage sich bzw. dem Partner einen Moment Zeit zum Nachspüren geben.

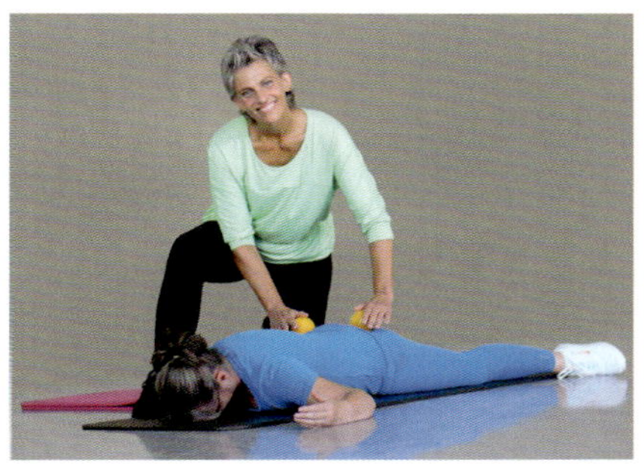
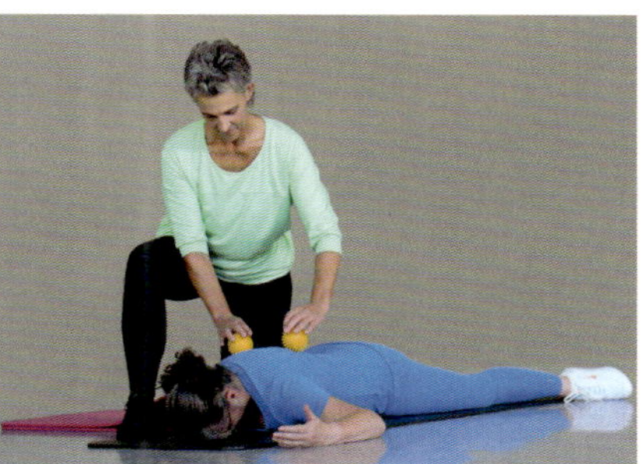

Partnermassage mit zwei Igelbällen

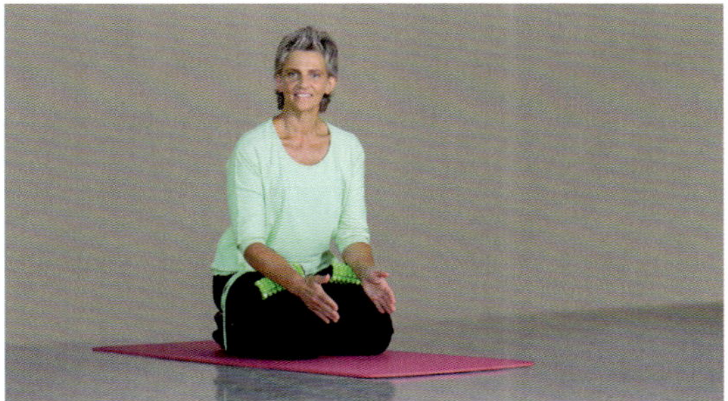

Eigenmassage mit Faszienrolle

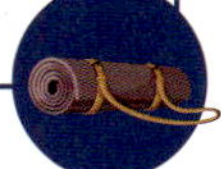

Wissenswertes

Die Faszie(n) – das größte Sinnesorgan unseres Körpers. Im Faszientraining setzt man die Technik der sensorischen Verfeinerung ein. Hier steht die Wahrnehmung der Bewegung und des Körpers im Fokus.

Neben Verletzungen, Schmerz kann auch Bewegungsarmut sogenannte *blinde Flecken* in der Körperwahrnehmung entstehen lassen. Diese schlecht wahrnehmbaren Körperbereiche können durch vielfältige Ansprache unterschiedlicher Sensoren (Rezeptoren) wieder spürbar gemacht werden. Unterschiedliche Stimulationen unter anderem sind: Druck (intensiv/sanft), Zug, Vibrationen, Schüttlungen, Streichungen.

Die hier beschriebenen Übungen können diesem Trainingsbereich zugeordnet werden.

Tennisballmassage der Plantarfaszie

Der Tennisball oder ein Faszienball wird unter die Fußsohle gelegt. Man rollt mit Druck langsam über den Tennisball und verharrt bei schmerzhaften Stellen ein paar Atemzüge lang, bis das schmerzhafte Gefühl nachlässt. Dabei im Fersenbereich beginnen und langsam in Richtung Zehenballen arbeiten. Nach dem Ausrollen des ersten Fußes einen Moment im Stand der Veränderung zwischen den Füßen nachspüren. Anschließend den anderen Fuß ausrollen und wieder der Veränderung des Standes nachspüren.

Der Tennisball kann an vielen unterschiedlichen Stellen des Körpers eingesetzt werden, z. B. in Rückenlage rechts oder links neben der Wirbelsäule, oder beidseitig mit zwei Tennisbällen, welche nebeneinander in einem Strumpf verpackt sind.

Vorteil: Man rollt neben der Wirbelsäule über die Fascia thoracolumbalis vom Becken entlang in Richtung Kopf, ohne Druck auf knöcherne Strukturen der Wirbelsäule auszuüben.

Druck-Bewegungstechnik

Diese Technik eignet sich, um die Spannung eines Muskels zu verringern. Hierbei setzt man einen Muskel mit einem Hilfsmittel, zum Beispiel einem Tennisball, einem Faszienball oder einer Faszienrolle, unter Druck und bewegt den Muskel bzw. Muskelbereich. Anschließend löst man die Position auf und spürt der Veränderung nach.

Dieses Prozedere kann mehrmals wiederholt werden. Dabei kann man immer wieder eine kleine Positionsveränderung mit dem Hilfsmittel vornehmen und somit einen anderen Bereich des Muskels entspannen.

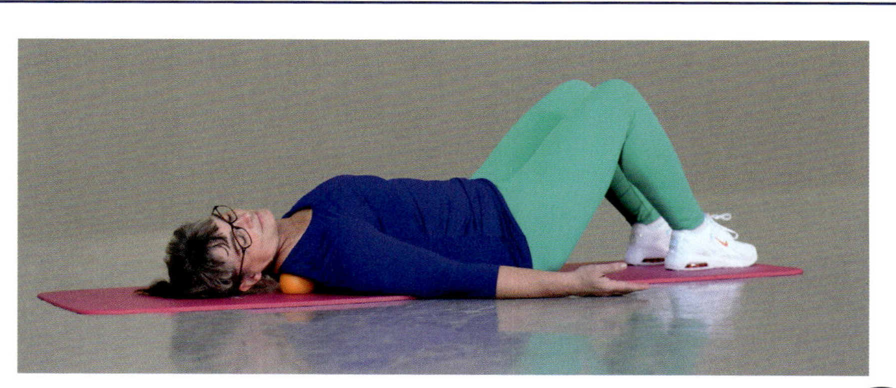

Der Faszienball liegt im Bereich der Nackenmuskulatur, dabei rollt man langsam im Atemfluss den Kopf von Seite zu Seite. Gleichzeitig nachspüren, wo es intensivere Schmerzpunkte (Triggerpunkte) gibt, hier darf man einige Atemzüge verweilen, bis der **Wohl-Weh-Schmerz** etwas weniger wird oder sogar verschwindet. Dann rollt man langsam den Kopf weiter. Am Ende den Ball weglegen und den Veränderungen im Nacken-Hals-Kopf-Bereich nachspüren.

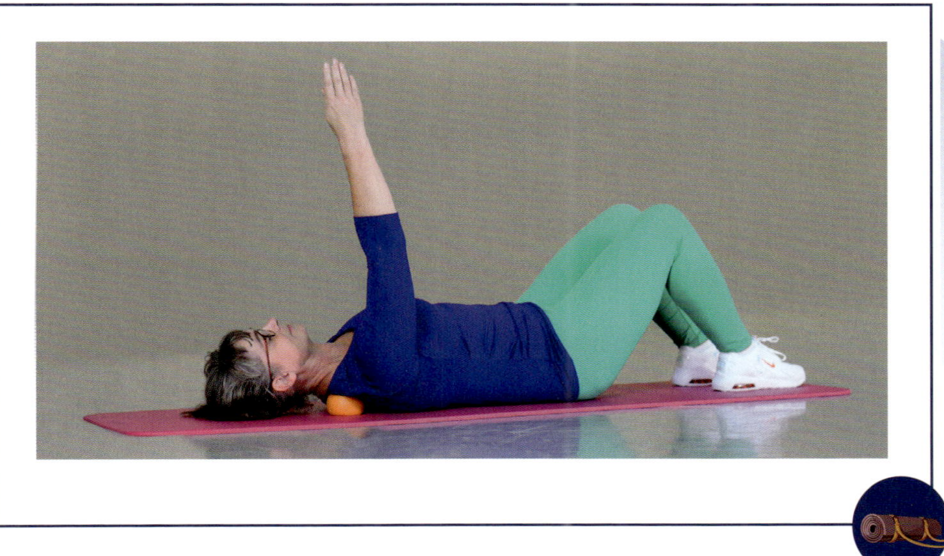

Den Faszienball im Bereich Nacken-Schulterblatt platzieren und den gleichseitigen Arm in Richtung Decke anheben. Den Arm langsam mit kleinen Bewegungen über dem Ball in alle Richtungen bewegen oder eine kleine kreisende Bewegung mit dem Arm ausführen. Das weitere Vorgehen wie oben beschrieben.

Myofaszial Release der Lumbalfaszie mit einer Rolle

Die Rolle im Bereich der Beckenschaufel platzieren und beide Beine gebeugt anheben (die Unterschenkel dürfen locker nach unten hängen). Im langsamen Tempo das Becken auf der Rolle hin- und herrollen. Bei schmerzhaften Bereichen gerne mehrere Atemzüge verweilen, bis der Wohl-Weh-Schmerz nachlässt. Zum Abschluss die Rolle entfernen und die Entspannung der Lumbalfaszie spüren.

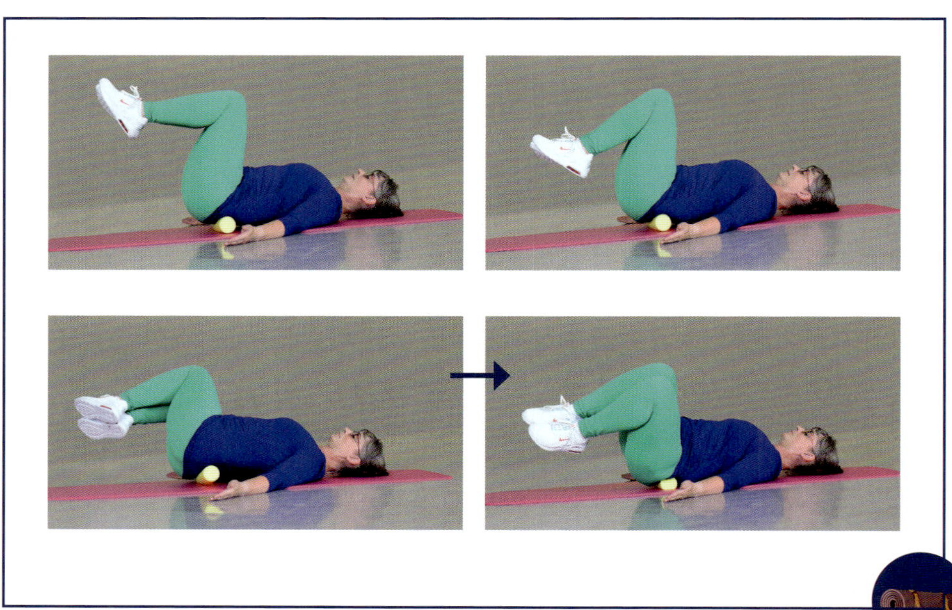

Wissenswertes

Es empfiehlt sich, Körperregionen auszuwählen, die nicht so gut durchblutet und damit schlechter versorgt sind. Das sind alle rein faszialen Bereiche, wie die Fußsohle, unterer Rücken und auch die Beinaußenseite. Durch das Rollen wird nicht nur die Wahrnehmung gefördert, sondern durch das Wechselspiel von Be- und Entlastung auch die Stoffwechselaktivität erhöht (Slomka et al., 2015, S. 267).

11.2.3 Kombination Release und Embodiment

Partnerarbeit „Schüttelung der Beine"

Ein Partner liegt dabei entspannt in der Rückenlage. Der andere Partner fasst mit beiden Händen den Unterschenkel im Knie-Fuß-Bereich oder nur am Sprunggelenk.

Zuerst wird das Bein der liegenden Person sanft in die Länge gezogen. Mehrmals wiederholen. Dann das Bein ablegen und im Seitenvergleich nachspüren. Dann die Übung mit dem anderen Bein wiederholen. Anschließend wird die Übung erweitert: Das angehobene und gehaltene Bein mit leichten Schüttelbewegungen für circa eine Minute zum Vibrieren bringen. Wieder nachspüren und mit dem anderen Bein wiederholen.

Ist der Körper entspannt, dann zeigt diese Entspannung sich auch durch eine sanfte Vibration der Bauchdecke bzw. durch eine leichte Bewegung des Schultergürtels und sogar des Kopfs. → Diese Übungsabfolge lässt sich auch auf den Armbereich übertragen.

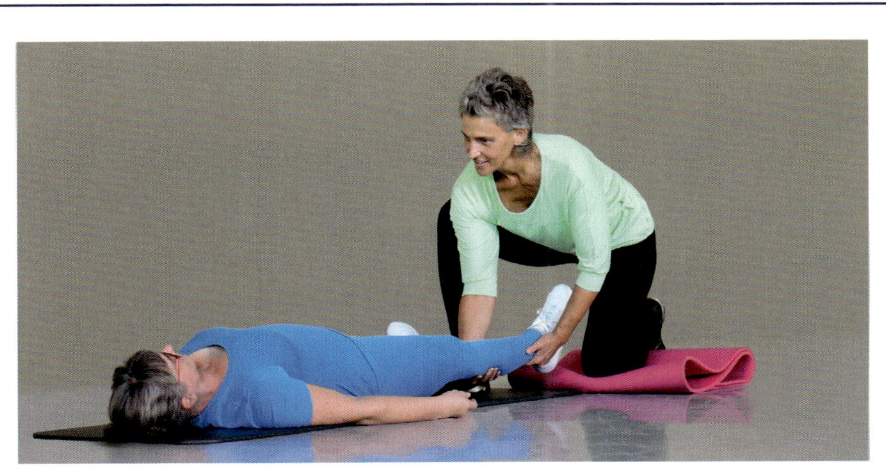

Abklopfen & Ausstreichung der Arme

Im Stand oder im Sitzen den Arm, vom Nacken-Schulter-Bereich beginnend, in Richtung Finger ausklopfen. Dabei mehrmals (3-4-mal) die Armrückseite und dann die Arminnenseite abklopfen. Zum Abschluss den Arm nochmals ausstreichen, dabei auch die Finger leicht in die Länge ziehen. Beide Arme locker hängen lassen und nachspüren. Anschließend die Abfolge mit dem anderen Arm wiederholen.

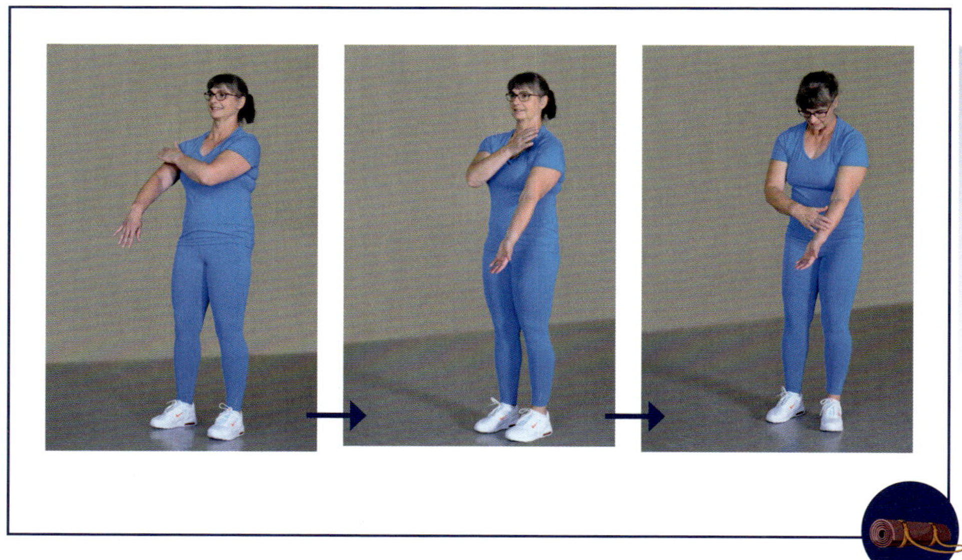

11.2.4 Progressive Muskelentspannung (PMR)

Der Arzt und Physiologe E. Jacobson (1885-1976) beobachtete 1928, dass die Anspannung der Muskulatur häufig mit Unruhe, Angst und psychischer Spannung einhergeht. Die Wechselwirkungen psychischer Befindlichkeiten und muskulärer Spannung bzw. Entspannung machte er zur Grundlage seines systematischen Trainings, dessen Grundlage die **Kontrastwahrnehmung** an- bzw. entspannter Muskelgruppen ist.

Lernziel ist eine frühzeitige Wahrnehmung von muskulären Spannungszuständen und deren aktive Verminderung. Dies führt zur Abnahme der sympathischen und zu einer Steigerung der parasympathischen Aktivitäten des Nervensystems. Das Grundprinzip der progressiven Muskelentspannung besteht darin, dass nacheinander einzelne Muskelgruppen (z. B. die Hände, die Schultern oder die Zehen) für einige Sekunden willentlich angespannt und anschließend deutlich länger entspannt und gelockert werden.

Man lernt dabei, Anspannungs- und Entspannungszustände im Körper genauer zu unterscheiden. Damit einher geht ein allgemeines Entspannungsgefühl. Die progressive Muskelentspannung stellt eine einfache, sehr direkte körperbezogene Form dar, um Entspannung zu erlernen.

Die Phasen der PMR

Aufmerksamkeit/Hineinspüren

In dieser Phase wird zunächst die Aufmerksamkeit auf die betreffende Muskelpartie gelenkt, das heißt, dieser Bereich wird achtsam wahrgenommen. Diese Phase wird kurzgehalten und kann bei großer Unruhe auch mit lockernden Bewegungen gestaltet werden.

Anspannen und Spannung halten

Die betreffenden Muskeln werden auf ein Signal hin angespannt. Dabei kann es hilfreich sein, zu Beginn des Übens etwas fester anzuspannen, um die betreffende Muskelpartie zu spüren. Im Verlauf des Übens kann diese Anspannung geringer werden oder auch ganz auf der Vorstellungsebene stattfinden.

Während dieser Phase atmet man normal weiter, damit die Anspannung auf die jeweilige Muskelgruppe beschränkt bleibt. Anfangs hält man diese Spannung 5-10 Sekunden, später 2-3 Sekunden.

Hinweis: In den nachfolgenden Anweisungen ist die Haltezeit durch „. . ." gekennzeichnet.

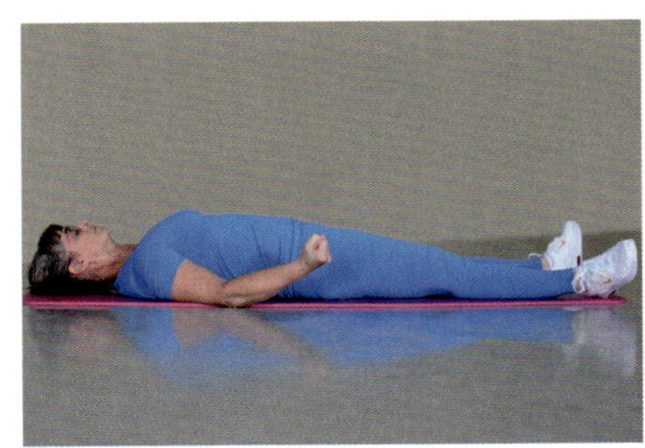

Die Anspannung halten.

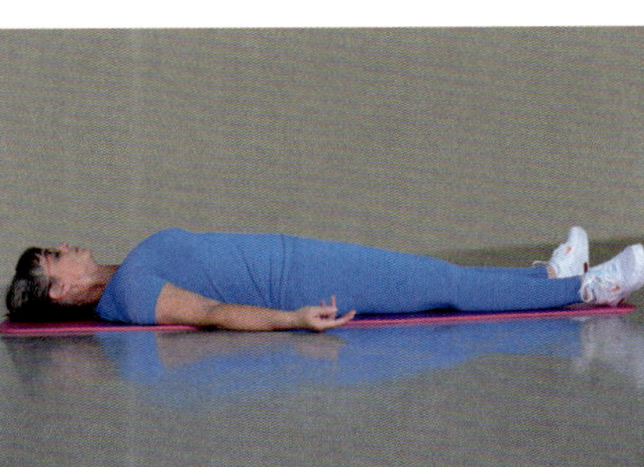

Entspannung/Lösen

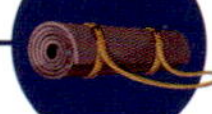

Loslassen

Beim Loslassen wird die Spannung auf ein Signal hin plötzlich gelöst und der Muskel ohne weitere Lockerungsbewegungen entspannt.

Nachspüren

Diese Phase dauert deutlich länger als die Anspannungsphase. Anfangs zwischen 10-30 Sekunden und später bei regelmäßigem Üben deutlich länger, also über 45 Sekunden. Für den Anfänger ist es schwieriger, die Aufmerksamkeit auf der entsprechenden Muskelgruppe zu halten und Nuancen der Entspannung voneinander zu unterscheiden. Daher ist die Zeit hier kürzer.

Wichtig ist in dieser Phase, dem Teilnehmer mitzuteilen, dass er offen sein soll für alle Empfindungen, die in der betreffenden Muskulatur auftreten. Alles, was dort geschieht, ist wichtig und richtig.

Vorgehensweise: Vier-Muskelgruppen-Verfahren

Beide Hände, Unterarme, Oberarme:
Die Fäuste ballen, die Arme beugen, die Ellbogen gegen die Unterlage drücken.
„Anspannen jetzt! . . . Lösen!"

Gesichtsmuskulatur:
Die Lippen zusammenpressen, die Nase rümpfen, die Augen zusammenkneifen, die Stirn runzeln.
„Anspannen jetzt! . . . Lösen!"

Schultern, Rücken, Bauch- und Gesäßmuskulatur:
Die Schultern gegen den Boden drücken, Gesäß und Bauch anspannen.
„Anspannen jetzt! . . . Lösen!"

Beide Oberschenkel, Unterschenkel und Füße:
Die Füße in Richtung Nase ziehen und die Fersen gegen den Boden drücken.
„Anspannen jetzt! . . . Lösen!"

Vorgehensweise: 16-Muskelgruppen-Verfahren

Rechte Hand (dominante) und Unterarm:
„Spanne die Hand zur Faust." „Anspannen jetzt! . . . Lösen!"

Linke Hand (nicht dominante) und Unterarm:
„Spanne die Hand zur Faust." „Anspannen jetzt! . . . Lösen!"

Rechter (dominanter) Oberarm:
„Drücke den angewinkelten Ellbogen gegen die Unterlage." Oder: „Den Oberarm an den Oberkörper drücken."
„Anspannen jetzt! . . . Lösen!"

Linker (nicht dominanter) Oberarm:
„Drücke den angewinkelten Ellbogen gegen die Unterlage." Oder „Den Oberarm an den Oberkörper drücken."
„Anspannen jetzt! . . . Lösen!"

Stirn und Kopfhaut:
„Hebe die Augenbrauen." Oder: „Ziehe die Augenbrauen zusammen."
„Anspannen jetzt! . . . Lösen!"

Augen, obere Wangenpartie und Nase:
„Rümpfe die Nase und kneife die Augen zu."
„Anspannen jetzt! . . . Lösen!"

Untere Wangenpartie, Kiefer und Mund:
„Die Zähne aufeinanderbeißen, Überspannung vermeiden, die Lippen zusammenpressen, die Zunge gegen den Gaumen drücken."
„Anspannen jetzt! . . . Lösen!"

Nacken und Hals:
„Drücke das Kinn in Richtung Brust und vermeide gleichzeitig, dass das Kinn die Brust berührt." Oder: „Den Kopf gegen den Boden drücken." Oder: „Den Kopf nach rechts (links) drehen und gegen den Boden drücken." Oder „Den Kopf in Richtung Schulter neigen."
„Anspannen jetzt! . . . Lösen!"

Schultern und oberer Rücken:
„Drücke die Schulterblätter hinten zusammen." Oder: „Ziehe beide Schultergelenke nach vorne." Oder: „Ziehe beide Schultern nach oben."
„Anspannen jetzt! . . . Lösen!"

Brust:
„Tief einatmen, den Atem kurz anhalten, dabei die Brustmuskulatur anspannen."
„Anspannen jetzt! . . . Lösen!"

Bauchmuskulatur:
„Spanne die Bauchdecke nach innen." Oder: „Drücke die Bauchdecke nach außen."
„Anspannen jetzt! . . . Lösen!"**Untere Rückenpartie:**

„Mache ein leichtes Hohlkreuz."
„Anspannen jetzt! . . . Lösen!"

Gesäßmuskulatur:
„Spanne die Gesäßmuskulatur an."
„Anspannen jetzt! . . . Lösen!"

Oberschenkel:
„Drücke die Kniekehle und den Oberschenkel gegen die Unterlage und ziehe die Zehen in Richtung Nase."
„Anspannen jetzt! . . . Lösen!"

Unterschenkel:
„Strecke den Fuß, die Ferse bleibt am Boden."
„Anspannen jetzt! . . . Lösen!"

Füße:
„Kralle die Zehen ein." Oder: „Strecke die Zehen."
„Anspannen jetzt! . . . Lösen!"

Beugemuskeln, gleichzeitig
„Die Fäuste ballen, die Unterarme anbeugen, die Ellbogen gegen den Boden drücken, die Schultern hochziehen, den Bauch anspannen, die Fußspitzen heranziehen, ein Mäusegesicht machen."
„Anspannen jetzt! . . . Lösen!"

Streckmuskeln, gleichzeitig
Die Finger spreizen, die Arme gestreckt abheben, die Beine gestreckt abheben, die Zehen strecken, den Po angespannt, die Schultern in Richtung Gesäß halten, den Kopf anheben, die Augen aufmachen, den Mund aufmachen, die Zunge rausstrecken."
„Anspannen jetzt! . . . Lösen!"

ANHANG

Der Anhang dieses Buchs liefert grundlegende Informationen zur besseren Orientierung, zur Hilfe und zum Nachweis.

1 ABKÜRZUNGSVERZEICHNIS

Tl/T12	1. + 12. Brustwirbel
L5	5. Lendenwirbel
C7	7. Halswirbel
Abb.	Abbildung
ATP	Adenosintriphosphat
AL	Alternate Lead
AF	Atemfrequenz
AVM	Atemminutenvolumen
AZV	Atemzugvolumen
bpm	Beats per Minute
bzw.	beziehungsweise
BWS	Brustwirbelsäule
ca.	circa, ungefähr
d. h.	das heißt

etc.	Et cetera, und so weiter
ff.	folgend, auf den nächsten Seiten
ggf.	gegebenenfalls
°	Grad
HWS	Halswirbelsäule
Hrsg.	Herausgeber
HMV	Herzminutenvolumen
H.I.I.T.	High Intensity Intervall Training
HVT	High Volume Training
Kap.	Kapitel
S1	Kreuzbein
KZI	Kurzzeitintervalle
LZI	Langzeitintervalle
LWS	Lendenwirbelsäule
li.	links
L.I.I.T.	Low Intensity Intervall Training
max.	maximal
HF_{max}	maximale Herzfrequenz
MZI	Mittelzeitintervalle
o. Ä.	oder Ähnliches
ots	On the Spot
%	Prozent
re.	Rechts
SV	Schlagvolumen
S.	Seite
SMT	Sensomotorisches Training
SL	Singel Lead
Tab.	Tabelle
usw.	und so weiter
u. a.	unter anderem
vgl.	vergleiche
WHmax	Wiederholungsmaximum
z. B.	zum Beispiel

2 STICHWORTVERZEICHNIS

3 LITERATUR- UND QUELLENVERZEICHNIS

Albrecht, K. (2003). *Körperhaltung. Haltungskorrektur und Stabilität in Training und Alltag.* Stuttgart: Haug.

Albrecht, K. et al. (2014). *Stretching und Beweglichkeit. Das neue Expertenbuch* (3., überarbeitete Auflage). Heidelberg: Haug.

Bruscias, G. (2017). *Handbuch Functional Training.* Aachen: Meyer & Meyer.

Calais-Germain, B. (1999). *Anatomie der Bewegung. Technik und Funktion des Körpers* (2. Auflage). Wiesbaden: Fourier.

Comerford, M. & Nottram, S. (2000). *Movement of dysfunction: Focus on dynamic stability and muscle balance. Kinetic control movement dysfunction course publication. Kinetic control.* Southhampton.

Cooper, K. *Cooper Aerobics.com* – Zugriff am 10.11.2021 um 13.10 Uhr. https://cooperaerobics.com/About/Our-Leaders/Kenneth-H-Cooper,-MD,-MPH-Full-Bio.aspx

Destatis Gesellschaft*/Gesundheit/Todesursachen.* Zugriff am 11.11.2021 um 13.58 Uhr. https://www.destatis.de/DE/Themen/Gesellschaft-Umwelt/Gesundheit/Todesursachen/_inhalt.html

Diemer, F. & Sutor, V. (2007). *Praxis der medizinischen Trainingslehre.* Stuttgart: Thieme.

Duden. *Das Wörterbuch medizinischer Fachausdrücke* (7. vollständig überarbeitete und ergänzte Auflage). Hrsg. Redaktion von Studium und Beruf. Mannheim: Bibliografisches Institut.

Eifler, C. Prof. Dr. (2016). Stabilisierungsstrategien im Core-Training. *Medical Fitness and Healthcare, 1*, 60-61.

Erenler, E. (2009). Zugriff am 12.11.2021, 14.50 Uhr. Uni Hamburg

Freiwald, J. (2020). *Optimales Dehnen – Sport-Prävention-Rehabilitation* (3., vollständig bearbeitete und erweiterte Auflage). Balingen: Spitta.

Gärtner, D. (2015). *Funktional Training – das revolutionäre 5-Dimensionen-Konzept.* München: BLV.

Gärtner, D. (2020). *Ganzheitliches Faszien Training.* Igling: EMF.

Gehrke, T. (2000). *Sportanatomie* (2. Auflage) Reinbek: Rowohlt.

Gießing, J. (2010). *HIT-Fitness. Hochintensitätstraining.* München: Riva.

Gottlob, A. (2001). *Differenziertes Krafttraining mit Schwerpunkt Wirbelsäule.* München: Urban & Fischer.

Grosser M., Starischka & Zimmermann (2012). *Das neue Konditionstraining. Grundlagen/ Methoden/Leistungssteuerung/Übungen/Trainingsprogramme.* München: BLV.

Günther, S. *Private Berufsfachschule Was ist Aerobic?* Zugriff am 10.11.2021 um 13.38 Uhr. https://www.sg-kosmetik.de/was-ist/was-ist-aerobic.htm

Haack, C., Harvey, C. & Rühl, J. (2008). *DTB-Muskelkatalog.* Deutscher Turner-Bund (Hrsg.). Frankfurt am Main.

Haberlandt, A. & Holst, I. (2017). *Groupfitness. Workout Basics & Variationen.* Aachen: Meyer & Meyer.

Hammes, A., Rühl, J., Laubach, V. & Sutor, V. (2014). *Core & Stability – Grundlagen senso-motorischen Trainings* (2., unveränderte Auflage). Deutscher Turner-Bund (Hrsg.). Frankfurt am Main.

Harvey, C., Berghäuser-Pröll, A. M. & Joosz, B. (2008). *Step-Aerobic Arbeitshilfen für Übungsleiter/innen und Trainer/innen.* Deutscher Turner-Bund (Hrsg.). Frankfurt am Main.

Kempf, H.-D. (2014). *Funktionelles Training mit Hand- und Kleingeräten.* Heidelberg: Springer.

Larsen, Ch. Dr. med., Larsen, C. & Hartelt, O. (2008). *Körperhaltungen analysieren und verbessern – look@yourself – work@yourself.* Stuttgart: Trias.

Lehmann, M. et al. (1999). Übertraining und Leistungsminderung. *Leistungssport, Heft 5.*

Liebezeit, S. (2016). Funktionelles Training Zuhause und im Büro. *Leistungslust – Fachzeitschrift für Sport- und Fitness-Trainer, 3*, 53-55.

Manocchia, P. (2012). *Muskeln – Die Taschenbibel* (1. Auflage 2007). München: Südwest.

Mehrabian, A. & Ferris, S. (1967). Influence of attitudes from non-verbal communication in two channels. *The Journal of Counselling Psychology, 31*, 248-252.

Mehrabian, A. (2007). *Nonverbal communication. Aldine aransaction* (1. Auflage 1972). New Brunswik.

Myers, W. Th. (2010). *Anatomy Trains. Myofasziale Leitbahnen für Manual- und Bewegungstherapeuten* (2. Auflage). München: Urban & Fischer.

Münch, F. (2016). Trainer-Tränen beim funktionellen Training. *Leistungslust – Fachzeitschrift für Sport- und Fitness-Trainer, 3*, 7-15.

Neumann, G., Pfützner, A. & Berbalk, A. (2013). *Optimiertes Ausdauertraining* (7. Auflage). Aachen: Meyer & Meyer.

Oellerich, H. & Wessels, M. (2016). *Faszien-Training* (2. Auflage). München: BLV.

Pauls, J. (2014). *Das große Buch vom Krafttraining.* (2., überarbeitete Auflage). München: Copress.

Platzer, W. (2005). *Taschenatlas der Anatomie. Band 1: Bewegungsapparat* (9. überarbeitete Auflage). Stuttgart: Thieme.

Salvesen, Ch. & Garattoni, J.-P. (2009). *Entspannen nach Edmund Jacobsen.* Ohmden: Incontro Musikverlag.

Polar.com. *Block.* Zugriff am 10.11.2021 um 14.31 Uhr https://www.polar.com/blog/liit-low-intensity-interval-training/

Schleip, R. (2014). *Faszien Fitness* (7. Auflage, 2016). München: Riva.

Schleip, R. (2016). *Faszien Krafttraining.* München: Riva.

Schleip, R. et al. (2016). *Faszien in Sport und Alltag.* München: Riva.

Schünke, M. et al. (2005). *Prometheus. LernAtlas der Anatomie.* Stuttgart: Thieme.

Rühl, J. & Laubach, V. (2011). *Funktionelles Zirkeltraining – das moderne Sensomotoriktraining für alle.* Aachen: Meyer & Meyer.

Slomka, G., Haberlandt, A., Harvey, C. & Michels-Plum, C. (2015). *Das neue Aerobic Training* (7. Auflage). Aachen: Meyer & Meyer.

Slomka, G. (2014). *Faszien in Bewegung.* Aachen: Meyer & Meyer.

Slomka, G. (2016). *Faszien kompakt* (2. Auflage). Aachen: Meyer & Meyer.

Stengele, M. (2020). *4XF Functional Training Basic – das Grundlagenbuch für Trainer und Sportler.* Aachen: Meyer & Meyer.

Trompeter, K., Fett, D., Schäfer, R. & Platen, P. *Das Ran Rücken-Programm.* Teilnehmerunterlagen. Herausgeber: National Research Network for Medicine in Spine Exercise.

Trunz, E. & Hamm, M. (2001). *Style Your Body! Fatburning, Muskelaufbau und Ernährung.* München: Midena.

Velthaus, J. L. (2016). *Kapillarneubildung.* (Dissertation) Uni Hamburg. Zugriff am 12.11.2021 um 14.50 Uhr https://ediss.sub.uni-hamburg.de/handle/ediss/2645 und Zugriff am 12.11.2021 um 15.00 Uhr https://ediss.sub.uni-hamburg.de/bitstream/ediss/6719/1/Dissertation.pdf

Wastl, P. Dr., Bergische Universität Wuppertal. *Biomechanische Betrachtungsweisen von Bewegungen.* Zugriff am 30.10.2021 um 18.38 Uhr https://www.itps.uni-wuppertal.de/fileadmin/itps/Wastl/B-Abstract_04.pdf

Weineck, J. (2009). *Optimales Training. Leistungsphysiologische Trainingslehre unter besonderer Berücksichtigung des Kinder- und Jugendtrainings* (8., überarbeitete und erweiterte Auflage). Balingen: Perimed-spitta.

Weise, R. & Meyer, A. (2002). *DTB Ausbilder Diplom – Methodenkompetenz. Modul B.* Deutscher Turner-Bund (Hrsg.). Frankfurt am Main.

www.collinsdictionary.com

4 DANKSAGUNG

Wir bedanken uns bei Pia Pauly, vom Deutscher Turner-Bund, und Robert Meyer, vom Meyer & Meyer Verlag, für das entgegengebrachte Vertrauen, dieses Buchprojekt zu gestalten.

Dank an die fantastische Unterstützung durch Cornelia Horn von Nipala – nipala functional sportswear für die große Auswahl an Sportbekleidung zum Fotoshooting und für die Videoaufnahmen.

Sowie Dank an Hauke Ralfs von der Firma Move Ya! Lifestyle Kontor GmbH für die Bereitstellung der Fitnessmusik für unsere Bewegungsvideos.

Ein besonderes Dankeschön richten wir an Alexa Deutz, Meyer & Meyer Verlag, für die unendliche Geduld, all unsere Fragen hinsichtlich der technischen Umsetzung zu beantworten.

Großen Dank auch an Monika Preisser vom DTB für ihre umfassende Unterstützung und hervorragende Organisation und Planung des Fotoshootings. Unser Dank gilt auch Bernd Anich, unserem Fotografen, für seine Ruhe und Gelassenheit während des Fotoshootings. Auch Leslie Nagel möchten wir an dieser Stelle ein Dankeschön aussprechen, die als freiwillige Fotoassistentin im Rahmen eines Projekts der DTJ fungierte.

Großen Dank auch an Andrea Wagner vom DTB, die sich in unsere Groupfitness-Welt hineingefuchst hat, um die tollen Schrittgrafiken zu gestalten.

Dank geht auch an Diana Clar für ihren Einsatz als Akteurin und Beraterin bei den Videoaufnahmen zum Buch. Ein herzliches Dankeschön auch an Frederike Schöl vom Verein Aktive Freizeit, Hamburg, für das zur Verfügung stellen der Räumlichkeiten für unseren Videodreh.

Abschließend danken wir von Herzen unseren Familien, die während der „Schreibzeit" oft auf unsere Anwesenheit verzichten mussten, für ihre mentale Unterstützung und Sorge für unser leibliches Wohl!

Anke Haberlandt & Ilka Holst

5 BILDNACHWEIS

Coverfoto:	Bernd Anich, ©AdobeStock
Covergestaltung:	Isabella Frangenberg
Fotos Innenteil:	Bernd Anich
Grafiken Innenteil:	Andrea Wagner, DTB, ©AdobeStock
Bearbeitung:	Isabella Frangenberg
Videos:	Anke Haberlandt, Ilka Holst
Innenlayout:	Isabella Frangenberg
Satz:	www.satzstudio-hilger.de
Lektorat:	Dr. Irmgard Jaeger

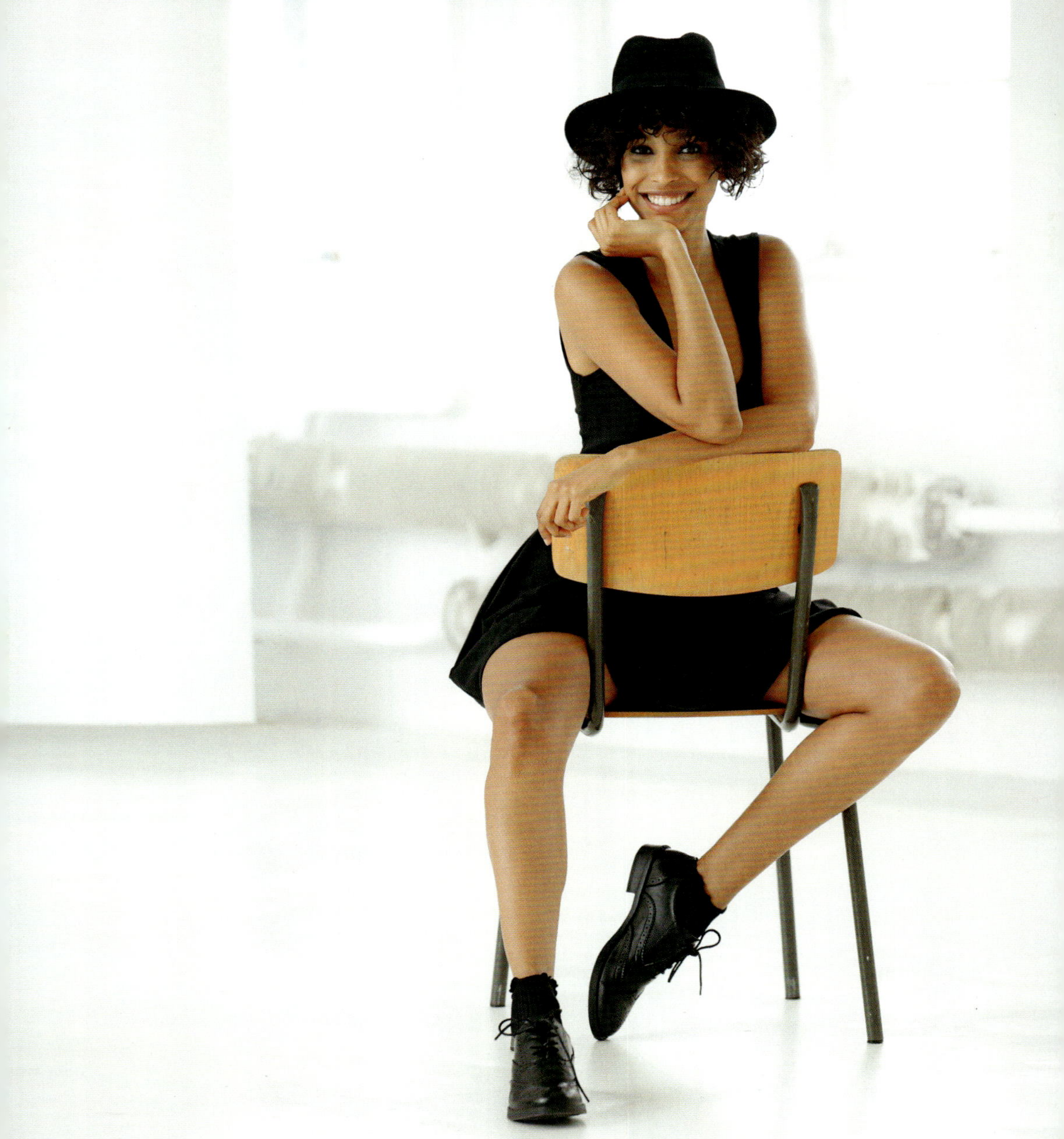

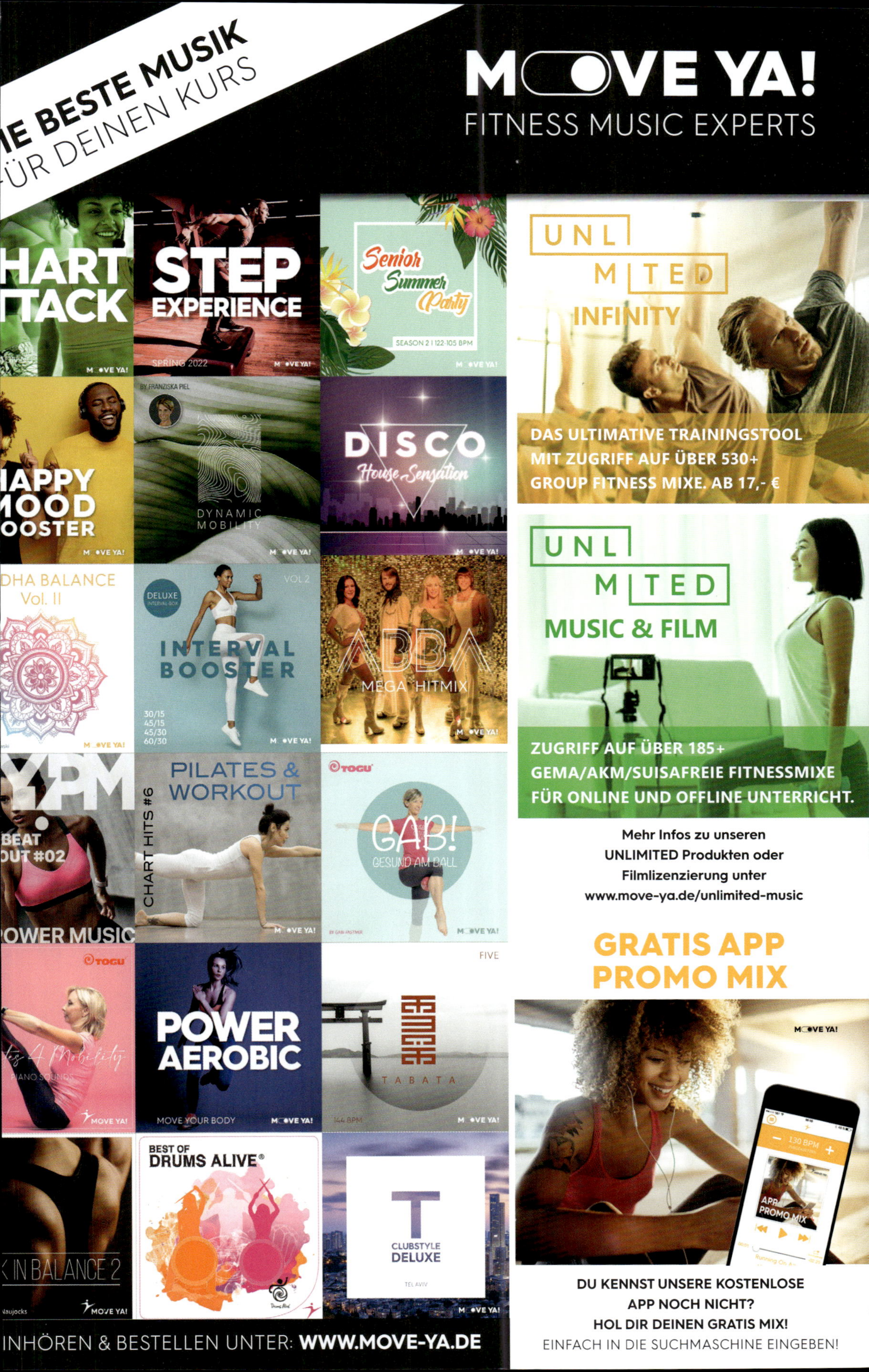

Abonnieren Sie unseren kostenlosen Newsletter unter **www.dersportverlag.de**

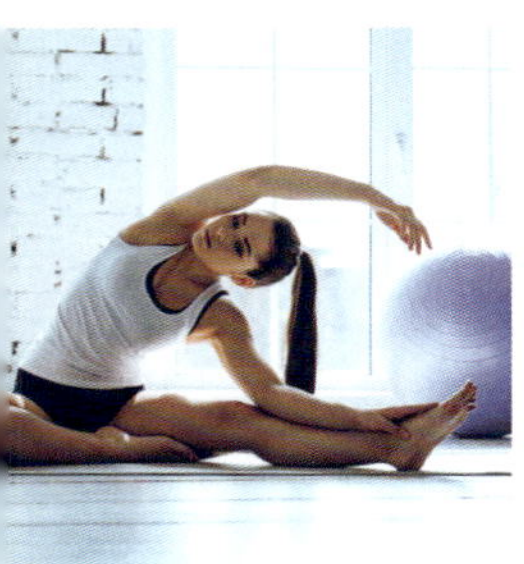

EINFACH RICHTIG

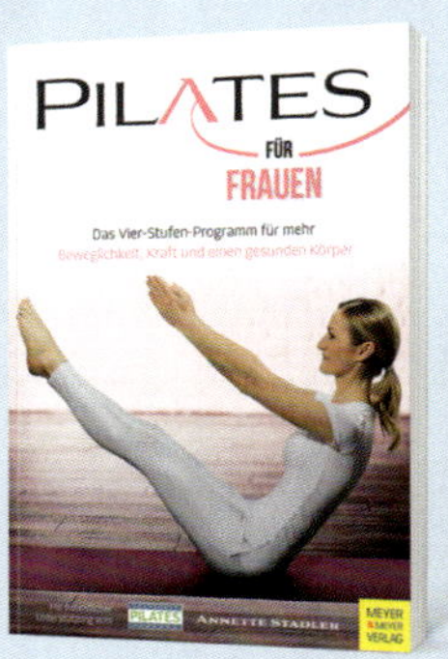

ISBN 978-3-8403-7801-0
€ [D] 32,00/[A] 32,90

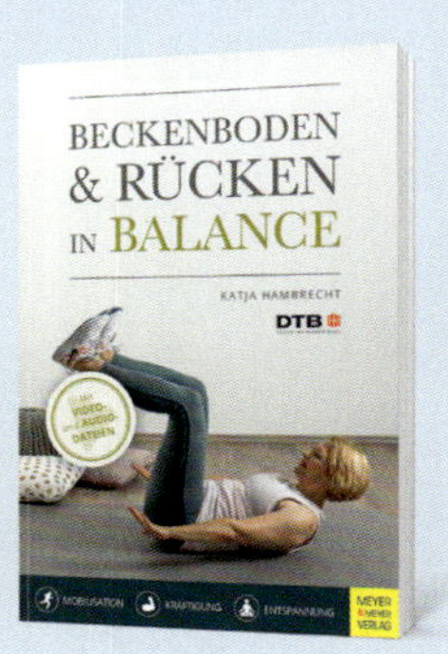

ISBN 978-3-8403-7756-3
€ [D] 24,00/[A] 24,70

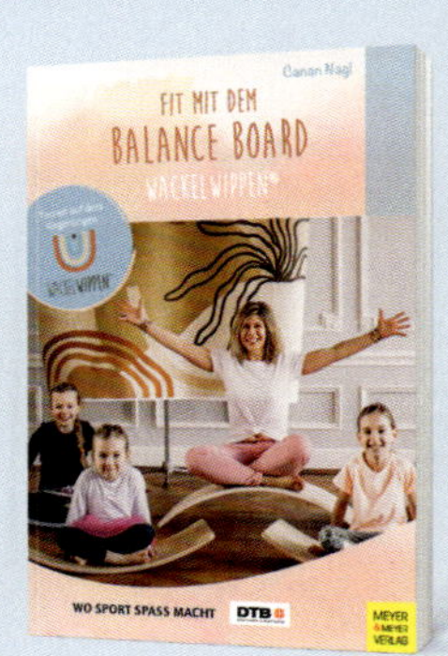

ISBN 978-3-8403-7781-5
€ [D] 20,00/[A] 20,60

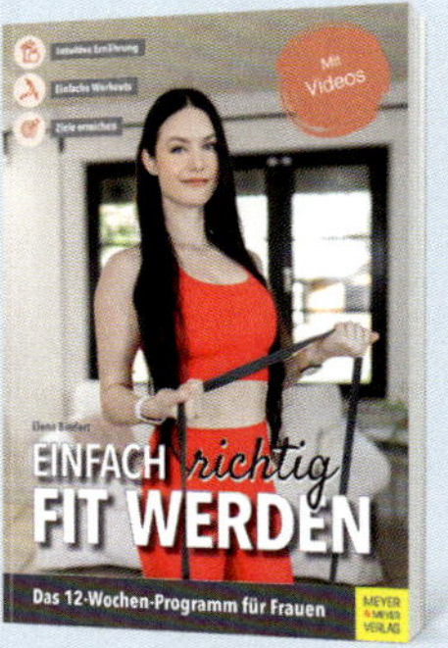

ISBN 978-3-8403-7773-0
€ [D] 22,00/[A] 22,70

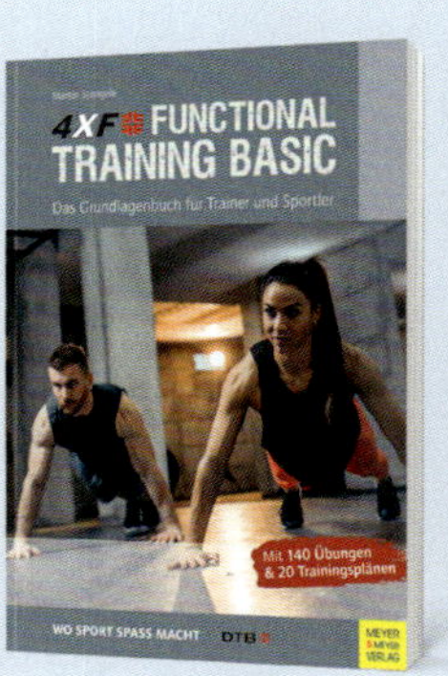

ISBN 978-3-8403-7677-1
€ [D] 25,00/[A] 25,70

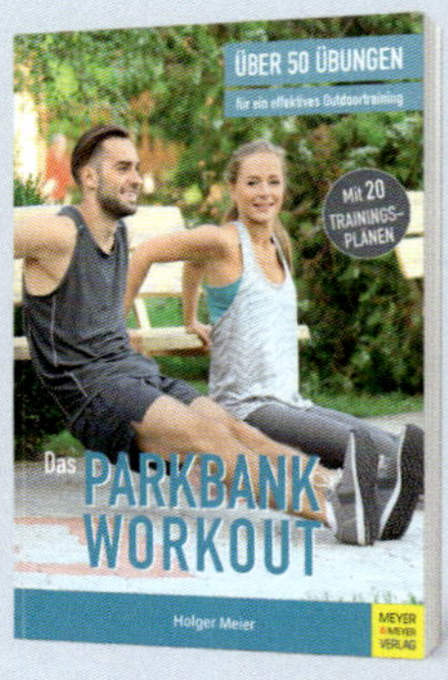

ISBN 978-3-8403-7686-3
ca. € [D] 20,00/[A] 20,60